안현필의 삼위일체 건강법 1

안현필의
삼위일체 건강법 ❶

1판 1쇄 펴냄 | 2017년 2월 7일
1판 3쇄 펴냄 | 2022년 7월 5일

지은이 | 안현필
발행인 | 김범종
발행처 | 도서출판 썰물과밀물
디자인 | 디자인감7
출판등록 | 2014년 10월 24일 제319-2014-56호
주소 | 156-810 서울시 동작구 대방동9길 31
전화 | 02-885-8259
팩시밀리 | 02-6021-4445
전자우편 | ebb6021@daum.net

ⓒ 안현필, 2017

ISBN 979-11-953922-8-5 03510

• 이 책 판권은 지은이와 도서출판 썰물과밀물에 있습니다. 이 책 내용의 전부 또는 일부를 재사용하려면 반드시 양측의 동의를 받아야 합니다. • 책값은 뒤표지에 표시했습니다.

이 도서의 국립중앙도서관 출판예정도서목록(CIP)은 서지정보유통지원시스템 홈페이지(http://seoji.nl.go.kr)와 국가자료공동목록시스템(http://www.nl.go.kr/kolisnet)에서 이용하실 수 있습니다.(CIP제어번호: CIP2017000073)

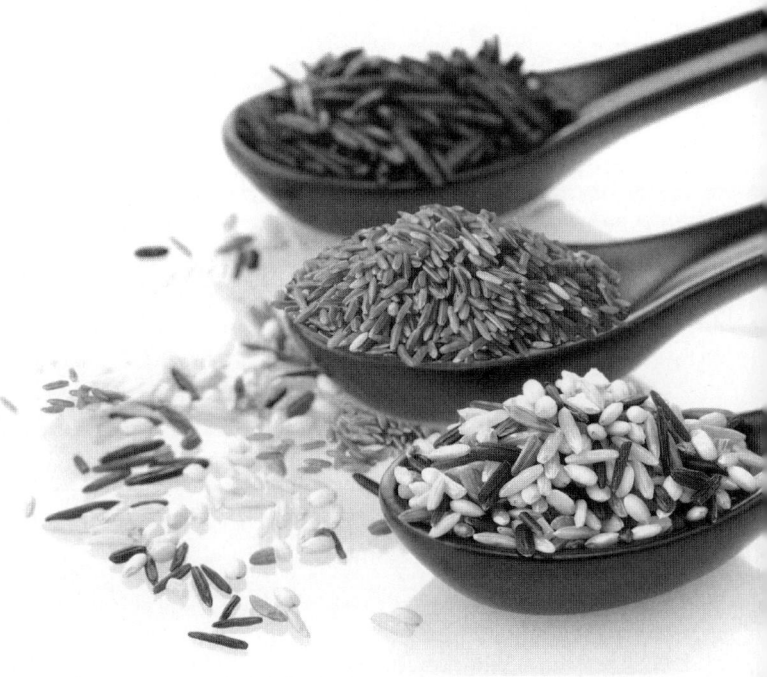

안현필의
삼위일체 건강법 ①

안현필 지음

썰물과밀물

합본 개정판을 내면서

시대의 선각자, 안현필 선생을 회고하며

시대를 앞서간 선각자이자 금세기에 한 분 나올까 말까 한 이인(異人) 안현필 선생! 선생은 영어 교육의 불모지나 다름없었던 1950년대부터 1970년대에 걸쳐 『영어실력기초』, 『삼위일체 영어』, 『영어기초 오력일체』, 『메들리 삼위일체 영어』 등 독창적이고도 획기적인 교재를 다수 펴내 우리나라 영어 학습의 초석을 닦았고, 이 영어 참고서는 무려 천만 권이 넘게 팔릴 정도로 폭발적인 인기를 끌면서 중·고등학생의 필독서로 자리를 잡았다.

획기적인 교수법을 개발해 영어 교육에 이정표를 세웠다는 사실, 한국전쟁 이후 30여 년 동안 영어 실력 함양에 지대한 영향을 끼쳤다는 사실, 이 자체만으로도 '안현필'이라는 이름 석 자는 선각자로 각인되기에 충분할 것이다.

내가 선생을 처음 만난 것은 『공해시대 건강법』이 정식 책자로 발간되던 1979년 봄이었다. 나는 어려운 집안 형편으로 인해 선생님 참고서로 고학하며 고등학교에 다녔고, 하늘의 사나이가 되어 조국을 지키자는 신념으로 공군조종사관학교 24기 생도로 입교했다. 그러나 열심히 비행 훈련을 했지만 하늘의 사나이가 되어 조국을 지키겠다는 내 소박한 조종사 꿈은 1년 8개월 만에 무산되고 말았다. 꿈에 들뜬 초등 비행 훈련을 마쳤을 때 활주로에서 쓰러져 통합병원으로 후송 조치되고 말았다. 지금도 내 귓가에 군의관의 마지막 말이 맴돌고 있다.

"안타깝지만 현재로서는 비행 훈련뿐만 아니라 아무것도 하면 안 됩니다."

그 순간 내 인생은 천 길 낭떠러지로 떨어졌고, 젊음과 패기, 조종사의 꿈, 이 모든 것이 예전으로 돌아갈 수 없으리란 두려움에 휩싸였다. 공군 조종 사관생도가 되자 누구나 나에게 장밋빛 미래를 장담했다. 인생에서 가장 중요한 때 그 무엇이 천 길이나 되는 계곡으로 나를 추락시켜 버렸을까?

바로 건강이었다.

건강이 인생에서 가장 소중한 재산임에도 불구하고 너무나 당연시한 나머지 소홀히 한 것이다. 두려움에 휩싸인 나는 두 손 모아 기도했다. 절망과 공포, 고독을 안고 내 인생에 한 번도 해보지 않았던, 가슴 깊은 곳에서 우러나오는 절규의 기도는 자연 건강법칙에 해박한 선생을 만나게 해주었고, 그건 내 생애에서 최고의 행운이 되었다.

나는 건강을 되찾기 위해 선생을 찾아갔고, 자연 건강법 보급에 앞장서고 계신 선생의 열정과 집념에 반하고 말았다. 이것이 인연이 되어 나는 지근거리에서 선생을 모셨고 자연스럽게 국민건강운동 보급에 동참하게 되었다.

제주 출신인 선생은 13세에 일본으로 건너가 고학으로 청산학원대 영문과를 졸업했고, 홋카이도의 삿포로 고등학교에서 교사를 지냈다. 이건 한국인으로서는 최초로 일본 고등학교에서 담임교사를 역임한 것이다.

귀국한 선생은 경기고와 서울고 영어과 주임, 한국외국어대학교 교무과장, 서울대 사범대 강사를 역임했으며, 우리나라 최초의 입시학원인 이엠아이(EMI)를 설립해 원장을 지냈다. 치솟는 인기와 부와 명예를 동시에 얻게 된 선생, 그러나 그 인생의 절정에서 선생은 모든 것을 버리고 국민건강운동, 즉 자연과 생명 운동에 뛰어들어 모든 열정을 바치기 시작했다. 삼위일체 영어의 안현필이 국민건강운동을 시작하자 많은 사람은 당혹스러운 반응을 숨기지 않았다. 더러는 비웃고 질책하는 사람도 있었다. 그러나 선생의 국민건강운동은 결코 우연이나 갑작스러운 것이 아니었다.

자연 건강법에 대한 선생의 신념과 철학은 일찍부터 확고했다. 13살의 어린 나이에 일본으로 유학을 떠나 가난과 질병과 싸우는 등 피눈물 나는 학창시절을 보내야만 했던 선생은 그때부터 돈이 들지 않으면서도 병에 걸리지 않고 건강하게 살아가는 연구를 해왔다. 당시는 암과 같은 문명병 환자가 오늘날처럼 많지 않았기 때문에 아무도 자연 건강법에 관심을 두지 않았다. 그럼에도 불구하고 선생은 자연 건강법이야말로 병을 치료하고 예방하는 최고의 방법이라는 것을 몸소 터득하여서 누구보다 잘 알고 있었다.

학원을 운영할 때나 영어 참고서를 집필할 때 영어와 전혀 상관없는 '영양과 인생'이라는 부록을 만들 정도로 선생은 국민 건강에 지대한 관심을 숨기지 않으셨다. 이 부록을 통해 선생은 자연 건강법으로 학습 능률을 올리는 방법과 암 등 기타 문명병의 원인이 그릇된 식사와 오염된 환경에 있음을 세세하게 밝혔다.

그럼에도 불구하고 선생의 이 같은 노력은 당시 사회 각 분야의 지식인으로부터 인정받지 못했다. 전문가도 아닌 영어 선생이 세계의 이름 있는 의학자나 영양학자가 막대한 비용과 시간을 투자해도 해결하지 못했던 것을 얘기한다며 하나같이 무시했다. 그러나 선생이 40년 동안 일관되게 주장해 왔던 '영양과 인생'은 마침내 미국에 의해 확인되었다.

1970년대 중반 물질적, 경제적 풍요를 구가하고 있던 미국은 당시 인구 2억 5천만 중 1억여 명이 심장병과 암, 고혈압, 당뇨병, 정신병으로 고통을 받자 그 원인을 규명하기 위해 상원에 '영양·의료문제 특별위원회'를 설치하기에 이른다.

사안이 중대한 만큼 상원의 거물급 의원은 1975년부터 1977년까지 3년 동안 미국 보건복지성과 농무성 산하의 국립 암연구소,

국립 심장폐혈관연구소, 국립 영양연구소, 영국 왕립의학조사회의, 북유럽 3국 연합 의학조사회의 등의 기관과 세계 각국의 권위 학자를 총망라해 위원회를 구성했고, 세계 각 국민의 식품과 질병에 관해서 19세기 말부터 당시까지 역사적으로 추적하고 조사해서 상호 비교·검토하기 시작했다. 이는 미 의회 역사상 유례가 없는 일인 데다 비용 또한 엄청나서 미국이 아니면 할 수 없는 일이었다.

이 같은 방대한 조사를 통해 위원회가 내린 결론은 저혈당증과 심장병, 암, 뇌졸중, 당뇨병, 간경화, 동맥경화, 치질, 맹장염, 담석 등 모든 문명병의 원인은 그릇된 식사 때문이며, 이런 병을 예방 또는 치료하기 위해서는 20세기 초의 식사로 돌아가라는 것이었다. 다시 말해 현재 의학으로는 이런 문명병을 치료할 수 없으니 20세기 초 조상이 먹었던 것과 같은 식사를 해서 병을 예방하고 치료하라는 것이다.

여기에서 우리는 시대를 앞서간 선생의 혜안을 읽는다. 선생이 40여 년 전에 연구하고 주장해 왔던 이론을 미 상원이 막대한 시간과 인력, 예산을 들여서야 밝혀냈던 것이다. 아니, 선생의 주장은 미국 상원의 영양·의료문제 특별위원회보다 더 깊이가 있었다. 특별위원회는 그릇된 식사만을 얘기했지만 선생은 '공해 환경'도 기타 문명병의 큰 원인이라고 강조했기 때문이다.

미 상원의 이 같은 최종 결론이 나오자 선생은 너무 기쁜 나머지 삼위일체 영어의 부록 제목을 『공해시대 건강법』으로 바꿔 출간

하기도 했다. 선생의 말씀처럼 한 사람이 연구한 진리나 3백여 명이 연구한 진리는 다르지 않았다. 다만 선생은 혼자 몸이었기에 40년이 넘는 세월이 필요했던 것이다.

이로 인해 국민건강운동에 본격적으로 뛰어든 선생은 『체질개선 건강법』, 『불멸의 건강 진리』, 『천하를 잃어도 건강만 있으면』, 『삼위일체 장수법』 등 왕성한 저술 활동을 펼친다. 또 각종 강연회와 연수를 통해 자연 건강법을 대대적으로 보급해 나가자 암과 고혈압, 당뇨 등 문명병 환자와 건강을 지키려는 사람은 구름처럼 몰려들기 시작했다. 그들은 직접 자연 건강법의 우수성을 몸으로 체험하며 선생에게 아낌없는 찬사를 보냈다.

선생은 현재 식생활로 가다가는 수십 년 안에 암을 비롯한 무서운 문명병이 인류를 위협할 것으로 생각해 하루라도 빨리 그릇된 식사와 오염된 환경을 바꿔야 한다고 역설했다. 그러고는 현미식의 중요성과 자연 건강법의 개요를 담은 소책자를 발간해 전국에 무료로 배포했다. 선생의 이런 노력에도 불구하고 소위 지식인과 제도권의 반응은 여전히 냉랭하기만 했다. 선생은 이런 사람부터 바꿔야 한다며 우리나라의 대표적인 지식인 백 명을 선정해 『공해시대 건강법』을 일일이 보냈건만, 선생의 뜻에 호응해 책값을 보낸 사람은 열 명에 불과했다.

그 무렵 새마을운동본부 관계자가 선생에게 국민건강운동을 범국가적인 차원에서 보급하자며 부설 자연건강연구소의 설립을 제안해 왔다. 선생은 이를 좋은 기회로 생각했고, 이명복 서울대 의

대 명예교수, 일본의 니시 의학을 받아들여 자연 건강법에 앞장서던 정현모 선생, 그리고 나를 포함한 6명의 연구위원은 새마을운동 본부로 들어갔다. 그러나 식생활 개선 및 예방의학 차원의 연구소였으나 이 소문을 듣고 전국에서 중환자가 몰려드는 바람에 당초에 목적했던 범국민적인 의식 개혁 운동은 제약에 부딪히고 말았다. 또 사회 인식 부족과 자금 부족으로 인해 1년 9개월 만에 연구소는 문을 닫고 말았다.

1983년 선생은 다시 국민과 만나기 위해 '안현필 건강연구소'를 설립했다. 외로운 길이지만 누군가는 반드시 가야 할 길이라며 내게 끝까지 같이 가자고 권유하셨고, 그때부터 나는 선생과 함께 서울과 부산, 광주와 경북 월성의 생식촌마을 등 전국을 돌아다니며 강연하기 시작했다. 부산에는 연구소를 마련해 정규반과 주말반을 운영했는데, 한 사람에게라도 더 자연 건강법을 알리기 위해 혼신의 힘을 쏟았다.

선생이 꿈꾸는 세계는 있는 자와 없는 자가 유무상통하며 사는 세상, 가난하고 돈 없는 사람도 건강하게 사는 세상이었다. 백 번의 치료보다 한 번의 예방이 더 중요함을 강조하셨고, 죽음 직전의 환우에게는 삶의 가치에 대해 눈을 뜨게 해주었다. 그렇게 연수회를 거쳐 간 사람은 어림잡아 85,000명이 넘는다.

이런 선생의 열정과 집념은 1990년대에 접어들자 제도권으로부터 새롭게 조명받기 시작한다. 암을 비롯한 서구 문명병 환자가 급증하던 시기였기 때문이다. 모든 병의 원인은 그릇된 음식과 공해 환경에서 온다고 외쳐온 지 60여 년 만에 세상이 귀를 기울이기 시작한 것이다.

1994년 봄 〈한국일보〉는 매주 한 차례 '건강 특집'을 기획하고는 안현필 선생의 '삼위일체 장수법'을 연재하기 시작했다. 매주 수요일에 한 면 가득히 채운 선생의 삼위일체 장수법은 독자로부터 폭발적인 인기를 얻으며 연재됐다. 식생활이 서구와 같이 변하자 문명병 환자는 급증하고 있었고, 제도권 의학은 한계를 드러내고 있었고, 어떻게 해야 좋을지 몰라 막막해하던 사람에게 선생의 글은 너무나 신선한 충격이었다.

〈한국일보〉에 실리던 선생의 글은 장안에 화제를 모으기에 충분했다. 무려 3년 동안 100회나 연재되었으며, 선생의 글이 인기를 끌자 독자 확보를 위해 주 1회 한 면에 연재되던 글을 아예 4면으로 발행해 무료로 배포할 정도였으니 말이다. 비제도권 이론으로 치부되고 있던 자연 건강법을 국내 유수의 중앙 일간지가 이처럼 장기간에 걸쳐 다룬 것은 처음 있는 일이었다. 독자들은 선생의 글을 새로워하면서 목을 빼고 다음 한 주를 기다렸다. 돌풍이 따로 없었다. 선생의 글을 모은 『삼위일체 장수법』이 책으로 나오자 일약 베스트셀러가 됐고, 이 책은 미국을 비롯한 재외 교포에게도 큰 인기를 끌었다.

그러자 그동안 자연 건강법을 거들떠보지도 않았던 제도권 지식인이 앞다퉈 선생을 초청하기 시작했다. 서울 강남구와 서초구 의사회 소속 2백여 명의 의사와 의학박사는 강남세브란스병원으로 선생을 초청해 강의를 들었다. 또 서울고등법원에서는 3백여 명의 판검사를 한자리에 모아놓고 특별강연을 하기도 했다. 선생의 『삼위일체 영어』로 공부했던 이들은 자연 건강법의 선구자로 변모한 스승의 새로운 메시지를 겸허히 받아들였다.

이렇게 열정적이고 헌신적으로 국민건강운동에 매진하던 선생은 1999년 6월 초여름, 불의의 교통사고로 인해 향연 87세의 나이로 세상을 떠나고 말았다. 선생의 마지막 모습을 지켜봐야 했던 나는 하늘이 무너지는 것만 같았고, 팔순의 연세에도 젊은이 못지않게 건강을 과시하며 강연을 해오던 선생을 생각하니 안타까움은 더욱 컸다. 더 오래 살아서 고매한 의지로 국민 건강에 이바지하지 못한 것이 아쉬울 뿐이었다. 선생이 떠나자 나는 의욕을 상실하고 말았다. 결국엔 그 깊은 충격에서 빠져나오지 못한 채 안현필 연구소의 문을 닫고 말았다.

그러나 평소 선생을 흠모하던 분과 연수받기를 희망하는 사람으로부터 연구소의 문을 열라는 성화가 빗발쳤다. 많이 망설였다. 선생이 먼 미래를 내다보고 개척한 길, 누군가는 이어야 할 위업이었기에 더 이상 주저할 수 없었다. 결국 8개월 만에 다시 문을 열었고, 30여 명의 연수생은 기립 박수로 축하해 주었다. 참으로 감격스러운 순간이었다. 나는 흐르는 눈물을 주체할 수 없었다.

2000년 봄, 나는 연구소를 서울로 옮겼다. 선생의 유지를 이어받아 한 달에 한 번씩 연수를 계속했으며, 한 사람에게라도 더 현미

밥을 먹이려고 자연식 식당인 '안현필 건강밥상'을 마련했고, 자연건강식품도 보급하고 있다.

너무 인간적이라 너무 소박했고, 있는 대로 베푸는 것을 마다치 않았던 안현필 선생, 세상의 재물과 명예를 등지고 욕심 없이 자연을 벗 삼아 신선처럼 살고 싶다던 선생, 세상에 선생 같은 분이 또 어디에 있을까?

사실 선각자 한 사람에 의해 국민 의식이 바뀌는 건 쉬운 일이 아니다. 하지만 시대적 요청과 자연생명운동이 지속되길 바라는 선생의 숭고한 뜻을 받들어야 했고, 그래서 선생의 책을 새로 단장하는 용기를 냈다. 대대손손 전 국민에게 선생의 간절한 메시지가 가 닿길 바라는 마음뿐이다.

모든 진리가 그렇듯이 앞서간 선각자의 학설이 인정받기까지는 많은 세월이 걸린다. 그러나 처음 가는 길이라도 앞서간 사람이 있다면 한결 든든하듯이 이 건강의 지혜를 활용한다면 10년 고생을 1년으로 단축할 수 있고, 가난한 사람도 돈 안 쓰고 건강을 되찾을 수 있다면 큰 행복이 아닐 수 없다.

건강하게 살고 싶다면 미리 질병을 예방해야 한다는 것을 모든 사람이 깨달았으면 좋겠고, 그렇다면 바로 지금 실천해야 미래의 행복이 있다는 점을 분명히 밝히고 싶다.

2016년 11월 20일
안현필 건강연구소 소장 정병우

책머리에

불멸의 건강 진리

여러분, 안녕하십니까. 저의 이름은 '안현필'이고 나이는 자그마치 82세입니다. 하루는 전철에서 신문을 열심히 읽고 있으니까 옆에 앉아 있던 분이 갑자기 묻더군요.

"아니, 영감님, 지금 나이가 몇이신데 돋보기를 안 쓰고 신문을 줄줄 읽으십니까?"

"팔십둘입니다."

"아니, 그게 사실입니까? 저는 지금 쉰일곱인데 돋보기를 안 쓰면 꼼짝도 못 합니다. 영감님은 건강을 어떻게 관리하십니까?"

그래서 나는 나의 건강 저서의 요점을 간추린 작은 책을 가방에서 꺼내 주었습니다. 그랬더니 이분은 의아해하더군요.

"영감님, 실례의 말씀입니다만, 혹시 영어의 안현필 선생님과 동명이인 아니십니까?"

"바로 그 안 서방이올시다."

"아니, 안 선생님을 이 자리에서 만나 뵙게 되다니. 저는 안 선생님의 열렬한 팬입니다. 고교 시절부터 안 선생님의 영어책을 열심히 공부해서 많은 도움을 받았습니다. 지금 선생님은 무슨 일을 하고 계십니까?"

"〈건강 다이제스트〉란 잡지의 주필이 되어서 매월 건강 글을 쓰고 있지요."

82세인 나는 건강 연구를 열심히 하고 단련한 결과, 보통 30대 이상의 능률을 올리면서 글을 쓸 수 있습니다. 혹 의심이 가면 내가 인도하고 있는 건강연수회에 와서 얼굴만 구경하여도 무방합니다.

영어 선생이 왜 건강 연구를 하게 됐을까요? 나는 지금 82세지만 150세 이상 살아보려고 건강 공부와 단련을 열심히 하고 있습니다. 왜 그런 욕심을 부리느냐고요? 이대로 죽기에는 너무나 억울해서 그렇습니다. 90세까지 장수한다 해도 앞으로 8년밖에 못 사니 그게 말이나 되는 소리입니까?

13세 때 부모 친지도 없는 이역만리 타국인 일본 동경으로 건너갔고, 그곳에서 가난과 병마와 싸우기를 무려 18년, 그 후 귀국해서 오늘 이 나이가 되도록 고생의 연속이니 이대로 죽기에는 너무나 억울하단 말입니다.

그래서 나는 오래 살기 위해서, 또 남을 건강하게 하기 위해서 건강 공부와 단련을 열심히 하고 있습니다. 지금은 죽었다 하면 암이지만 지금부터 60년 전에는 폐결핵이었습니다. 내 위에 두 형이 있었는데, 둘 다 폐결핵으로 18세, 17세란 젊은 나이에 요절하고 말았습니다. 그 당시는 우리 집이 부자였기 때문에 폐결핵에 걸린 두 형님은 일본 최고의 병원인 동경제국대학 부속병원에 입원해서 세계 제일의 약을 먹었으나 보람 없이 저세상으로 가 버리고 말았습니다.

두 형의 병을 구완하느라 우리 집 재산을 다 탕진했기 때문에 나는 신문 배달을 하면서 고학을 했습니다. 그런데 유감천만인 것은 나도 18세 때 폐결핵에 걸려 콜록콜록 기침을 하고 피를 토했습니다. 나도 형들과 같이 백발백중 죽을 운명이었습니다.

신문 배달을 하면서 고학을 했기 때문에 병원 약은 꿈도 못 꿀 일이었습니다. 그래서 앞에서 말한 작은 책에 씌어 있는 방법에 따라 자연식을 하니까 병이 완치되었습니다. 만일 그 당시 나에게 돈이 있어서 약과 병원 신세를 졌다면 나도 형들과 같이 틀림없이 죽었을 것입니다. 실로 가난이 나를 살려 주었습니다.

내 나이 50세가 되자 크게 성공하게 되었습니다. 영어책이 1,000만 부나 팔려 나갔고, 종로 한복판에 큰 빌딩을 지어 한국 제일의 학원인 이엠아이(EMI)를 운영할 정도로 큰 부자가 되었습니다. 그러나 큰 부자가 됨과 동시에 또 다른 큰 것이 와 버렸습니다. 무엇일까요? 알아맞혀 보세요.

큰 병신이 되어 버렸습니다. 글쎄 말입니다. 40킬로그램이 못 되는 평생 말라깽이가 부자가 되어 맛 좋은 것을 막 먹고 돌아다녔더니 일약 75킬로그램의 뚱뚱보가 되어 버렸습니다. 40킬로그램도 못 되는 말라깽이의 소원은 볼품이 좋은 뚱보가 되는 것이었습니다. 소원 성취해서 뚱보가 되고 보니까 혈압이 높아지고 숨이 가빠져서 단 100미터도 걷기 힘들게 되었습니다. 그때까지만 해도 현대 의학을 철석같이 믿었기 때문에 돈을 아끼지 않고 세계 제일의 약을 수입까지 해서 먹었고, 병세는 점점 악화 일로를 걷고 있었습니다. 그때 나의 솔직한 심정은 먹을 것을 구걸하기 위해 길을 헤매는 거지가 부러웠습니다.

'현대 의학은 다 소용없다. 생명을 위협하는 병은 내가 연구해서 고쳐야겠다.'

이렇게 결심한 나는 그 잘되는 사업을 부하 직원에게 맡겨 버리고 시골로 내려갔습니다. 70세까지 근 20년간 건강 연구를 하고 단련을 한 결과, 드디어 오늘의 내 건강법을 터득하게 되었습니다. 나의 건강법 3대 요점은 이렇습니다.

① 제독
② 자연식
③ 운동

몸속의 독을 빼고 자연식을 하면 살과 피가 맑아지고, 그 맑은 피도 돌지 않으면 썩어 병을 만드니까 피를 돌게 하는 치병 운동을 해야 합니다. 즉 제독, 자연식, 운동, 이렇게 삼위일체의 건강법입니다. 영어도 삼위일체, 건강도 삼위일체, 내 팔자는 삼위일체인 모양입니다.

자연식만 하면, 또 운동만 하면 건강해진다는 것은 다 불완전한 건강법입니다. 묘한 것이 약과 주사를 엄금하니까 뚱보가 다시 말라깽이로 되고, 머리도 수정과 같이 맑아져서 몸은 날아갈 듯 경쾌해졌습니다.

약, 주사, 비싼 건강식품, 일절 필요 없습니다. 앞으로 들려드릴 나의 건강법은 가장 가난한 사람도 실천할 수 있는 것입니다. 부자만이 행할 수 있는 건강법은 모두 가짜 건강법입니다.

안현필

차례

합본 개정판을 내면서 ·· 05
책머리에 ·· 15

1. 오백식품이 공해병 유발 ·· 25
2. 현미 ·· 29
3. 초콩 ·· 36
4. 된장 ·· 44
5. 아침 굶기 ·· 50
6. 멸새콩 볶음 ·· 56
7. 공해 시대 ·· 62
   1) 병의 근본 원인은 환경이다 ·· 62
   2) 동물 죽음의 원인 ·· 66
   3) 마라톤 선수의 재기 ·· 67
8. 복부지압 ·· 71
   1) 내장을 튼튼하게 ·· 71
   2) 복부지압의 구체적 방법 ·· 72
   3) 백혈구의 힘을 활용하자 ·· 76

9. 식습관 바꿔 세 가지 암 정복 ·· 79

10. 산소 ·· 89
   1) 나의 건강 스승 ·· 90
   2) 산소의 중요성 ·· 91
   3) 현대인의 과오 ·· 94

11. 시금치와 당근 ·· 98
   1) 비타민의 왕 ·· 98
   2) 비타민 A의 약리작용과 효능 ·· 100
   3) 시금치의 과학적 고찰 ·· 101
   4) 당근의 과학적 고찰 ·· 103

12. 생수 ·· 105
   1) 물은 생명의 근원이다 ·· 105
   2) 물의 성분 ·· 107
   3) 수돗물의 무서운 독 ·· 109

13. 보리와 콩 ·· 114
   1) 공해독 몰아내는 천적 ·· 114
   2) 삶지 말고 볶아야 좋다 ·· 120
   3) 볶은 콩가루 음료수 ·· 122
   4) 중환자를 살리는 영양식 ·· 124

14. 독립 자영 정신 ·· 128
   1) 학습하는 독립 자영 정신 ·· 129
   2) 사업하는 독립 자영 정신 ·· 130
   3) 건강을 위한 독립 자영 정신 ·· 133
   4) 인체의 자연생리기능 ·· 133

15. 장내 미생물 ·· 139
   1) 미생물의 역할 ·· 139
   2) 인간의 소화기관 이해 ·· 140
   3) 장내 미생물의 중요성 ·· 142
   4) 현대인의 장내 생태계 ·· 143
   5) 장이 건강하다는 의미 ·· 143

6) 장내 미생물총이 무너진 이유 ·· 144
7) 장내 생태계를 복원하는 식사법 ·· 145
8) 결론 ·· 146

16. 문명병의 원인 ·· 149

17. 일광과 건강 ·· 164
1) 햇빛은 무병장수의 기본 ·· 164
2) 일광욕에 관해서 ·· 167

18. 삼림욕 ·· 171
1) 숲이 바로 종합병원 ·· 171
2) 삼림욕 조건 ·· 174
3) 삼림욕 방법 ·· 177

19. 나의 천사, 나의 구세주 ·· 185
1) 일을 거꾸로 하면 죽는다 ·· 185
2) 나의 치병 경험 ·· 190
3) 인생 70에 다시 일어서다 ·· 196

20. 공해식과 정신병 ·· 199
1) 공해식이 정신을 병들게 한다 ·· 199
2) 식생활 개선이 범죄를 줄인다 ·· 205
3) 건강은 주부 손에 달렸다 ·· 212
4) 공해병을 막는 근본 대책 ·· 216

21. 손발 운동 ·· 219

22. 섬유 식품 ·· 230
1) 섬유식이 현대병의 치유 명약 ·· 230
2) 모든 음식은 오래 씹어라 ·· 235

23. 현미식으로 새 삶 ·· 240

24. 공해 시대 단백질 ·· 255
1) 단백질은 왜 필요한가 ·· 255
2) 공해 시대의 음주 ·· 260
3) 콩이 소고기보다 단백질 많아 ·· 262
4) 고기도 야생이면 독이 아니다 ·· 267

25. 양파 ·· 270
    1) 인체와 양파 ·· 270
    2) 양파를 먹는 방법 ·· 277
    3) 양파가 당뇨병을 고친다 ·· 280
    4) 양파가 변비, 간장병, 백내장까지 예방 ·· 287

26. 식생활 혁명 ·· 294
    1) 식생활 혁명의 필요성 ·· 294
    2) 식생활 혁명을 위한 식단 ·· 296
    3) 미인이 되는 방법 ·· 301

27. 쑥 ·· 306
    1) 쑥은 약의 으뜸이다 ·· 306
    2) 쑥의 성분과 사용법 ·· 308
    3) 쑥의 작용 ·· 310

28. 자연식으로 모든 병을 고쳤다 ·· 318

29. 미역 ·· 341
    1) 미역은 피를 맑게 한다. ·· 341
    2) 미역을 먹어야 하는 과학적 근거 ·· 348
    3) 현미와 미역 ·· 360

    애독자 여러분께 ·· 367

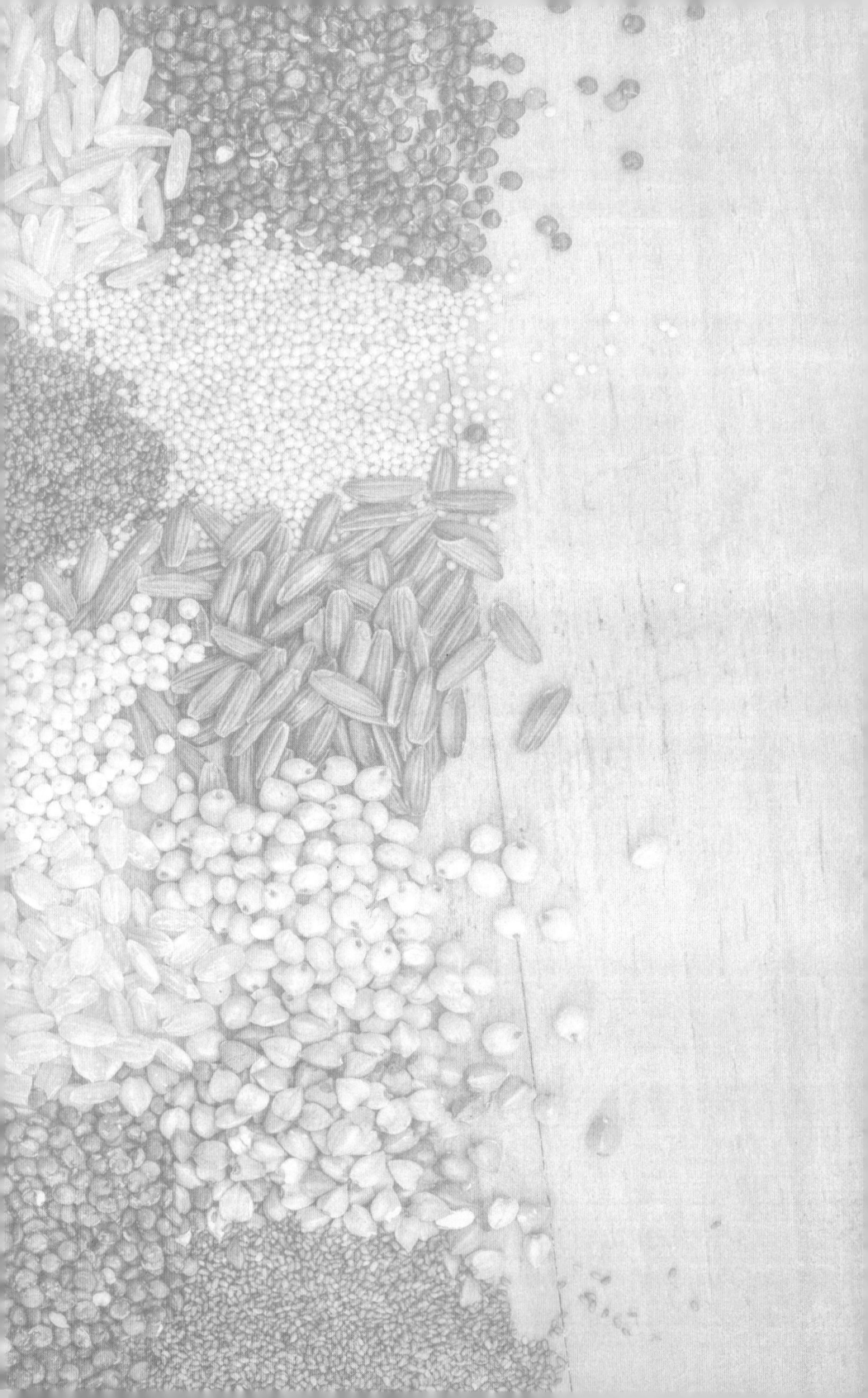

1. 오백식품이 공해병 유발

　미국은 세계에서 제일로 의학, 약학, 영양학이 발달한 나라입니다. 그러면 환자 수가 세계에서 제일 적어야 할 것인데, 그와는 정반대로 세계에서 가장 많습니다. 인구 약 2억 5,000만 명 중에서 중병으로 입원하고 있는 환자는 자그마치 2,500만 명, 입원하지 않고 있는 환자까지 합치면 전 인구의 약 3분의 2 이상이 각종 병에 시달리고 있는 반면, 건강한 사람은 인구의 약 10분의 1에 불과한 실정입니다. 참고로 우리나라도 50년 전보다 약국과 병원 수가 100배 이상 늘어났습니다.
　이 엄청난 현실에 직면한 미국 상원에서는 세계 최고의 권위 학자 300명에게 막대한 연구비를 투입하여 근 3년간 연구를 하도록 했습니다. 그들이야말로 세계적인 권위를 가진 의학박사입니다. 의심이 많은 사람은 나의 말을 곧이듣지 않으려 하겠지만, 이 박사 300명의 말이라면 귀가 솔깃하겠지요? 그들이 3년간 협력해서 연구한 결론은 다음과 같습니다.

'현대인의 암을 위시한 각종 공해병을 예방, 치료하기 위해서는 20세기 초의 식사로 돌아가라.'

그때는 암, 심장병, 고혈압, 당뇨병, 간장병, 신장병 등 공해병 환자가 지금의 100분의 1도 못 되었습니다. 그 이유는 우리 조상이 20세기 초에 먹었던 음식과는 다른 것을 현대인이 먹기 때문으로 조상들 시대에 거의 없었던 병이 생겨나게 되었다는 것입니다.

그 식사의 내용을 좀 더 자세히 말하면, 식품 가공 기술이 발달함에 따라 현대인은 흰쌀, 흰 밀가루, 흰 설탕, 흰 정제염, 흰 화학조미료 같은 오백(五白)식품을 먹게 되었습니다. 즉 맛있게 먹기 위해서 희도록 정제, 가공한 5종의 식품을 선호하게 되었다는 말입니다.

여기서 주의할 것은 정제, 가공하는 과정에서 중요한 영양분이 제거되어 영양실조를 유발하게 된다는 점, 또 가공과정에서 방부제, 조미료, 방향제, 착색제 같은 화학성분이 첨가되어 무서운 암 같은 공해병을 유발하게 된다는 점입니다. 또 하나 공해병의 큰 원인은 육류 문제입니다. 현대인은 육류 소비가 많습니다. 옛날 우리 조상은 명절, 제사 때밖에 안 먹었습니다.

2차 세계대전은 언제 시작해서 언제 끝났습니까? 1939년에 시작해서 1945년에 끝났습니다. 2차 대전이 끝나고 우리나라에 미군이 진주해 왔는데, 그들의 크고 듬직한 체구를 본 한국인 말라깽이는 무엇을 먹고 저렇게 크고 뚱뚱한지를 자세히 살펴본즉, 그들은 매일 끼니마다 고칼로리 식품인 소고기, 우유, 계란, 빵, 과자 등을 배불리 먹는다는 것을 알게 되었습니다.

그 당시 한국인 중에서 부자들은 주식으로 흰쌀밥을 먹었고, 가난한 사람은 흰 보리밥을 먹었기 때문에 모두 영양실조에 걸려 말라깽이와 폐결핵 환자가 많았습니다. 그래서 부자들은 매일 매끼에 미국 음식을 배불리 막 먹었고, 가난한 사람은 도둑질을 해서라도 먹으려고 막 덤벼들었습니다. 특히 산모는 모유를 먹이면 미용에 나쁘다면서 될 수 있는 한 우유와 분유로 육아하려고 애썼습니다.

2차 대전 당시 출생했거나 자란 아이들은 미국식 고칼로리 식품, 특히 우유를 먹고 성장해서 지금 40대~50대 어른이 되었는데, 그들의 운명이 지금 어떻게 되고 있는지 살펴보십시오. 요즘 40대~50대 남성이 암, 심장병, 고혈압, 당뇨병, 간장병 등으로 많이 죽는다는 보고가 있지요? 40대~50대 남성 대개는 직장에서 간부로 승진했고, 그 덕분에 고칼로리 식품을 먹을 기회가 많기 때문입니다.

그럼 왜 하필이면 40대~50대가 문제가 되는가요? 소는 3년 정도 풀을 먹으면 큰 소가 됩니다. 그러니 소고기와 우유는 빨리 크고 빨리 뚱뚱하게 하는 고성능 단백질입니다. 그런데 소의 수명은 약 15년입니다. 그러니 소고기, 우유를 많이 먹으면 빨리 크고 뚱뚱해지긴 하지만, 유감천만인 것은 오래 살지 못한다는 것입니다.

소의 나이 15년과 인간의 나이 70년을 합하면 85년이고, 85년을 2로 나누면 42.5년입니다. 그래서 소고기, 우유를 많이 먹고 자란 사람의 평균 수명은 42.5세이고, 곡·채식을 하는 비율에 따라서 수명이 연장되는 것입니다.

무공해 시대에는 소고기, 우유 등을 적당히 먹으면 몸에 좋았으나 지금은 극심한 공해 시대라서 이것은 공해독 덩어리가 되어 있습니다. 고기가 공해독 덩어리라니! 짐승을 좁은 장소에 가둬서 운동을 시키지 않고 자연 사료가 아니라 인공사료를 먹이면서 사육하기 때문입니다. 이 인공사료에는 화학성분, 즉 성장촉진호르몬제, 항생제 등이 들어 있어서 연용하면 무서운 공해병에 걸린다는 것은 상식입니다. 인간도 이런 공해 식품을 먹고, 또 운동 부족 때문에 죽을 고생을 하고 있지만, 그래도 운동을 하거나 먹고 싶은 것을 마음대로 먹을 자유는 있습니다.

하지만 가축에게 그런 자유가 있습니까? 심지어 양계장의 닭들은 일생 동안 뒤돌아보는 운동도 못 하는 실정입니다. 이처럼 말 못하는 가축은 인간보다 몇 곱이나 더 심한 공해병에 걸려 죽을 고생을 하고 있습니다. 그래서 병든 고기와 우유와 알을 즐겨 먹는 미국인과 한국인이 지금 병원을 가득 채우고 있는 것입니다.

우리는 국토의 약 3분의 1도 안 되는 좁은 공해 지옥에서 가축과 함께 공해 식품을 먹고 공해병으로 죽어 가고 있는 중입니다. 우리의 국토 약 70퍼센트는 쓸모없는 잡목으로 덮여 있는 야산입니다. 거기에는 무공해의 물, 공기, 일광, 초목의 향기가 있고, 무공해 농축산물을 생산할 수 있는 공간도 충분합니다. 우리는 보배 같은 이 야산을 활용해야 합니다.

2. 현미

지금부터는 자연식 이야기를 하겠습니다. 우선 자연식 중에서도 주식인 현미에 관해 설명하겠습니다.

지금부터 90여 년 전만 해도 우리는 쌀을 찧는 정미기가 없어서 쌀을 절구로 찧어 왕겨(겉껍질)만 벗겨 먹었습니다. 이런 쌀을 현미라고 합니다. 그 후 정미기가 발명됨에 따라 쌀을 희도록 찧어서 먹게 되었습니다. 이와 같이 된 쌀을 백미라고 합니다.

쌀을 사람에 비유하면 백미는 옷과 피부와 머리가 없으니 죽은 쌀이고, 현미는 피부와 머리가 있으니까 살아있는 쌀이라고 할 수 있습니다. 배아(씨눈)는 싹이 솟아나는 곳으로 인간의 머리에 해당하며 쌀에서 영양분이 가장 많은 부분입니다. 쌀겨(속껍질)에는 쌀

속을 보호하기 위한 여러 종류의 영양분이 들어 있습니다.

특히 이 쌀겨에는 농약독과 화학비료의 독을 제거해 주는 피트산(phytic acid)과 변비를 막는 섬유가 풍부하게 들어 있습니다. 따라서 쌀겨가 있는 현미는 공해병을 예방하는 최고의 신약(神藥)입니다.

암 환자는 단 한 번만 수술해도 몇 달, 몇 년간이라는 시한부 생명을 살아야 합니다. 그런데 항문암, 위암, 담낭암, 이 세 가지 암을 정복하여 보통 건강인과 같이 활기차게 등산 같은 운동도 하고 일도 하는 등 세계적인 기적을 행하고 있는 불멸의 사나이가 있습니다. 그는 조성호 씨입니다. 현미 중심의 자연식과 치병 운동으로 세 가지 병마를 정복한 조 씨는 그 은공에 보답하기 위해 나의 건강연수회에 직접 나와 체험담을 말하기도 했습니다. 이처럼 한국산 현미는 세계 제일의 신약입니다.

이처럼 귀중한 배아(머리)와 쌀겨(피부)를 잃고 흰 몸뚱이만 남은 백미는 알기 쉽게 말하면 쌀의 시체를 말린 것입니다. 거기에 무슨 영양분이 있겠습니까? 게다가 농약, 화학비료의 독을 없애는, 즉 피트산이 들어 있는 쌀겨까지 깎아 없애 버렸으니 백미를 먹으면 농약, 화학비료의 독을 직접 먹는 것과 마찬가지입니다.

또 백미에는 섬유가 거의 없기 때문에 변비를 유발하여 만병을 부릅니다. 알기 쉽게 말하면 변이 나가지 않아 속에서 썩고 썩어서 독을 만들고 만병을 부른다는 말입니다. 그래서 요즘 사람은 똥독이 돌아 얼굴이 거무스레하며, 안색이 좋은 사람은 오히려 기적적인 존재입니다.

인간이 하는 바보짓을 구경 좀 해보십시오. 쌀의 시체를 말린 백미로 밥을 짓기 위해 물로 여러 번 씻지 않습니까? 그때 물은 희게 됩니다. 쌀겨가 없으니 물이 쌀 속까지 침투하고, 그래서 쌀 속이 녹아 나와서 희게 된 것입니다. 그런데 그 물을 또 버리지 않습니까? 그래서 얼마 안 남은 쌀의 영양분이 없어지고 양도 줄어드는 것입니다. 게다가 그렇게 씻은 쌀로 밥을 지으면 밥물이 넘칩니다. 그 밥물에 얼마나 많은 영양분이 들어 있는지 알려면 밥물이 넘지 않는 압력밥솥으로 밥을 지어 보면 됩니다. 밥맛이 찹쌀마냥 쫄깃쫄깃해서 얼마나 맛이 있습니까. 넘치는 밥물만큼 영양분이 없어지는 것입니다.

그리고 맨 끝에 먹는 누룽지가 고소합니다. 그건 누가 먹습니까? 부엌둥이가 먹어서 얼굴색이 제법 훤합니다. 그럼 주인은 뭘 먹습니까? 공대하느라 맨 위의 밥만 떠서 줍니다.

이제 현미밥 한 공기의 영양가가 백미 100공기 이상이라는 것을 알겠습니까? 백미를 먹으면 영양실조로 병에 걸린다는 것을 깨달을 수 있겠습니까? 그래도 백미를 먹을 작정입니까?

'이놈의 세상 오래 살아서 뭘 해. 너나 잘 먹고 오래 살아라. 난 먹고 싶은 것 실컷 먹다가 빨리 죽고 말 테야.'

조금만 기다리세요. 이 안 서방도 사실은 그랬습니다. 고통이 하루하루 어찌나 심한지 내일 죽어도 좋으니 오늘 하루만이라도 고통 없이 살고 싶었습니다. 그래서 현미밥을 한 번에 100번 이상 씹으며 1주일가량 먹었더니 변이 시원하게 잘도 나가고, 머리도 수정같이 맑아졌습니다.

그 후로도 약 3개월간 꾸준히 먹고 치병 운동을 열심히 했더니 그렇게 오랫동안 나를 고생시켰던 심장병, 고혈압이 꼬리를 말고 슬그머니 도망쳐 버렸습니다. 그와 동시에 오랫동안 써 오던 안경도 저리 가라고 해 버렸습니다.

예전에 내가 심장병과 고혈압에 걸렸을 때는 사업에 신경을 쓰면 병을 못 고친다고 생각했습니다. 그래서 건강 연구와 단련을 위해 10년간 사업을 돌보지 않고 부하 직원에게 맡긴 결과, 부도가 나서 천하의 갑부가 일약 천하의 거지로 전락해 버렸습니다. 일단 나았던 병도 다시 도져 버렸습니다. 나이 60의 백발노인이 부도가 나고 병신이 돼 버린 것입니다.

그러나 나에게는 '나는 기어이 다시 일어서고야 만다. 내가 죽다니 말이나 되는 소리인가.'라는 굳센 의지가 남아 있었습니다. 그 후 70세까지 근 10년간 거지 이하의 생활을 하면서 건강 연구와 단련을 한 결과, 인생 70에 드디어 일어서는 기적을 맞게 되었습니다.

다시 세상에 나와 보니 그 옛날에 같이 놀던 동무는 대부분이 죽었고 살아남은 몇몇도 시들시들해지고 있었습니다. 여기에서 나는 '건강한 자가 인생 최후의 승리자이다.'라는 점을 통감하고 통감했습니다.

그러나 현미만 먹으면 완전히 건강할 수 있다고 속단하지 마십시오. 나의 건강법은 제독, 자연식, 운동의 삼위일체 방식입니다. 나와 같이 인생 70에 다시 일어서고 싶으면 나를 연구하십시오. 경험자의 말을 들으면 10년 고생을 1년으로 단축할 수 있습니다. 특히 건강의 경우에는 평생 고생을 1년으로 단축할 수도 있습니다. 자기 고집대로 하면 망하는 일이 허다하니 제발 내 말을 들으십시오.

나는 현미를 먹기 전에는 부자였기 때문에 녹용, 인삼, 산삼, 사슴피 등 온갖 보약을 다 먹었고, 등산, 조깅 등 운동도 열심히 했으나 모두 헛수고였는데, 현미를 먹고 치병 운동을 하니까 모든 문제가 해결되었습니다. 즉 현미를 먹고 살과 피를 맑게 한 다음 그 맑은 피가 병든 곳까지 순환하게 하는 치병 운동을 하자 병마가 꼬리를 말고 슬그머니 도망쳐 버린 것입니다. 그래서 나는 현미 한 알이 산삼 100뿌리 이상, 금 100돈 이상의 값어치가 있다는 것을 절감했습니다. 산삼 100뿌리나 금 100돈이 있어도 암 같은 무서운 공해병을 절대로 못 고치나 현미로는 능히 고칠 수 있습니다.

그 증거로 암 수술을 세 번이나 한 조성호 씨를 이야기했는데, 미국의 세계적 잡지 〈라이프(LIFE)〉에 보도된 미국인 안소니 사틸라로(Anthorny Sattilaro) 박사도 그런 경우입니다. 말기 전립선암 환자였던 필라델피아 메소디스트 병원장 사틸라로 박사가 현미식으로 병을 완치한 이야기는 〈라이프〉에 이어 〈한국일보〉에도 보도되었습니다. 사틸라로 박사 이야기는 뒤에서 찬찬히 하겠습니다. 또 서울위생병원 원장이었던 정사영(鄭士永) 박사도 암을 위시한 각종 공해병 환자를 현미식으로 무수히 구제해 주었습니다.

◉ 현미식의 방법과 주의할 점

생명은 몸의 생리가 일정한 법칙에 따라 활동할 때 유지되므로 먹는 방법에도 일정한 규칙이 있습니다.

① 100번 이상 씹어서 입안의 침을 많이 만들어야 합니다. 현대인은 씹는 것이 아니라 얼렁뚱땅 삼켜 버립니다. 씹을수록 미묘한 맛이 생기는 현미와 달리 백미는 맛도 느끼지 못한 채 넘어가 버립니다.

② 위장은 80퍼센트만 채워야 합니다. 현대인은 위장이 요구하는 것이 아니라 입이 요구하는 대로 먹기 때문에 쓸데없이 과식하게 됩니다.

③ 식사 간격은 5시간 정도가 바람직합니다. 먹은 음식이 위를 통과하는 시간은 3~4시간 걸리고, 1시간 정도는 위를 쉬게 하는 시간이 필요합니다. 단, 공복감이 심하게 느껴질 경우에는 가라앉힐 만큼만 먹어서 기분을 상쾌하게 해야 합니다. 이렇게 하면 위장 기능이 회복됩니다.

- 밥의 비율: 현미 멥쌀 50퍼센트, 현미 찹쌀 20퍼센트, 콩과 율무 등 잡곡은 30퍼센트.
- 안식보약가루 비율: 생현미 25퍼센트, 생통보리 25퍼센트, 노란 콩 25퍼센트, 볶은 검은깨 25퍼센트.
- 먹는 양: 현미 잡곡밥은 한 공기, 안식보약가루는 반 공기.
- 주의 사항: 위장이 약한 사람은 밥을 먹지 말고 안식보약가루만 먹으세요. 백미 고집쟁이는 쌀밥에 가루를 넣고 비벼

먹으면 백미만 먹는 것보다 훨씬 좋으나 백미에는 소화효소가 없기 때문에 소화가 잘 안 되는 사람도 있습니다. 가루의 소화 시간은 밥의 3분의 1도 안 됩니다.

3. 초콩

나는 육류는 공해독의 덩어리니 먹지 말라고 강조했습니다. 담뱃갑에 담배를 피우면 암에 걸릴지도 모른다고 분명히 경고하고 있음에도 불구하고 담배 피우는 사람이 아직 많습니다. 요즘 사람에게 공해 육류를 먹지 말라고 하면 이렇게 말할지도 모르겠습니다.

'난 죽으면 죽었지 먹고 싶은 것 실컷 먹다가 짧고 굵게 살고 싶다오. 안 서방 잔소리는 듣기도 싫으니 저리로 꺼져 버리슈. 요놈의 세상 살아서 뭘 한담.'

이 안 서방도 왕년에는 사실 그랬습니다. 부자가 되어서 부자 친구와 함께 자가용을 몰고 저 수원 갈빗집까지 원정 가서 막 처먹었더니 40킬로그램도 못 되던 말라깽이가 일약 75킬로그램의 뚱뚱보가 되었습니다. 볼품 좋게 된 것까지는 기뻤지만, 혈압이 높아지고 심장이 약해져서 단 100미터도 못 걷고 숨을 헐떡거리게 되었습니다.

그 후 육식을 금하고 아침을 굶으며 점심과 저녁에 현미 중심의 잡곡밥을 잘 씹어 먹고, 하루에 생수 두 되 이상을 마시면서 등산 등 운동을 열심히 했더니 원래 말라깽이로 되돌아감과 동시에 오랫동안 나를 죽도록 괴롭혔던 고혈압, 심장병 등도 도망쳐 버리고 말았습니다.

'아침을 굶다니요. 아침을 왕처럼 잘 먹어야 된다는데?'

그런데 이것을 연구해 봤더니 생거짓말이었습니다. 단, 백미를 먹으면서 아침을 굶었다간 영양실조가 되어 큰일 나니 반드시 현미 중심의 자연식을 하면서 실행해야 합니다.

바로 어저께 귀여운 손자 녀석이 돈가스를 사 달라고 어찌나 졸라 대든지, 본디 할아버지란 손자 녀석이 졸라 대는 데는 꼼짝을 못하는 것 아니겠습니까. 사실은 나도 먹고 싶었지만.

다행히 나는 오랫동안 건강 공부를 했기 때문에 공해 육류의 독을 막는 법을 알고 있습니다. 어떻게 했는가 하니, 중국 사람은 돼지고기 같은 기름기 많은 음식을 많이 먹어도 고혈압, 심장병 등에 걸리는 사람이 비교적 적습니다. 왜 그럴까요? 양파를 많이 먹기 때문입니다. 양파는 콜레스테롤을 녹이는 데 최고의 식품입니다.

짐승 고기의 공해독까지 녹여 버리기 위해서는 양파 외에 초콩을 먹으면 됩니다. 양조초에 콩을 불린 것이 초콩입니다. 나는 매끼에 초콩 20알씩을 먹습니다. 공해독을 녹이고 영양 보급을 하는 최고의 보약이기 때문입니다.

　그래서 나는 중간 크기의 양파 3개와 초콩이 든 꼬마 병을 가방 안에 넣고서 손자 등 식구 5명을 거느리고 돈가스집으로 식도락을 즐기러 갔습니다. 돈가스와 함께 초콩을 입에 넣고 자근자근 씹어 먹었더니 맛도 좋더라, 이겁니다. 곧바로 양파 썬 것과 식당에서 주는 양배추를 씹어 삼킨 후에 된장국을 훌훌 마셨더니 천하의 진미였습니다.

　된장국도 공해독을 녹이는 기막힌 작용을 하므로 나는 된장국을 세 그릇이나 먹었습니다. 나는 일본 생활 18년 동안 한 끼도 된장국을 걸러 본 적이 없습니다. 말하자면 이 안 서방은 유명하신 된장국 박사이기도 합니다.

　일본 된장은 맛이 참 좋습니다. 그런데 놀라지 마십시오. 일본의 최고급 양로원에서는 한국의 재래식 콩된장이 암 같은 무서운 공해병을 고치는 최고의 약이라면서 일부러 수입해서 비싼 값으로 환자에게 공급하고 있습니다.

　된장에는 100그램당 1,000억 마리 이상의 좋은 효소가 있기 때문입니다. 한국의 재래식 콩된장은 암 인자를 90퍼센트 이상 죽인다는 것이 과학자의 연구로 확인되었습니다. 된장에 질긴 소고기를 하룻밤만 재워 놓아 보십시오. 그 질긴 소고기가 연해지는 것을 틀림없이 발견할 것입니다.

　우리 인간도 공해 식품, 술, 담배 등으로 인해 살이 질긴 소고기처럼 되어 있습니다. 그러니 공해로 시달리는 우리에게는 생된장에 생채소를 찍어 먹는 것이 최고의 선약입니다. 생된장에 생채소를 찍어 먹으면 채소의 농약독이란 놈이 녹아 버리니, 참으로 된장이야말로 공해 시대의 1급 특효약입니다.

된장을 국으로 팔팔 끓이면 그 좋은 효소가 많이 죽어 버리니 식도락을 위해서는 된장국으로, 약효를 위해서는 생된장으로, 즉 양면작전을 펼쳐야 합니다. 지난밤에 술을 많이 마셨다면 다음 날 아침엔 사정없이 된장국을 마셔 버리세요. 된장국이 최고의 해장국입니다.

우리나라 해장국은 해장하게 하는 것이 아니라 장을 탁하게 하는 탁장국입니다. 하지만 그 탁장국에 소금 말고 된장을 타면 해장국으로 일변해 버리고, 맛도 기가 막히게 좋아집니다. 한번 시험해 보기 바랍니다. 그리고 된장은 담배의 독도 녹여 주는 고마운 일을 하니 애연가들은 끼니마다 된장을 먹기 바랍니다.

한국의 재래식 된장을 만드는 데 필수 조건은 한국 땅에서 재배한 콩으로 메주를 쑤되 반드시 굵은소금을 사용해야 합니다. 흔히 사용하는 가는소금은 현대인을 죽이는 독약이나 마찬가지입니다.

뭐, 안 서방의 과장이 너무 심하다고요? 그렇지 않습니다. 차츰 설명하겠습니다.

사람의 이빨 수는 32개인데 그중 곡식을 씹어 먹는 이빨의 이름과 수를 아십니까? 바로 어금니로 수는 20개입니다. 좌우상하 각각 5개씩 있습니다. 그런데 씹을 필요가 없는 말랑말랑한 것만 즐겨 먹는 요즘 사람에게는 각각 4개씩, 즉 16개로 되어 있는 사람도 있습니다. 인간이 퇴화하고 있다는 징조입니다. 그런 사람은 대개 공해병 환자로 보면 틀림없습니다.

그리고 배추, 무, 사과 등 채소와 과일을 생으로 씹어 먹을 때 잘라 먹는 이빨을 앞니라고 합니다. 상하 각각 4개로 모두 8개입니다. 또 질긴 소고기나 오징어 따위를 끊어 먹는 이빨은 송곳니로 좌우 상하 각각 1개씩 4개입니다. 하느님은 애당초 인간을 창조하실 적에 곡식은 20, 채소와 과일은 8, 육류는 4의 비율로, 합해서 32의 비율로 먹어야 건강할 수 있게끔 만든 것입니다.

그런데 인간들이 이를 거역하고 곡식보다 육류를 더 많이 먹기 때문에 쌀이 남아돌고, 공해병 환자들이 병원을 가득 채우고 있는 것입니다. 32의 비율 중에서 육식을 4의 비율로 먹으면 몸에 좋긴 한데, 고놈이 공해독으로 되어 있으니 이 일을 어떻게 한단 말입니까? 소는 무엇을 즐겨 먹습니까? 콩입니다. 그럼 콩을 인간이 바로 먹으면 됐지 구태여 소를 통해서 간접적으로 먹을 필요가 있습니까? 이제는 공해병으로 죽는 그런 바보짓일랑 하지 말고 직접 먹어서 무병장수합시다.

사람 사는 세상에서 어찌 공해 고기를 먹을 기회가 없겠습니까. 그래서 나는 늘 가방 안에 식초와 초콩을 모시고 다닙니다.

나는 전에 곰탕을 기가 막히게 즐겨 먹었습니다. 공해독의 덩어리를 푹 곤 것이란 걸 알고 있는 요즘에도 한 달에 한 번쯤 식도락으로 먹는데, 먹을 때는 곰탕 한 그릇에 식초를 듬뿍 쳐서 먹습니다. 고기는 초콩과 함께 씹어 먹습니다. 그러면 곰탕 맛이 희한하고 공해독도 많이 녹일 수 있습니다.

말이 나온 김에 한마디 덧붙이면, 식초에 대해서는 나의 동반 연구자 정병우 선생이 최고라고 이 자리에서 밝힙니다. 그는 전국 방방곡곡을 돌아다니며 식초 만드는 법을 배웠고, 그 결과 지금은 상당한 경지에 이르렀습니다. 게다가 그는 오랫동안 고생하며 터득한 식초 만드는 비법을 누구든지 쉽게 만들 수 있도록 연수 때 공개하고 있습니다.

또 정병우 선생은 나의 영어 참고서로 독학해 공군조종사관학교에 들어간 수재로, 건강 때문에 1979년부터 나와 인연을 맺어 왔고, 이제는 나의 제자나 다름없는 사람이 되었습니다. 새마을운동 중앙본부의 자연건강연구원으로 같이 연구를 했고, 서울, 부산, 광주의 연구소는 물론이고 경북 월성의 생식촌마을까지 순회하며 수년간 필자와 건강연수교육을 현장에서 지도해 왔습니다. 특히 이론과 실기를 병행한 천연치료요법, 수치료법, 기적의 치병 운동(핫버드)을 연수생에게 지도해 많은 도움을 주었습니다.

천연치료요법은 자연계에 산재한 여러 치료제와 인체 내의 자연 치유력을 활용하는 치료법으로 인간이 창조 당시에 부여받았던 본래의 건강한 모습으로 되돌리는 방법입니다. 수치료법은 물을 통하여 고통과 질병을 완화하는 방법입니다. 기적의 치병 운동은 사지를 충족시키는 기준치 운동을 연구한 것으로 완전한 혈액순환은 완전한 건강을 보장한다는 치병 방법입니다.

또 그는 자연식에 대한 지식도 해박해서 많은 환우에게 등불이 되고 있습니다.

그리고 말입니다. 다음 세대 우리 조국의 운명을 양어깨에 짊어지고 갈 어린이가 공해독 덩어리인 낙농 제품을 먹으며 자라고 있다는 것은, 이건 예사 비극이 아닙니다. 어른은 초콩이네 뭐네 하며 공해독을 다소 해소할 수 있지만 어린이와 젖먹이는 어떻게 한단 말입니까?

우선 급하고 급한 일은 전국의 낙농업자가 쉽고 자유로이 무공해 야산에 가축을 방목해 무공해 사료를 먹이고, 가축이 건강하게 뛰놀 수 있도록 만들어 주는 것입니다. 이것이 우리 후손에 대한 기성세대의 역사적인 사명입니다. 인간의 생명 유지에 가장 중요한 물과 쌀을 마음 놓고 먹을 수 없는 극심한 공해 시대라면, 국토의 70퍼센트 이상인 저 무공해 야산이 우리의 유일무이한 피난처입니다.

이 귀중한 피난처가 지금 치부의 수단이 되어 잠자고 있으니 개탄하지 않을 수 없습니다. 개발을 명목으로 투기를 일삼는 이들은 온 겨레를 공해독으로 죽이는 대역적입니다. 이들을 멸종한다는 전제로 위정자들은 야산 개발에 전력투구해 주기를 바랍니다.

◉ 초콩 만드는 법

초콩을 만드는 방법은 간단합니다. 식초 3, 콩 1의 비율로 식초에 콩을 담가 놓았다가 10일 후부터 꺼내 먹으면 됩니다. 처음에는 식초가 많을 것 같아 보이지만 하루만 지나면 콩이 불어서 병에 차게 됩니다.

콩은 다양한 종류가 있지만 노란 콩이 제일 좋습니다. 왜냐고요? 단백질이 제일 많이 들어 있기 때문입니다. 문제는 식초입니다. 식초는 직접 만들어 먹는 것이 가장 좋습니다. 그러나 직접 식초를 만드는 데는 1년가량이나 걸리니 다 만들 때까지는 100퍼센트 양조한, 믿을 만한 식초를 골라야 합니다. 식초 만드는 방법은 다음에 식초를 얘기할 때 상세히 설명할 예정입니다.

초콩을 다 건져 먹고 남은 식초라도 버려서는 안 됩니다. 영양분이 많이 녹아 있으므로 각종 요리에 사용하면 아주 좋습니다.

4. 된장

　부식 가운데 가장 기초적인 것은 소금이고, 그다음으로 중요한 것은 된장입니다. 소금 성분은 된장의 염기를 통해서 먹는 것이 가장 무난하므로 소금만 별도로 먹지 않는 것이 좋습니다.
　그래서 이번에는 된장에 관해 이야기하겠습니다. 된장에는 100그램당 좋은 효소가 1,000억 마리나 들어 있으므로 공해독으로 굳어진 짐승 고기나 인간의 살을 연하고 부드러운 원래 상태로 환원시켜 줍니다. 일례로 질긴 소고기를 된장에 하룻밤 재워 두면 아주 연하고 부드러워집니다. 우리의 몸도 공해 식품과 술, 담배, 각종 약 등으로 인해 소고기처럼 굳어져 있는데, 생된장에 생채소를 찍어 먹으면 근육이 연해지고 부드러워짐과 동시에 병마도 자연히 물러가게 됩니다.

우리는 생채소를 먹을 때마다 농약 걱정을 하면서 먹어 왔는데 생된장에 찍어 먹으면 농약 성분이 제거됩니다. 안 서방이 하는 말이 하도 신기해서 날 허풍쟁이라고 생각할 사람도 있을 것 같으니 이번에는 과학자가 연구한 것을 소개하겠습니다.

부산대 식품영양학과 박건영 교수 팀은 된장 속에 포함된 리놀산을 비롯한 여러 물질이 발암물질을 90퍼센트 이상 제어하는 등 항암효과가 있다고 발표했습니다. 그러나 우리나라 사람은 대체로 국내 학자가 연구한 내용을 잘 믿으려 하지 않기 때문에 이번에는 외국 학자가 연구한 것을 말해 보겠습니다.

나는 젊었을 때 18년간 일본에서 살았는데 매일 끼니마다 된장국을 먹어서 소위 된장국 박사입니다. 일본 된장은 참 맛이 있습니다. 그러나 된장국은 맛으로 먹고, 약효를 위해서는 생으로 먹어야 합니다. 100도 이상으로 끓이면 좋은 효소가 많이 죽기 때문입니다. 그러나 먹는 재미도 있어야 하므로 양면 작전을 하는 것이 좋습니다. 일본인은 거의 다 이 안 서방과 같은 된장국 박사입니다. 그래서 일본 된장 양조업자는 맛 좋은 된장을 만들기 위해 치열한 경쟁을 합니다.

또 일본에는 고급 양로원이 많이 있는데, 그곳의 우수한 의사들도 치료법을 연구하기 위해 열을 올리고 있습니다. 그들은 특히 된장이 발암 인자를 억제하는 데 최고라는 것을 알고는 일본 된장과 한국 된장을 비교 분석하고 시험해 한국의 재래식 된장이 최고라는 것을 밝혀냈습니다. 즉 부산대 박 교수 팀이 연구한 것이 틀림없다는 것을 입증해 준 것입니다. 그래서 그들은 자기 나라에 그 많은 종류의 된장이 있음에도 불구하고 일부러 한국의 재래식 된장을 구해다가 환자에게 공급하고 있습니다.

한국의 흙은 세계 제일의 약토(藥土)입니다. 된장은 국산 콩을 원료로 우리 물과 소금을 써서 양조하는 것이 필수 조건입니다. 그래서 된장은 집에서 담가 먹는 것이 원칙이지만 담가 먹기가 번거로우면 시골에서 구해 먹거나 100퍼센트 재래식으로 양조한 된장을 구해서 내가 가르쳐주는 대로 가공해 먹기 바랍니다. 이런 방식으로 가공한 것을 안식(安式)보약된장이라고 호칭합시다. 지난번에 말한 바와 같이 암 수술을 세 번 한 조성호 씨를 상대로 해서 이 안식보약된장을 시험한 결과 눈부신 효과가 있다는 것을 확인했습니다. 물론 된장만으로 암을 고친 것은 아니고 제독, 자연식, 운동의 삼위일체 건강법을 충실히 지킨 덕분입니다.

안식보약된장은 매달 한 번씩 한 달 분량만 만들어 두면 반찬 걱정은 할 필요가 없습니다. 이 안식보약된장에 생채소를 번갈아 가며 찍어 먹고 생수만 마셔도 공해병을 막아낼 수 있습니다.

된장국을 먹고 싶다고요? 그럼 물에 타서 채소만 넣고 끓이면 맛 좋은 된장국이 탄생합니다. 생선회가 먹고 싶을 때는 이 안식보약된장에 고추장, 식초, 마늘을 넣고 초장을 만들어 먹으면 기가 막히게 맛있습니다. 빙초산이 든 초장을 먹으면 위장을 심하게 해치고, 위궤양, 십이지장궤양 등을 유발하니 각오하고 잡수세요. 그리고 된장이 오래돼 변하려 하면 분무기에 식초를 담아 가끔 뿌려 주세요. 또 안식보약된장에 초콩을 곁들여 생선회를 먹으면 생선 독도 제거됩니다. 고등어 같은 생선을 지져 먹고 싶을 경우에는 생된장에 하룻밤 재워 놓았다가 간장을 넣고 지지면 생선 독이 없어지고 맛도 기가 막히게 좋아집니다.

곰탕, 설렁탕, 갈비탕, 라면 등을 먹고 싶을 때도 흰 소금 대신 안식보약된장을 타면 공해독이 많이 없어지고 맛도 기가 막히게 좋아집니다. 특히 앞서 말한 초콩을 함께 먹는 것을 잊지 마세요. 그렇다고 해서 이런 음식을 매일 먹지는 말고 1주일에 한 번쯤 식도락으로 드세요.

나는 항상 작은 병에 안식보약된장과 초콩을 담아서 가방에 넣고 다닙니다. 그래서 이 안 서방이 82세까지 장수하고 있고 30대 이상의 정열과 능률로 일할 수 있는 것입니다.

이 밖에도 더 좋은 비결이 많습니다. 세계 최장수 국민인 일본인의 식성에 대해 잠깐 말씀드리겠습니다. 일본의 유명한 영양학자 스기모토 박사는 '쌀, 콩, 멸치, 무가 일본인의 건강을 지켜주는 사천왕(四天王) 식품'이라고 말했습니다. 사천왕은 불법을 수호하는 사위(四位)의 신으로, 일본인은 누구를 막론하고 이 네 가지 식품을 꼭 먹습니다. 일본인에 비해 고기를 더 많이 먹는 미국인에게 각종 현대병이 더 많은 이유가 바로 여기에 있습니다. 미국은 다 알다시피 세계에서 의학, 약학, 영양학이 가장 발달해 있어서 그런지 고칼로리 식품인 소고기, 우유, 계란, 닭고기, 돼지고기 등을 많이 먹습니다. 특히 우유와 흰 설탕이 든 커피는 매일 물을 마시듯 먹습니다.

내가 관찰한 바로는 일본 사람은 사천왕 식품 외에도 김, 메밀, 각종 생선, 엽차, 식초를 포함한 소위 구천왕(九天王) 식품을 잘 먹으며, 특히 식초는 밥에도 쳐서 먹습니다. 일본의 식당가를 지나다 보면 우리나라 같은 곰탕, 설렁탕, 갈비탕 등 탕집은 보이지 않고 대신 메밀국숫집이 많이 보입니다. 우리나라의 탕은 피와 살을 탁하게 하지만 메밀은 반대로 피를 깨끗하게 하는 우수한 제독 식품입니다. 내 경험에 비추어 보면, 일본의 구천왕 식품 외에도 마늘, 깨, 비타민의 왕인 시금치, 미네랄의 왕인 당근, 피를 맑게 하는 미역, 식품이자 약의 왕인 쑥, 쑥의 사촌인 쑥갓, 양파, 감자, 현미 등을 합친, 그래서 도합 이십천왕(二十天王) 식품을 매일 번갈아 가며 안식보약된장과 함께 먹으면 장수할 수 있습니다. 단, 현미를 먹지 않고 하는 모든 건강법은 사상누각입니다. 현미는 만약(萬藥)의 왕초임과 동시에 건강의 총기초입니다.

◎ 안식보약된장 만드는 방법

안식보약된장의 기본 재료는 생된장, 안식보약가루, 오곡조청이나 원당(정제하지 않은 당), 현미 쌀겨, 멸치 가루, 생마늘 다진 것, 생강 다진 것, 양파 다진 것, 구운 김 가루, 현미식초, 검정깨 가루, 견과류 등으로, 이 재료를 넣고 잘 버무리면 됩니다. 단,

양파는 국물이 나오도록 잘 다진 다음 현미식초를 넣어 반죽하세요. 그리고 처음에는 식초를 양파 국물의 5분의 1 정도 넣다가 차츰 양을 늘리세요.

여기에서 몇 가지 주의해야 할 점이 있는데 콩가루는 반드시 껍질째 볶되 맛을 봐가면서 많이 섞어도 됩니다. 그리고 원당 대신 물엿이나 진짜 벌꿀을 넣어도 무방하지만 가짜 벌꿀은 원당이나 조청보다 해롭습니다.

멸치 가루는 중간 크기 이하의 작은 것을 쓰되 머리나 똥까지 모두 다 넣어 빻고, 김 가루는 고급 김보다 값이 싼 파래김이나 돌김이 좋습니다.

5. 아침 굶기

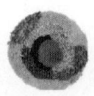

　현대 의학에는 일자무식이나 다름없는 필자가 강남세브란스병원에서 강남구 의사회와 서초구 의사회의 공동 초청으로 건강 장수법에 대해 강연을 할 기회가 있었습니다. 그때 이 안 서방은 혹시 전문 의사로부터 의학적으로 까다로운 질문을 받지나 않을까 하고 몹시 걱정했습니다. 그러나 다행스럽게도 그런 질문은 없었고 강연 내용 가운데 '건강을 위해 아침을 굶자'는 나의 아침 굶기 건강법에 대해 많은 의사가 질문을 해왔습니다.

　굶는 게 왜 건강에 좋은지 궁금하시죠? 굶는 건강법이 왜 좋은지 먼저 과학적인 근거를 이야기하겠습니다. 일본 오사카 의대 교수들이 시험해 본 결과, 단식을 1주일 하면 백혈구의 수가 20배나 증가한다는 사실이 밝혀졌습니다. 또 세계적으로 유명한 자연건강학자인 일본의 니시 가츠조(西勝造, 1884~1959) 선생은 7만여 권에 이르는 세계 각국의 건강 서적을 바탕으로 연구한 끝에 '식사 횟수와 제독에 관한 과학적 원리'를 확인하고 자신의 저서 『니시 건강법』에 소개했습니다. 그 요지는 다음과 같습니다.

첫째, 하루 세끼를 전부 먹을 때는 그날 발생한 독 가운데 75퍼센트가 소변으로 빠져나가고 몸속에 25퍼센트가 남는다.

둘째, 아침을 굶고 점심과 저녁만 먹으면 소변으로 100퍼센트의 독이 빠져나간다.

셋째, 점심 한 끼만 먹을 경우에는 이전에 체내에 축적돼 있던 독을 포함해 무려 127퍼센트의 독이 소변으로 빠져나간다.

여기서 수치는 식사한 다음 날 아침 소변으로 빠져나가는 독소의 양을 말합니다. 한 가지 아쉬운 점은 식사를 줄이면 왜 독소가 더 잘 빠져나가는지 아무리 그 책을 읽어 보아도 설명이 없었습니다. 일본의 니시 선생에게 세 차례나 편지를 보냈으나 답장이 없었는데, 나중에 알고 보니 이미 세상을 떠나고 말았습니다.

니시식 건강법의 결론은 하루에 점심 한 끼만 먹는 게 건강에 가장 좋고, 그다음이 두 번만 먹는 것이 좋다는 것입니다. 특히 세끼를 모두 먹으면 매일 몸속에 25퍼센트씩 독소가 축적돼 병이 생기게 마련이라는 겁니다. 반대로 단식 기간이 길어지면 길어짐에 따라 독이 점점 더 많이 빠질 뿐만 아니라 백혈구의 수와 식균력이 증가하므로 병이 낫게 된다는 것입니다.

이 안 서방은 니시식 건강법을 기초로 궁리에 궁리를 거듭한 끝에 아침을 굶는 안식 건강법을 만들어 냈습니다. 아침을 굶으면 보통 사람에 비해 3배 이상의 능률을 올리면서 일할 수 있으며, 건강도 눈부시게 증진할 수 있습니다.

인체는 생리적으로 상오에는 배설을 하고 하오에는 흡수를 하도록 되어 있습니다. 그리고 앞에서 단식 기간이 길면 길수록 독은 더 많이 빠져나간다고 했습니다. 저녁을 6시에 먹고 그다음 날 정오에 점심을 먹는다면 단식 기간이 18시간에 이릅니다. 또 아침을 7시에 먹고 점심을 굶은 다음 하오 6시에 저녁을 먹는다면 단식 기간은 11시간, 점심을 낮 12시에 먹고 저녁을 굶은 뒤 다음 날 상오 7시에 아침을 먹는다면 단식 기간이 19시간이 됩니다.

그러나 단식 기간이 길다고 무조건 좋은 것은 아닙니다. 그리고 아침을 굶는 것은 쉬워도 하루 종일 일하고 저녁 먹는 재미도 없이 살라는 것은 말은 쉬우나 실행이 거의 불가능합니다. 먹는 즐거움도 없이 살 수 있는 인간은 만에 하나 있을까 말까 하므로 저녁을 굶으라고는 하지 않겠습니다. 그리고 일부는 아침은 왕처럼 먹고 저녁은 거지처럼 먹으라고 하는데, 이는 대단히 설명하기 어려운 이야기입니다. 이 안 서방처럼 늙은 노인네가 아침을 왕처럼 먹었다가는 아침나절에 몸과 정신이 나른해져서 일할 생각이 없어지고 말 것입니다. 아침을 왕처럼 먹고 산에 올라가는 것과 굶고 올라가는 것 가운데 어느 편이 더 힘든지 한번 생각해 보세요.

나는 저녁 8시에 잠자리에 들고 새벽 2시에 일어나서 아침도 안 먹고 낮 12시까지 글을 쓰는데, 운동 시간 2시간을 제외하더라고 상오에만 8시간을 일하는 셈입니다. 더구나 아침을 안 먹고 일을 하니 보통 사람의 거의 3배에 가까운 일을 해치우고 있습니다.

하오에는 주로 자유롭게 잡무, 사교, 등산, 목욕 등을 하는데, 좀 바쁠 때는 낮잠을 잔 뒤 3시간 정도 일을 합니다. 보통 사람에 비해 3배가 넘는 일을 하는 이 팔순 노인네의 기본 원동력은 의지와 자연식, 아침 굶기에 있는 것입니다.

보통 사람은 아침에 일어나서 공부는커녕 아침 먹고 직장이나 학교에 가기 바쁜데, 지각이나 안 하면 천만다행입니다. 겨우겨우 9시까지 출근해서 12시까지 3시간 동안 골치 아픈 머리로 일이나 공부를 하다가 12시만 되면 습관적이고 의무적으로 점심을 먹고, 또 골치 아픈 머리로 일하다가 퇴근길에 대포 한잔, 그리고 집에 들어오면 콜콜 잠에 곯아떨어집니다. 도대체 이런 인간에게 무슨 발전이 있겠습니까? 적어도 아침을 안 먹고 출근 전에 3시간 동안 공부를 해보세요. 남이 자는 사이에 무언가 해야 남보다 더 잘될 수 있는 것입니다. 그러나 무리는 금물입니다. 내가 8시에 자고 새벽 2시에 일어난다고 해서 바로 따라 했다가는 아마 하루 종일 힘들어 고생할 것입니다. 현미가 아닌 백미 중심의 공해식을 하면 8시간, 심지어 10시간을 자도 머리가 띵해 잠자리에서 일어날 수 없습니다. 현미 중심의 자연식을 하면서 아침을 굶고 점심과 저녁 두 끼만 먹으면 수면 시간이 5~6시간으로도 충분하며, 머리도 수정같이 맑아지는 것입니다. 그러면서 서서히 저녁 8시 취침, 새벽 2시 기상이 되도록 습관을 들이도록 하세요.

　인간에게 병이 생기는 최대 원인은 먹은 것이 소화되기도 전에 또 먹기 때문인데, 이는 이전에 생긴 에너지가 소모되기도 전에 또 에너지원을 공급하는 것과 같습니다. 인간은 육체적인 운동이나 노동을 해야만 소화가 되고 에너지를 소모할 수 있습니다. 운동이나 노동을 안 하고 정신노동만 하는 사람은 육체노동자의 절반만 먹어도 영양분이 충분합니다. 억지로 먹으면 소화액이 제대로 분비되지 않아 음식물이 소화가 안 되는 것은 당연하고, 이 과정에서 독이 생겨납니다.

　가끔 주위에서 보면 입에서 썩은 악취가 나는 사람이 있는데 대개가 과식으로 인해 소화되지 않은 음식이 썩어서 나는 냄새입니다. 그런 사람은 대개 혈색이 좋지 않습니다. 이런 사람이 구원받는 첩경은 바로 아침을 굶는 것입니다. 정신노동자나 학생은 아침에 보통 식욕이 없게 마련입니다. 지난밤에 먹은 음식으로 생겨난 에너지가 아직 소모되지 않았기 때문입니다. 아침을 억지로 먹으면 속에서 썩어 독을 만들고, 그 독이 오래 쌓이면 병에 걸려 결국 죽음에 이르는 것입니다.

　작고하신 함석헌(咸錫憲, 1901~1989) 선생은 1일 1식을 하시고도 미수(米壽, 88세)까지 정정하게 사셨습니다. 만일 선생께서 자연식을 하셨다면 100세 이상 거뜬히 사셨을 것입니다. 굶는다고 건강을 해치는 게 아니니 우리 모두 아침을 굶어 건강하고 오래 삽시다.

◉ 아침 굶을 때 주의할 점

　아침을 굶으면 처음 며칠간은 배가 쑤시고 아플 뿐 아니라 다리가 휘청거려서 걷기조차 힘들게 됩니다. 또 골치가 아파서 공부할 수 없는 경우가 생기기도 합니다. 그러나 당황하지 말고 생수만 마시면서 꾹 참으면 곧 정상으로 돌아옵니다. 처음 3개월간은 독이 빠져서 수척해지지만 서서히 건강한 살이 복구되니 걱정할 필요가 없습니다.
　단, 백미 중심의 가공식품을 먹으면서 아침을 굶으면 영양실조가 되어 매우 위험하니 반드시 현미 중심의 자연식을 해야 합니다. 또 위궤양 환자는 굶을 경우 위액이 위벽을 자극해 통증을 일으킬 가능성이 있는데, 이때는 생수를 마셔 위액을 희석해야 합니다. 그런데도 통증이 계속될 경우에는 생감자즙을 2개월 정도 먹으면 됩니다. 그러면 씻은 듯이 통증이 사라지게 됩니다.

6. 멸새콩 볶음

　오늘은 '멸새콩 볶음'에 관해 이야기하겠습니다. 멸새콩 볶음이란 멸치와 새우, 콩을 적당히 섞어 볶은 것인데 무척 고소해서 맛이 좋습니다. 지난번에 안식보약된장 만드는 법을 말했는데, 이것에 여러 종류의 생채소를 번갈아 가면서 찍어 먹으면 영양은 만점이지만, 밤낮 그것만 먹으면 싫증이 나니까 안식보약된장은 밑반찬으로 삼아 매일 매끼에 꼭 먹되 멸새콩 볶음을 식도락 겸 단백질 보충을 위해 먹자는 것입니다.
　우리 몸 전체의 약 70퍼센트는 수분이고, 나머지 약 30퍼센트 가운데 75퍼센트가 단백질이므로 의사 선생이 말끝마다 단백질을 섭취하라고 강조하는 것입니다. 그러나 공해가 극심한 오늘날에는 동물성 고단백질 식품을 너무 먹는 바람에 건강상 큰 문제가 생겨서 병원마다 초만원 사태를 이루고 있는 실정입니다. 또 요즘 사람은 튀긴 음식이 고소하고 맛이 좋다며 많이 먹는 경향이 있는데, 이 음식은 콜레스테롤이 많은 데다 튀김 기름을 몇 번이나 사용하다 보니 기름이 산화해 오히려 해로워지는 문제가 발생합니다. 멸새콩 볶음은 바로 이런 문제점을 해결하기 위해 창안한 것입니다.

먼저 멸치의 성분을 알아보면, 멸치 100그램에는 핵산 1,187밀리그램, 단백질 64.9그램, 칼슘 2,200밀리그램, 인 1,980밀리그램이 들어 있고, 불포화지방산인 아이코사펜타에노산(EPA)도 풍부하게 들어 있습니다.

여기서 핵산이란 이른바 '늙지 않게 하는 식품'을 말하는 것으로, 미국의 벤저민 프랭크 박사가 20여 년간 수천 명의 환자를 대상으로 연구해서 개발한 것입니다. 인간은 나이를 먹어감에 따라, 특히 20세 후에는 세포를 구성하는 핵산이 감소되어 노화하는데, 핵산이 많이 든 식품을 먹으면 세포가 젊어져 노화를 방지할 수 있습니다.

앞에서 안식보약된장을 설명하면서 쌀, 콩, 멸치, 무가 일본인의 건강을 지키는 사천왕 식품이라고 했는데, 이 가운데 핵산을 많이 함유한 콩과 멸치를 세계에서 가장 많이 먹는 일본인이 세계에서 가장 장수하는 이유를 이제는 깨달을 수 있을 것입니다.

모든 생선의 영양분을 종합적으로 관찰하면 꼬마 멸치가 모든 생선의 왕초이십니다. 그 이유를 좀 자세히 설명하겠습니다.

첫째, 노화를 방지하는 핵산이 많이 들어 있습니다.

둘째, 우리 몸의 주성분인 단백질이 100그램당 64.9그램이나 들어 있으니 거의 3분의 2가 단백질 덩어리인 셈입니다.

셋째, 꼬마 멸치는 100그램당 2,200밀리그램의 칼슘이 들어 있어 칼슘의 왕자이십니다.

참고로 칼슘의 왕은 2,300밀리그램이 들어 있는 새우입니다. 그럼 도대체 칼슘은 무슨 일을 할까요? 우리의 뼈와 손톱, 발톱을 만든다는 것쯤은 누구나 다 알지만 그 밖에 또 무슨 일을 할까요? 정신을 안정시키고, 산성체질을 중화시키며, 더욱 놀라운 것은 피를 맑게 한다는 점입니다.

최근 연구에 의하면 고혈압의 주원인이 칼슘 부족에 있다고 합니다. 그런데 오백식품에는 칼슘이 거의 없습니다. 그래서 요즘 사람은 정신이 불안해져 온갖 범행을 저지릅니다. 또 칼슘이 부족하면 산성체질이 되기 때문에 만병을 부르게 됩니다. 이제는 칼슘이 건강을 좌우한다는 것을 알겠지요? 결론은 새우, 멸치를 많이 먹으라는 것입니다.

넷째, 꼬마 멸치는 참 신기한 놈입니다. 그놈의 꼬마가 인의 왕초이기 때문입니다. 인은 무슨 일을 할까요? 인은 칼슘의 동반자입니다. 즉 인이 협조해야 칼슘이 100퍼센트 일을 할 수 있다는 뜻입니다. 인은 또 뇌신경을 강하게 하는 놀라운 일을 합니다. 그러니 멸치를 먹으면 머리가 기가 막히게 좋아집니다.

에이, 대포라고요? 결코, 결코 대포가 아닙니다. 아까 일본 사람이 세계 최장수 국민이라고 했지요? 그러나 오래 살기만 하면 뭘

합니까? 머리가 좋아야 합니다. 바보 멍청이처럼 노망이 들어서 오래 살면 무슨 소용이 있겠습니까. 그리고 일본인이 바보 멍청이라면 어떻게 세계 제일의 경제 대국이 되었겠습니까? 이제는 멸치를 먹으면 머리가 좋아진다는 것을 바보가 아닌 이상 깨달았을 겁니다.

다섯째, 꼬마 멸치는 또 놀라운 일을 저지릅니다. 멸치에는 아이코사펜타에노산이 풍부하게 들어 있습니다. 에스키모인은 사시사철 눈과 얼음이 덮인 북극에 살기 때문에 채소를 못 먹는데도 피가 깨끗해서 혈관 계통의 병이 없습니다. 덴마크의 다이아베르크 박사가 현지를 답사한즉, 에스키모인은 멸치를 비롯한 등 푸른 생선을 많이 먹더라는 겁니다. 멸치, 고등어, 꽁치, 전갱이 같은 등 푸른 생선에는 공통으로 아이코사펜타에노산이 많이 있어서 피가 술술 통하게 하는 특성이 있습니다. 즉 포화지방산인 소고기의 기름과 같이 진득진득하지 않다는 것입니다. 그러니 일본 사람과 안 서방이 멸치를 많이 먹고 병 없이 오래 사는 까닭을 이제는 알겠지요?

다음은 새우에 관해 이야기하겠습니다. 새우는 맛이 고소해서 멸치와 콩 맛을 매우 좋게 하는 구실을 합니다. 또 칼슘이 멸치보다 많고 단백질도 멸치에 거의 맞먹는 100그램당 63그램이나 들어 있고, 핵산도 392밀리그램이나 있으니 많은 편입니다.

중국의 대표적인 의학서『본초강목(本草綱目)』에는 '새우는 남성의 양기를 북돋워 주는 정력제'라고 씌어 있습니다. 새우가 정력제인 것은 그 왕성한 번식력을 보면 알 수 있는데, 새우 중에는 한 번에 1,000개 이상을 산란하는 것도 있습니다. 새우는 지방이 아주 적은 데다 맛이 고소하고 달콤해서 이 안 서방이 지독히도 좋아합니다.

일식집의 새우튀김은 생각만 해도 군침이 돕니다. 그러나 값이 너무 비쌉니다. 천만다행인 것은 중간 크기 이하의 작은 것이 더 영양분이 있기 때문에 나는 작은 것으로 만든 멸새콩 볶음을 밑반찬으로 삼아 매끼 먹고 있습니다. 멸새콩 볶음이 나를 장수하게 한다고 확신합니다.

내가 아침 굶기 건강법을 소개하자 여성분한테서 고맙다는 연락이 많이 왔습니다. 남편이 아침 굶기를 하는 바람에 그 지긋지긋한 아침 식사 준비를 하지 않아도 되기 때문이라는 겁니다. 그렇다고 늦잠을 자지는 마세요. 아이들과 함께 아침 공부를 하세요. 또 안식보약된장 덕분에 별다른 밑반찬을 준비하지 않아도 돼 부엌일이 편해졌다는 겁니다.

◉ 멸새콩 볶음 만드는 방법

● 준비물
① 중간 크기 이하의 건멸치와 건새우.
② 노란 콩이 좋지만 다른 콩도 무방함.
③ 볶지 않은 생참기름. 식물성 튀김 기름과 동물성 기름은 엄금함.
④ 채수맛나간장.

⑤ 현미오곡조청.
⑥ 잘게 채 썬 생강이나 생강가루.
⑦ 발효고추장.

● 만드는 순서
① 콩을 살짝 볶아 채수맛나간장에 하룻밤 재웠다가 건져냅니다.
② 멸치와 새우는 생참기름으로 살짝 볶은 다음 생강가루, 재워놨던 콩, 오곡조청, 채수맛나간장을 적당히 넣고 약한 불에서 버무려 가며 볶습니다. 얼큰하게 먹고 싶은 분은 발효고초장이나 청량고추를 넣으면 됩니다.
③ 참깨가루를 넣어 마무리하면 됩니다.

채수맛나간장으로 생선 등을 조려 먹으면 맛이 좋아서 화학조미료나 방부제 등 일절 필요가 없습니다. 1개월 사용량만큼 미리 만들어 쓰시되, 변질 방지를 위해 가끔 식초를 뿌려서 섞으세요. 식초가 너무 많지 않으냐는 걱정은 하지 마세요.

7. 공해 시대

1) 병의 근본 원인은 환경이다

이번엔 인간 병의 근본 원인에 대해 말하겠습니다. 일찍이 루소는 다음과 같이 갈파했습니다.

'인간이여, 자연으로 돌아가라.'

괴테는 다음과 같이 말했습니다.

'인간은 자연으로부터 멀어질수록 질병에 가까워진다.'

히포크라테스는 이렇게 말했습니다.

'음식물을 당신의 의사 또는 약으로 삼으시오. 음식물로 고치지 못하는 병은 의사도 못 고친다.'

이 안현필이는 이렇게 말하겠습니다.

'건강을 위해서는 야생동물을 스승으로 삼고 정신은 인간답게 살아라.'

같은 짐승인데도 인간이 사육하는 가축에게는 병이 있고 야생동물에게는 병이 없는 점이 나의 건강 연구의 계기가 되었습니다. 그럼 이를 하나씩 살펴보겠습니다.

① 환경

야생동물은 깨끗한 공기와 물, 밝은 햇빛 등 무공해 환경에서 사는 데 비해 가축과 인간은 대부분 공해 지옥에서 삽니다.

② 물

물은 생명 유지에 최고로 중요합니다. 야생동물은 생수를 마시는데 가축과 인간은 물에 소독약을 치고 섭씨 100도 이상으로 끓여서 먹습니다. 물에는 온갖 영양분의 씨가 들어 있기 때문에 생명의 근원이며, 생명의 양식입니다. 물에 소독약을 치면 해로울 게 뻔하고 섭씨 100도 이상으로 끓이면 사수(死水)가 됩니다. 우리 몸의 60조 개나 되는 세포가 해로운 물과 사수에 잠겨 있는 셈이니 어찌 건강할 수 있겠습니까?

③ 음식물

야생동물은 무공해의 자연식품을 가공하지 않고 생으로 먹는데, 가축과 인간은 공해 음식물을 가공해서 화식을 합니다. 즉 가공하는 과정에서 일차적으로 식품의 생명을 죽이고, 또 섭씨 100도 이상 가열하면서 영양소를 파괴하는 등 생명을 완전히 죽여서 먹습니다. 생식이 건강에 좋습니다만, 생식방법은 다음 기회에 이야기하겠습니다. '생명이 없는 먹이는 생명의 양식이 될 수 없다'는 게 자연 건강의 철칙입니다.

④ 의복

야생동물은 옷을 안 입습니다. 가축도 옷을 안 입기 때문에 인간보다 건강합니다. 그런데 인간은 옷을 입되 공기가 통하지 않는 화학섬유로 만든 옷을 입습니다. 현대병의 큰 원인인 산소 부족이 이렇게 해서 탄생합니다. 피부의 구멍으로 산소가 들어와야 하고 체내의 탄산가스(이산화탄소)가 나가야 하는데, 화학섬유로 막아 버리는 바람에 산소는 안 들어오고 탄산가스는 나가지 못하니, 이러고도 병에 안 걸리면 그야말로 기적일 것입니다.

⑤ 주택

야생동물은 동굴에서, 새는 나무 위에 집을 짓고 삽니다. 특히 나무 위의 새집을 한번 보세요. 그 조그만 입으로 건축 자재를 물어다가 지어 놓은 집을 볼 때마다 나는 감탄을 금치 못합니다. 인간 바보는 2중, 3중 창에 난방장치, 에어컨, 선풍기 등을 갖추어 놓고 대기를 피해서 사는데 야생동물은 대기와 싸우면서 삽니다. 가축은 인간과 같이 호화 장치를 안 하고 살기 때문에 인간보다 건강합니다. 피부가 강하면 내장도 강해진다는 건강 원리를 잊지 마세요. 나는 냉수마찰을 60여 년간 계속해 왔습니다.

⑥ 운동

야생동물은 신발을 신지 않고 맨발로 대자연을 마음껏 뛰어다니면서 운동합니다. 가축은 인간에 의해 감옥 생활을 하기 때문에 운동할 자유가 없습니다. 인간의 손바닥과 발바닥에는 온갖 경혈이 집중되어 있어서 손으로 일을 하고 발로 걷거나 뛰어다니면서 이 경혈을 자극하면 내장이 건강하게 됩니다. 즉 이마에는 땀이 흐르고 손발은 부지런히 움직여야 건강하게끔 되어 있다는 말입니다. 그러니 편히 놀고먹는 자에게는 병이라는 형벌이 옵니다.

현재 인간 바보들이 하는 짓 좀 구경해 보세요. 양말에 구두를 신고 차와 비행기를 탑니다. 손 하나 까딱하지 않는 것입니다. 도대체 언제 손발 운동을 하느냐 말입니다. 그런 놈의 인간 바보들에게 병이 없다면 그야말로 초기적일 것입니다.

잔의 물도 엎질러지지 않을 정도로 살살 움직이는 고급 승용차를 몰고 다니며, 온갖 호화 장치를 갖춘 고급 주택에 사는 부자들의 얼굴 꼬락서니를 좀 구경해 보세요. 그들은 지금 한창 무덤을 향해 줄달음질을 하고 있습니다. 모두가 인생 일장춘몽의 헛된 짓만 하다가 지쳐 죽어 가고 있습니다. 가난하게나마 무공해 시골에서 이마에 땀을 흘리면서 농사를 지어 먹고사는 농부가 그 부자들보다 몇 곱절이나 더 행복하다는 것을 깨달아야 합니다.

그래서 나는 '시골에서 벌어들이는 100원은 도시에서 버는 100만 원 이상의 값어치가 있다'고 외치는 겁니다. 시골에 있는 그 무공해의 일광, 공기, 물, 그리고 무공해 곡식과 채소 100원어치는 공해 지옥인 도시의 100만 원 이상의 값어치가 있다는 것을 파란만장한 인생고초를 겪은 이 노인네는 통감하고 또 통감하고 있습니다. 나는 인생을 살아오는 동안 부자, 거지, 왕부자, 왕거지가 되었다가 인생 70에 다시 일어서서 오늘 82세까지 왔는데, 지금의 간절한 소원은 어릴 때 살았던 제주 해변의 그 초가로 돌아가 무공해 곡식과 채소를 가꾸면서 사는 것입니다.

2) 동물 죽음의 원인

미국 필라델피아 동물협회의 동물생리연구 부장인 폭스 박사는 사냥해 온 동물과 동물원에서 죽은 동물의 사체 5,000여 마리를 해부해 연구했습니다. 그 결과 사냥해 온 동물은 병으로 죽은 것이 아니라 총에 맞아서 죽었고, 동물원에서 죽은 동물은 병으로 죽은 것으로 나타났는데, 동시에 죽음의 원인이 화식과 운동 부족이라는 것도 확인했습니다.

그래서 요즘 선진 낙농 국가에서는 가축을 1,000평 이상의 대자연 속에 방목해서 가축이 생식하도록 하고 있습니다. 국토가 좁은 우리나라에서는 1,000평 이상은 어림도 없고 국토의 약 70퍼센트나 되는 저 무공해 야산에 방목하는 것이 최고의 방법이라는 생각입니다.

또 가장 시급하고 시급한 일은 우리 조국의 운명을 양어깨에 짊어지고 갈 어린이들이 공해독이 심한 낙농 제품을 먹으며 자라고 있다는 무서운 현실입니다. 어른도 공해병으로 병원을 가득 채우고 있는데 아이들도 이 지경이니 이대로 가다간 온 겨레가 공해독으로 멸망할 것입니다. 우리는 국토의 3분의 1도 안 되는 좁은 공해 지옥에서 가축과 함께 공해 식품을 먹고 공해병으로 죽어 가고 있습니다. 우리의 국토 약 70퍼센트는 쓸모없는 잡목으로 덮여 있는 야산입니다. 거기에는 무공해의 물, 공기, 일광, 초목의 향기가 있습니다.

　우선 급하고 급한 일은 낙농업자가 쉽고 자유로이 저 무공해 야산에 가축들을 방목하여 무공해 사료를 먹이고, 가축들이 마음껏 뛰놀 수 있도록 만들어 주는 것입니다. 이것이 우리 후손을 위한 기성세대의 역사적인 사명입니다. 생명을 유지하는 데 최고로 중요한 물과 주식인 쌀을 마음 놓고 먹을 수 없는 극심한 공해 시대라면, 저 무공해 야산이 죽을 고생을 하고 있는 우리의 유일무이한 피난처입니다. 하루빨리 인간과 가축이 그곳에서 무공해 식품을 먹고, 또 마음껏 뛰놀 수 있는 날이 오기를 고대합니다. 이게 최고로 중요한 정책입니다. 제가 이제까지 체험한 바로는 야산에서 경작하는 보리와 콩이 최고의 무공해 양식이라는 사실입니다. 단, 보리는 도정하지 않은 통보리라야 합니다.

3) 마라톤 선수의 재기

　세계적인 마라톤 선수였던 호주의 퍼시 세루티(Percy Cerutty)는 40세가 되자 고혈압, 심장병, 관절염 등으로 인해 단 10미터도 못 달리게 됐습니다. 세계적인 마라톤 선수가 단 10미터도 못 달리다니! 그 제1의 원인이 과연 무엇이었을까요?

알아맞히면 참 머리가 좋다고 칭찬해 드리겠습니다. 다음 정답을 보지 말고 먼저 생각해 보세요. 생각하지 않고 스쳐 지나가면서 하는 독서는 무효입니다. 예전에 학생 스스로 생각하는 방식으로 가르쳤더니 일류 대학에 무더기로 합격했습니다. 그럼 충분히 생각했다면, 생각이 정리되었다면 다음을 보세요.

식품을 가공하는 과정에서 영양분이 많은 곳을 깎아 없애 버리고, 그 위에다 방부제 등 화학성분을 첨가하면 독약이 되는데, 이런 것을 생명이 없는 목석이라고 합니다. 그것을 또 섭씨 100도 이상으로 가열해 생명을 완전히 죽여서 먹으니, 세계적인 마라톤 선수라도 중환자가 되지 않을 수 없었던 것입니다.

그런데 그 선수가 분투 끝에 다시 마라톤을 할 수 있게 되었다고 하면 여러분은 나를 대포쟁이라고 하시겠습니까? 이건 대포도 아무것도 아닌 역사적 사실입니다. 그럼 그가 다시 일어서게 된 가장 큰 원인은 과연 무엇이었을까요? 다음을 읽지 말고 한참 생각해 보세요.

그럼 정답을 말하겠습니다. 그는 야생동물과 같이 생수를 마시며 자연식품을 생식했기 때문에 피가 맑아졌고, 그래서 병이 나아 다시 뛸 수 있게 된 것입니다. 주의할 점은 화식을 해오던 사람이 별안간 생식을 하면 무리가 생긴다는 것입니다. 무슨 일이든 순리에 맞게 서서히 해야 합니다. 그리고 사람이란 먹는 재미도 있어야 사는 법입니다. 요즘 사람에게 함부로 자연식, 생식을 하라고 하면

'너나 잘 먹고 오래 살아라' 하며 반발할 것입니다.

　이상의 결론은 이 글 처음에서 얘기한 것처럼 육신의 건강을 위해서는 야생동물을 스승으로 삼고 정신은 인간답게 살라는 것입니다.

◎ 헤모글로빈탕

　나는 원고를 쓸 때 가끔 집을 떠나 시골로 가서 전원생활을 하는데, 시골에서 자취하면서 글을 쓴답니다. 그러나 밥과 반찬을 준비하는 데 많은 시간이 소비되고, 원고를 쓸 때는 그런 여유가 없습니다. 그래서 헤모글로빈탕(과일탕)을 만들어 갑니다. 여러 사람에게 꼭 필요한 영양식이니 여건이 되면 겨울에 꼭 만들어 먹기를 바랍니다. 노인의 영양식은 물론이고 체력이 약한 분, 투병 중인 분은 꼭 먹어야 하는 영양식입니다. 피가 부족하거나 헤모글로빈 수치가 낮은 사람은 3개월만 열심히 먹으세요. 정상 수치로 돌아올 겁니다.

　헤모글로빈탕에 들어가는 무청(시래기)은 영양도 많지만 식이섬유가 많아 체내의 발암물질을 흡착해 배출하는 작용을 합니다. 이처럼 가을에 수확하는 모든 식품에는 혈액을 만들기에 필요한 양질의 단백질과 미네랄이 풍부합니다.

　요즘 자연의 법칙에 따르지 않고 인위적으로 만든 합성 영양제를 많이들 먹고 있습니다. 이것은 100퍼센트 체내에 흡수되지 못하고, 몸에 남아서 더러는 결석이 생기는 원인을 제공하기도 합니다. 그리고 이 헤모글로빈탕은 4계절 중 겨울(12월 초~3월 말)에 먹는 것이 가장 효과적입니다.

● 준비물

과일: 사과, 배, 곶감, 귤, 각 3개를 식초를 탄 물에 세척합니다.

채소: 무 1개, 무시래기(가을 무청) 3개, 흑당근 3개, 흑생강 반 근을 깨끗이 씻어서 대충 썹니다.

곡식: 현미, 검정깨, 각 1홉을 깨끗이 씻어 믹서에 갑니다.

견과류: 호두, 잣, 은행, 밤, 생땅콩, 대추, 각 1홉을 딱딱한 겉껍질을 벗겨 적당히 썹니다. 대추는 속이 잘 우러나도록 칼집을 냅니다.

꿀 1공기.

● 만드는 법

① 대형 솥에 무와 채소를 먼저 넣습니다.
② 과일을 적당히 썰어 넣습니다.
③ 견과류를 넣습니다.
④ 현미와 검정깨를 넣습니다.
⑤ 준비한 재료를 다 넣은 다음 물을 적당히 붓고 끓입니다.
⑥ 김이 나가면 마지막에 꿀을 넣습니다.
⑦ 베보자기에 넣고 꼭 짜서 국물만 한 공기씩 먹으면 됩니다. 남은 재료는 버리지 말고 대추씨만 뺀 다음 믹서에 갈아 냉동 보관하고, 식사 대용으로 조금씩 데워 먹으면 됩니다.
⑧ 철분이 부족하거나 빈혈이 심한, 헤모글로빈 수치가 부족한 사람은 3~4회 먹어도 됩니다.

8. 복부지압

1) 내장을 튼튼하게

이번엔 복부지압에 관해 이야기하겠습니다. 우리 인간의 배 속에는 위, 소장, 대장, 간장, 췌장, 비장, 심장, 십이지장 등 각종 중요 기관이 꽉 들어차 있는데, 이것들만 튼실하면 다른 인체의 기관도 자동으로 튼실해집니다. 그런데 이 기관을 어떻게 하면 튼튼하게 만들 수 있을까요?

먼저 이걸 한번 생각해 봅시다. 소 창자로 내장탕을 해서 먹으려면 요리 전에 창자를 깨끗이 씻어야겠지요? 어떻게 씻나요? 토막토막 잘라서 소금물에 담가 주물럭주물럭하면 되지요? 그럼 우리 창자도 토막토막 잘라서 소금물에 담가 주물럭주물럭해 버릴까요?

그러나 창자를 잘라낼 수는 없으니 공복에 물을 몇 잔 마시고 배 속 구석구석을 막 쑤시고 주무르면 됩니다. 주무를 때 통증이 있는 곳은 처음에는 우는 어린애 달래듯이 살살하다가 차츰 세게 하면 나중에는 안 아프게 됩니다. 그게 병이 나았다는 증거입니다. 누를 때 덩어리 같은 것이 만져지는 곳도 마찬가지입니다. 또 아프지 않은 곳은 아무리 세게 해도 절대로 터지지 않으니까 걱정하지 마세요.

2) 복부지압의 구체적 방법

① 식전 공복 시에 물을 2~3잔 정도 마시고 똑바로 편히 앉아서 하세요. 소장을 주물러서 깨끗이 씻는다는 생각으로 배 속 구석구석을 깊은 곳까지 똑바로, 옆으로, 위아래로 막 쑤시고 주무르면 됩니다. 처음엔 살살, 차츰 세게, 나중에는 아주 세게 주무르세요. 무질서하게 하는 것보다는 다음과 같이 질서 있게 조직적으로 하는 것이 효과적입니다.

② 엄지손가락을 제외한 나머지 네 손가락 안쪽이 눈에 보이도록 나란히 모아서 배 속 깊은 곳까지 손가락 끝으로 똑바로 쑤시고, 쑤신 상태를 유지하면서 하나, 둘, 셋, 넷 하고 고함을 지르고, 그다음은 '다~섯' 하면서 손가락 끝을 낚싯바늘과 같이 오그려서 창자를 가슴 쪽으로 추켜올리고는 손가락을 빨리 뗍니다.

③ 그 이유는 쑤신 상태를 유지하면서, '하나, 둘, 셋, 넷, 다섯' 하면서 고함을 지르면 그곳의 피 순환이 멎게 되고, 손가락

을 떼면 피가 확 통하기 때문입니다. 낚싯바늘과 같이 오그리는 것은 창자를 주무르는 시늉을 하는 것입니다. 위로만 하지 않고 아래나 옆으로 안쪽으로 하는 것이 좋지만, 편하게 위로만 해도 됩니다.

④ 처음에는 배 속 전체를 하나, 둘, 셋, 넷, 다섯 하고 고함을 지르면서 하고, 그다음은 하나, 둘, 셋, 넷, 다섯을 셀 것 없이 낚싯바늘 지압법만 빨리합니다. 즉 두 가지 방법을 번갈아 가면서 하는 것입니다.

⑤ 이 방식대로 하면 지압 횟수가 모두 256회 정도 되지만 나는 병이 없는데도 예방 목적으로 하루에 1,000번 이상을 꼭 채우고 맙니다. 그러나 처음 하는 사람은 하루에 200번 정도부터 시작해서 서서히 단련하기 바랍니다. 3일도 못 되어서 그만두어 버릴 바에는 아예 처음부터 시작하지 마세요. 그런 의지박약자는 이 세상을 살 자격이 없습니다. 이 운동은 일생 동안 끈질기게 계속하면 아주 좋습니다. 더도 말고 덜도 말고 딱 2개월만 내 말대로 엄격히 실행해 보세요. 많은 사람이 이 운동으로 세상을 다시 살게 되었습니다. 특히 치료가 어려운 위장병도 완치되곤 합니다.

배 속 구석구석을 쑤시고 주물러 봐서 어딘가 아프거나 덩어리진 곳이 있으면 거기가 병이 있는 곳이니 더욱 열심히 지압하세요. 처음에는 아주 살살하다가 차츰 늘려가다 보면 어느덧 막 쑤시고 주물러도 안 아프게 됩니다. 이는 그곳의 병이 나았다는 증거입니다. 이 운동에서 필요한 것은 오직 끈질긴 노력뿐이니 건성으로 하지 말고 한 동작 한 동작을 성심껏 하세요. 나는 이 운동으로 꼭 병을 이겨 내고야 말겠다는 굳은 결심을 하면서.

이 복부지압은 하느님의 요법이므로 틀림없이 효과가 있습니다. 하느님의 요법이라니? 거미는 줄을 쳐서 벌레를 잡아먹습니다. 누가 그 줄 치는 법을 가르쳐 주었습니까? 닭은 알을 품어 병아리를 부화합니다. 누가 그 방법을 가르쳐 주었습니까? 개는 병에 걸리면 사람이 안 보이는 곳으로 가서 단식으로 병을 고칩니다. 누가 그 방법을 가르쳐 주었습니까? 어린애들끼리 숨바꼭질을 하다가 문기둥에 이마가 탁 부딪치면 자기도 모르게 그곳을 비벼서 혈액순환이 좋게 합니다. 그러면 백혈구가 달려와서 곪지 않게 합니다. 누가 그것을 가르쳐 주었습니까? 야밤중에 배가 막 쑤시고 아프면 자신도 모르게 손으로 아픈 곳을 막 주무릅니다. 그러면 혈액순환이 좋아져서 통증이 사라집니다. 그 주무르는 일을 누가 가르쳐 주었습니까? 이 모든 것은 하느님이 우리 인간과 동물에게 주신 본능적인 치료법입니다.

하느님의 요법에는 약이나 주사가 필요 없을 뿐만 아니라 부작용도 없습니다. 이래도 복부지압의 위대한 가치를 깨닫지 못하고 약만 먹다가 죽을 텐가요? 이 바보 멍청이 같은 사람들아! 그러니까 내가 밤낮 '바보는 죽지 않으면 못 고쳐!'라고 외치지 않나요?

부디부디 거듭 주의할 점은 현미 중심의 자연식을 해서 피를 맑게 한 다음 복부지압을 해야 한다는 것입니다. 나쁜 음식, 곧 가공

음식과 공해 식품을 먹는다면 복부지압을 100년 해도 아무 소용이 없습니다. 모든 운동, 특히 복부지압의 목적은 피를 순환하게 하는 데 있습니다. 나쁜 음식을 먹어 피를 더럽게 해놓고 그 더러운 피를 돌려봤자 무슨 소용이 있느냐는 말입니다. 나쁜 음식을 계속 먹으면 반드시 병이 도집니다. 인간은 과거 수십 년간 그와 같은 바보짓을 되풀이해 온 것입니다.

우리의 피에는 무슨 구(球), 무슨 구(球)가 있습니까? 그래, 그래요. 적혈구와 백혈구가 있습니다. 그중 백혈구는 병균을 잡아먹는 일을 합니다. 침이나 뜸은 아플 때 상당한 효과가 있습니다. 왜 그럴까요? 침과 뜸으로 자극을 주면 백혈구가 달려와서 병균을 잡아먹어 버리기 때문입니다. 배를 손으로 쑤시고 주물러서 자극을 주는 것도 마찬가지 이치입니다.

그런데 침이나 뜸이 일시적으로 병을 낫게 하지만 다시 도지는 이유는 뭘까요? 병은 뭣 때문에 생길까요? 우리 몸을 만드는 것은 무엇일까요? 우리 몸을 만드는 것은 물론 음식물입니다. 그럼 나쁜 음식물을 먹으면 어떻게 될까요? 피가 탁해져서 돌지 않기 때문에 병이 생깁니다. 이 때문에 나쁜 음식물을 먹으면서 하는 복부지압, 침, 뜸은 다 소용이 없습니다.

일부 의사는 배가 아플 때 절대안정을 하라고 하고, 더군다나 배에는 절대로 손을 대지 말라고 하는데, 그들의 말대로 해도 죽는 사람이 생기는 이유는 무엇입니까? 이치는 간단합니다. 절대안정을 하고 자극을 주지 않으면 피가 돌지 않습니다. 따라서 백혈구가 달려와서 병균을 잡아먹을 수 없기 때문에 사람이 죽는 것입니다.

3) 백혈구의 힘을 활용하자

① 눈 속이 가렵고 이상을 느낄 때 우리는 흔히 안약을 사용하는데, 약을 쓰지 말고 눈 위에 깨끗한 손수건을 덮은 다음 눈의 언저리를 콕콕 쑤시면, 또 눈동자 위를 눌러 가면서 비비면 눈이 시원해집니다. 바닷물에서 나올 때도 이와 같이 하면 눈병이 예방됩니다. 바닷물에서 나올 때 손바닥으로 귓바퀴를 비비면 귓병도 예방됩니다.

② 잇몸과 이가 아플 때는 깨끗한 손가락으로 잇몸을 2분~3분간 주무르면 됩니다.

③ 하루에 서너 번씩 머리 전체를 손톱이나 빗으로 긁으면 탈모가 방지되고 발모가 촉진됩니다. 또 혈액순환이 좋아지므로 머리의 모든 병이 방지되고 머리도 좋아집니다. 아침에 일어나서 세수한 후와 세수하기 전의 머리 상태를 비교해 보세요. 세수하는 자극만으로도 머리가 시원해지지 않은가요? 얼굴 전체를 콕콕 누르고 비벼 가면서 세수하고, 머리를 감을 때도 손톱으로 긁어 가면서 하면 월등한 효과를 볼 수 있습니다. 같은 이치로 몸 전체를 냉수마찰하면 얼마나 좋을까요?

④ 솔잎 열 개비가량을 묶어서 머리 전체에 침을 놓듯이 매일 몇 번씩 하면 탈모와 백발 방지, 발모 촉진에 큰 효과가 있습니다. 가위로 솔잎 끝을 뾰족하게 잘라 날카롭게 한 후 콕콕 침

을 놓으면 솔잎 성분이 머릿속으로 침투합니다.
⑤ 앉아 있을 때는 언제나 손으로 발바닥을 주무르고, 젖히고, 꺾고, 돌리는 운동을 하세요. 이렇게 하면 손끝과 발끝까지 피가 돌게 되므로 앉아서 하는 최고의 운동이 됩니다.

이상 모든 운동의 기본 원리는 인체에 어떤 강한 자극을 주면 그곳으로 피가 돌아서 백혈구는 병균을 잡아먹고 적혈구는 영양분을 공급하고 노폐물을 배설하게 하는 것입니다. 절대안정을 한답시고 편하게 누워만 있으면 피가 돌지 않기 때문에 절대로 죽을 도리밖에 없습니다. 부자들은 뽐내기 위해 물 잔의 물도 엎질러지지 않을 정도로 살살 달리는 고급 승용차를 타고 돌아다니는데, 이는 곧 죽음에 이르는 길입니다. 병 없이 오래 살고 싶으면 몸을 될 수 있는 한 많이 괴롭히세요.

차가 대리 운동을 하도록 하지 말고 자신의 발로 뛰어다니면서 운동을 하세요. 그렇습니다. 육신의 건강을 위해서는 야생동물을 스승으로 삼고 정신은 인간답게 살아야 합니다.

◎ 복부지압 순서

① 1호선은 명치부터 시작해서 맨 아래까지 내려가고, 반대쪽 1호선을 따라 명치까지 올라가는 방법을 약 30회 할 것.

② 3호선은 명치로부터 맨 아래까지 내려가기를 약 10회 할 것.
③ 2호선 왼쪽을 맨 밑에서부터 맨 위까지 약 12회 할 것.
④ 2호선 오른쪽을 맨 위에서부터 맨 밑까지 약 12회 할 것.
⑤ 이상을 합하면 64회가 됩니다.
⑥ 하나, 둘, 셋, 넷, 다섯 하고 셀 것 없이 낚싯바늘 지압법으로 위의 3개 방법을 3회 반복하면 총 192회가 됩니다. 그러면 배 전체를 한 번 지압하는 데 256회가 됩니다.

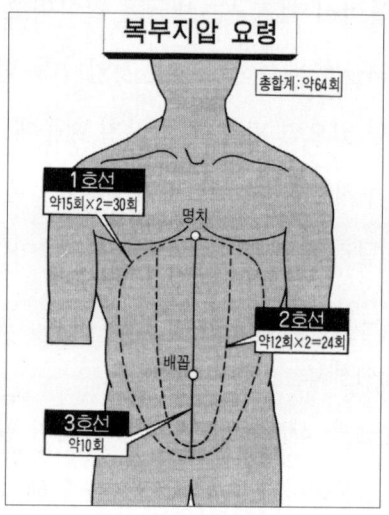

9. 식습관 바꿔 세 가지 암 정복

　이번에는 내 삼위일체 건강법을 실천해 암을 이겨 낸 조성호(35세) 씨 이야기를 해볼까 합니다. 조 씨의 사연은 현미에 관해 설명할 때 약간 언급한 적이 있는데, 당시 독자로부터 자세한 투병기를 소개해 달라는 부탁이 많이 있어서 이번에 자세히 소개하기로 했습니다.
　이 불멸의 사나이는 항문암, 위암, 담낭암, 이렇게 세 번의 수술을 받고도 보통 건강인과 같이 활기차게 일해서 세계적인 기적을 이루었습니다. 조 씨는 사선을 세 번이나 넘나들었다고 했습니다.
　여기서 소개하는 조성호 씨의 치병 방법으로도 만병을 정복할 수 있으니 10회 이상 열심히 읽고 실천하기를 바랍니다. 다음은 조 씨가 쓴 투병기를 절반 정도로 요약한 것입니다.

◇ 인사 말씀

먼저 저에게 새로운 생명을 주신 하느님께 감사드리며, 삶과 죽음의 길목에서 방황할 때 저의 건강 길잡이가 되어 이끌어 주신 안현필 선생님께도 진심으로 감사드립니다.

약 7년 전에 저는 우연히 건강 잡지에서 안 선생님의 글을 볼 기회가 있었습니다. 그때는 아픈 사람에게나 해당되는 이야기 같아서 형식적으로 읽고 책장에 고이 모셔 놓았습니다. 흔히들 건강은 건강할 때 지켜야 한다고 합니다. '사람이 만일 온 천하를 얻고도 자기를 잃든지 빼앗기든지 하면 무엇이 유익하리오.'라는 성경 말씀 또한 건강은 그 무엇과도 바꿀 수 없다는 것을 잘 표현해 주고 있지만, 건강할 때는 이런 글이 남의 말처럼 들립니다.

저 역시 누가 병원에 입원했다는 말을 들으면 '자기 몸 하나 제대로 못 챙기나.' 하고 생각했었고, 치료가 불가능하다는 중환자를 봤을 때는 '좀 더 일찍 진찰을 받아서 치료하지 않고 그 지경이 되도록 내버려 두었느냐.'라며 건강에 자신 있는 것처럼 말해 왔습니다. 그러나 막상 그러한 고통이 나에게 닥쳐왔을 때는 너무 쉽게 절망에 빠졌고, 건강에 관해서는 전혀 알지 못하고 있다는 사실을 뼈저리게 느꼈습니다.

그러나 안 선생님의 글은 잃어버렸던 건강을 다시 찾게 해

저에게 큰 변화를 가져다주었습니다. 안 선생님의 건강학대로 하면서 효험을 보던 중 좀 더 체계적으로 건강연수를 받을 셈으로 안 선생님의 체질개선 연수회를 찾았습니다. 연수 중 제가 간증할 기회가 있었는데 많은 분이 저의 간증에 힘과 용기를 얻는 것을 보았습니다.

그때 안 선생님께서 외국에서는 투병기를 잡지사에 써 보내 자기와 같은 환자에게 힘과 용기와 자신감을 갖게 하는데 우리나라에서는 숨기는 경향이 많다고 말씀하시면서 글로 발표하라고 권유하셨습니다. 저 역시 마찬가지였습니다. 내놓고 자랑할 것은 못 되었으니까요. 그렇게 차일피일 미루다가 이번에 투병기를 〈한국일보〉에 게재하게 됐습니다.

◇ 항문암 수술

처음 제가 병원 문을 들어서게 된 것은 치질 때문이었습니다. 여러 검사를 하고 난 뒤 병실에 온 간호사가 보호자를 찾았습니다. 상태가 어떠냐니까 대수롭지 않게 이야기했습니다. 그래도 직감이라는 게 있어서 뭔가 잘못됐구나 하고 생각했지만, 크게 염려할 정도는 아닌 줄 알았습니다. 집사람이나 형제도 별거 아니라고 했으니까요. 항문을 옆구리로 빼는 등 심각한 이야기를 주고받을 때도 겁을 주느라고 그러는 줄 알았습니다. 그래서 수술하지 말고 집으로 가자고 했더니 간호사와 의사 선생님께서 지금 수술 안 하면 생명이 위험하니 곧 수술해야 된다고 강력히 권고해 수술을 하게 되었습니다. 그런데 후에 집사람은 이렇게 말했습니다.

"그때 암이라는 말을 듣고 무엇을 어떻게 해야 할지 앞이 캄캄하고 깊은 수렁에 빠진 것 같았다."

◇ 위암 수술

항문암 수술을 받기 전에 종합 진단을 받아 보니 간염에도 걸려 있다고 했습니다. 그때는 간염이 약만 잘 먹으면 낫는 감기 정도인 줄로만 알고 큰 걱정을 안 했는데, 자세히 알고 보니 그런 게 아니라서 간염 치료에 열중하게 되었습니다. 그래서 좋다고 하면 이것저것 가리지 않고 먹게 되었고, 한 번 먹을 때 한 줌이나 되는 병원 약과 보약과 녹즙을 부지런히 먹으면서 직장에 다녔습니다. 그런데 1년 후쯤 속이 조금 쓰린 것 같더니 급속도로 진통이 오기 시작했는데, 하루가 다르게 잦아지면서 시간이 길어지는 것이었습니다. 보름쯤 후에는 밤새 배를 움켜쥐고 뒹굴어야 했고, 다시 병원 문을 들어섰을 때 의사 선생님이 '어떻게 이렇게 될 때까지 있었느냐'며 수술할 수 있는 것만도 천만다행이라고 했습니다.

아니, 위내시경 검사를 한 지 3개월밖에 안 되는데 위암이라니! 그것도 초기라면 몰라도 수술을 할 수 있는 것만도 천만다행인 3기라니! 녹화된 것을 비디오로 보면서 설명을 듣고 있자니 첫째는 나 자신에게 화가 났고, 두 번째는 3개월 전에 위내시경 검사를 한 의사 선생님에 대한 분노가 치솟았습니다. 그땐 뭘 보고 괜찮다고 했는지!

위암이라는 것을 알고 나서부터는 간염 치료보다 위암 치료가 더 급하게 되었습니다. 항문암 수술을 받은 지 불과 1년 만에 3기의 위암으로 전이되다니!

저는 그때 그동안 식습관을 바꾸지 않고 생활한 것이 큰 원인이라는 것을 뒤늦게나마 깨닫게 되었습니다. 결국은 원인을 제거하지 않고 결과만 제거하는 일에 열중한 것이 큰 화근이 된 것입니다.

수술 전에 제 몸 상태는 간염이 이미 간경화로 돌아섰고 폐에는 구멍이 나 있었습니다. 폐에 구멍이 생긴 것은 기관지천식으로 오랫동안 기침을 했기 때문이었습니다. 간경화, 기관지천식도 죽느냐 사느냐 하는 무서운 병이지만 그보다 더 무서운 게 위암이었습니다. 위암 수술은 어렵다고들 해서 걱정이 되었던 것입니다. 멀리서 메아리치는 소리 비슷한 게 들리고, 희미한 등불이 보이면서 정신이 어느 정도 들었을 때,

수술이 잘됐다고 하는 말이 들려왔습니다. 나는 살았구나 하는 마음으로 하느님께 감사드렸습니다. 퇴원 후에 안 선생님의 건강법을 열심히 실천한 결과 기관지천식과 폐 구멍도 완치되었고 간경화도 완치되었습니다.

◇ 퇴원 후 보식 문제

퇴원 후에는 몸을 빨리 회복하는 데 좋다는 보식, 주로 영양탕, 사골, 족발 등 지금 생각하면 아찔한 음식입니다만, 아무튼 그런 음식을 집중적으로 먹었습니다. 결국, 암세포가 좋아하는 것만 골라서 먹은 셈입니다. 우리는 병원에서 퇴원할 때 흔히 의사 선생님과 간호사에게 무엇을 어떻게 먹어야 하느냐고 묻습니다. 그러면 대개 무엇이든 가리지 말고 먹으라고 합니다. 입원 중에도 환자식에는 고기와 생선이 많이 나옵니다. 수술 환자의 경우 절대적으로 의지하는 것은 수술을 담당하신 박사님입니다. 그런데 이제는 이해하게 됐습니다. 의사 선생님은 환부를 잘라 내고 봉합하는 등 잘 아물 수 있도록 치료하는 데는 도사지만 건강을 증진하는 일에 대해선 잘 모르고 있다는 것을.

안현필이가 잠깐 끼어들겠습니다. 현대 의학을 창시한 히포크라테스는 2,300여 년 전에 하느님의 계시를 받고 '음식물을 당신의 의사 또는 약으로 삼아라. 음식물로 고치지 못하는 병은 의사도 못 고친다'고 말했습니다. 히포크라테스는 현대 의학을 창시했으니까 전 세계 의학박사의 왕초 스승이십니다. 따라서 히포크라테스가 한 말을 충실히 지키지 않는 의사나 환자는 비극을 초래한다는 것을 부디부디 명심하세요. 히포크라테스의 말을 잘 생각하면서 이 부분을 세 번 이상 숙독하세요. 건강의 최고 진리입니다. 음식물은 병의 원인이고 병은 나쁜 음식물의 결과입니다. 원인인 음식물을 도외시하고 결과인 병에만 집착해 약, 주사, 광선, 수술로 대처하는 것은 분명히 일을 거꾸로 하는 것입니다. 수술 후에도 병들기 전에 먹었던 것과 똑같이 나쁜 음식을 먹으면 또 병이 도진다는, 이 지극히 간단한 이치를 못 깨닫는 바보들로 이 세상은 초만원입니다. 그럼 조성호 씨에게 마이크를 넘기겠습니다.

◇ 담낭암 수술

결국 항문암 수술, 위암 수술 전후의 과다한 약물 투여와 바꾸지 않는 식생활로 인해 담낭까지 암이 번져서 제거하는 대수술을 받게 되었습니다.

'책장 속에 고이 모셔만 놓은 안 선생님의 글을 정신 차려서 숙독하고, 그 책에 씌어 있는 대로 약을 끊고 자연식을 했더라면 이런 죽을 고생을 면했을 텐데.'

마음 깊이 후회하고 후회했으나 때는 이미 늦었습니다. 수술 들어가기 전에 친지들이 다 모인 것으로 보아 끝이라는 생각이 들었습니다.

'아, 이것이 최후의 순간이구나.'

위암 수술을 3개월 전에 해서 아직 회복되지 않았는데 엎친 데 덮친 격으로 또 죽을 고생을 하게 되었습니다.

진이 다 빠져서 뼈에 가죽만 입혀 놓은 것 같았습니다. 옆으로 돌아누울 때조차 뼈마디의 부딪힘을 느낄 정도였습니다. 그래도 퇴원할 때는 꼬부랑 할머니처럼 허리를 꾸부린 채, 뼈마디가 달그락거림을 느끼면서도, 내 발로 걸어 나갈 수 있다는 사실에 얼마나 감사했는지. 나 같은 사람도 드물 것이라는 생각이 들었습니다. 매사에 주의와 안정을 하라는 말을 듣고 집으로 오는 동안 차창 밖 풍경을 봤습니다. 앞으로 어떻게 살아야 할지 골똘히 생각했습니다.

집에 와서는 약 기운으로 사는 것 같았고 여러 번 수술로 인한 후유증으로 모든 기능이 저하되어 있었습니다. 그중에서도 장 기능 저하로 인한 고통이 제일 빨리 찾아왔습니다. 먹은 게 제대로 배설되지 않아서 그런지 말할 수 없는 고통이 왔습니다. 나중에는 먹는 것조차 겁내고 있었습니다.

그때 드디어 구세주가 나타나셨습니다. 방구석에 고이 모셔 놓았던 안 선생님의 글에 손이 가게 되었고, 읽는 순간 내가 찾고자 했던 것이 거기에 구구절절이 실려 있었습니다. 모두 나를 위해 쓴 것이라는 생각이 들었습니다.

◇ 놀라운 현미의 효과

선생님 글대로 현미 자연식에 들어가기 전에 우선 약부터 끊기로 했습니다. 어차피 약으로 해결될 문제가 아니어서, 지금까지 약으로 해결하려 했으나 좋아진 것은 하나도 없었습니다. 약 보따리를 가위로 다 잘라서, 혹시 집사람이 급할 때 먹으라고 숨겨 놓을 것 같아서 쓰레기통에 넣어 버렸습니다. 비상약마저 없어지니 철저하게 자연식을 실행하게 되었습니다.

안현필입니다. 나는 이곳을 읽고 감격의 눈물을 흘렸습니다. 이 글을 읽는 여러분도 이렇게 죽을 고생을 하고 나서야 실행할 겁니까? 다시 조성호 씨 이야기가 이어집니다.

현미 자연식을 한 후에 의심이 갈 정도로 신기한 변화는 먼저 변비가 해결된 것이었습니다. 이전에는 약으로 안 되면 배를 쥐어짜듯이 누른 채 관장을 하고, 그것도 안 되면 파내야 했습니다. 특히 항문 수술로 인한 수축작용이 안 되어 그런지 변비 때문에 먹는 것을 항상 신경 쓰게 되었고, 화장실에서 얼마나 힘을 쓰곤 했는지 갔다 올 적마다 뒷골이 다 뻣뻣했습니다. 정말 화장실에 가는 것이 소가 도살장에 들어가는 기분이었습니다. 그런데 현미 자연식을 시작한 지 겨우 사흘째 되는 날, 조금 힘을 줬을 뿐인데도 몇 년 만에 변이 잘 나왔습니다. 얼마나 신기한지 꼭 거짓말 같았습니다.

두 번째는 장의 기능이 좋아진 것입니다. 특히 복부지압은 장의 기능을 강화하는 데 최고인 것 같았습니다. 처음엔 누르는 곳마다 얼마나 아프든지 살살 쓰다듬듯이 겨우 했지만 날이 갈수록 주무르는 강도를 서서히 올렸더니 어떤 곳은 정말로 많이 아팠습니다. 그래서 그곳은 두 배 이상 주무르며 반복적으로 했습니다. 새벽에 한 번, 아침에 한 번, 점심에 한 번, 저녁에 한 번, 잠자기 전에 한 번, 이렇게 주무르다 보니 음식물만 들어가면 전쟁을 치르듯 요란하게 난리를 치던 불편이 없어지고 편안해졌습니다. 싸하고 뒤틀리던 것도 없어졌습니다.

이제는 몸을 완전히 회복해 정상인처럼 살고 있습니다. 내가 언제 아팠느냐는 듯이 운동도 하고 일도 하고 있습니다. 이 글을 읽는 환자도 부디 건강한 마음으로 건강한 음식을 먹어 건강해지기를 바랍니다. 끝으로 나를 인도해 주신 현미 자연식과 안현필 선생님께 감사의 마음을 전합니다.

10. 산소

　나의 삼위일체 건강법은 82년 동안 인생을 살아온 경험에서 우러나온 것입니다. 젊은 의학자의 눈으로 볼 때는 좀 미신적이고 비과학적이라고 생각되는 점도 있을 것입니다. 그러나 그들도 좀 나이가 들면 건강에 관해서 만큼은 경험이 과학보다 소중하다는 것을 깨닫게 될 것입니다. 그러니 이 늙은이 안 서방이 하는 말을 깔보지 말고 잘 귀담아들어서 건강, 행복하길 바랍니다.
　나는 어릴 때부터 몸이 너무너무 약했습니다. 지금까지 살아오면서 절실히 느끼고 느낀 것은 몸이 약하더라도 열심히 건강 공부를 하고 단련한 사람이 태생적으로 건강체인 사람보다 월등하게 오래 산다는 것입니다. 나는 건강에 관한 책을 많이 읽었지만 책보다는 건강한 사람의 경험담을 듣는 데 더 중점을 두었습니다.

1) 나의 건강 스승

나는 장수한 사람 중에서 ① 원래 몸이 약했는데 노력 끝에 건강하게 된 사람, ② 안색이 좋은 사람, ③ 주름과 검버섯이 적은 사람, ④ 안경을 안 쓴 사람, ⑤ 자세가 똑바른 사람, ⑥ 말소리가 힘찬 사람, ⑦ 학식이 있는 사람, ⑧ 약과 병원 신세를 안 진 사람, 이런 사람의 충고를 받기 위해 일부러 찾아다녔습니다. 82세가 된 오늘날에도 그런 일을 계속하고 있습니다.

몇 년 전에 어떤 나이든 스님이 찾아온 적이 있습니다. 〈건강다이제스트〉에 실린 나의 글을 읽고 감격해서 친구들에게 선사하기 위해 내가 쓴 책을 구하러 오셨다는 것입니다. 〈건강 다이제스트〉 앞쪽에 있는 여자 나체 사진은 찢어 버리고 나의 글만 손에 들고 오셨습니다.

"안 선생님의 건강에 관한 글을 읽고 감격했습니다. 친구에게 선사하기 위해 구하러 왔습니다."

그런데 예순 살쯤 돼 보이는 그 스님의 안색이 어찌나 고운지 나는 호기심이 발동하고 말았습니다.

"스님이 제일 중점을 두시는 건강 비결은 무엇입니까?"

"맑은 공기입니다."

나는 이 스님이 건강에 도통하신 분이라고 생각해서 많은 것을 배웠습니다. 그 스님도 친구와 함께 우리 건강연수원에서 세 번이나 연수를 받았습니다.

공기의 5분의 1은 산소이고 5분의 4는 질소입니다. 질소는 단백질을 만듭니다. 우리 몸의 약 70퍼센트는 물이고 나머지 30퍼센트 중에서 약 75퍼센트는 단백질입니다. 따라서 우리 몸의 제1 주성분은 물이고, 제2 주성분은 단백질입니다. 질소가 우리 몸의 제2 주성분인 단백질을 만들기 때문에 공기는 생명의 근원인 것입니다. 언젠가 충주 비료공장에 견학 간 일이 있는데 안내자에게 조금 무식한 질문을 한 적이 있습니다.

"비료의 원료는 어느 나라로부터 수입합니까."

"저 공기라는 나라로부터 수입해 옵니다."

안내자가 이렇게 대답해 모두 웃은 적이 있습니다.

2) 산소의 중요성

그럼 산소가 왜 필요할까요? 정확하게 아는 사람이 있는가요? 우리 몸에 산소가 왜 필요한지를 대학생마저도 모르는 경우가 많으니 한심한 노릇입니다. 최근에 대학을 우수한 성적으로 졸업한 사람을 만나 다음과 같은 대화를 나누었는데, 그 대화 내용은 이렇습니다.

"인간은 얼마나 공기를 안 마시면 죽지?"

"3분 또는 5분만 안 마셔도 죽습니다."

"잘 알고 있구먼. 그런데 왜 죽어?"

"산소 부족으로 질식하기 때문입니다."

"꽤 머리가 좋군. 그런데 말이야, 산소는 우리 몸에 왜 필요하지?"

"(고개를 갸우뚱거리다가) 잘 모르겠는데요."

"아니 대학을 우등으로 졸업했다는 자네가 그걸 모르다니! 그럼 힌트를 좀 주지. 옛날 우리 조상은 솥 밑에 장작불을 피워서 밥을 지었어. 그런데 장작이 너무 많아 잘 타지 않을 때 어떻게 하면 될까?"

"장작의 양을 줄여 간격을 벌리고 부채질을 하면 됩니다. 무엇이든지 잘 타기 위해서는 산소 공급을 잘해야 되기 때문입니다."

"그만하면 머리는 괜찮은데 왜 산소가 우리 몸에 필요한지를 몰라? 그 잘 타는 장작불 위에 드럼통을 반으로 갈라 덮어씌우면 불이 꺼지고, 타다 남은 숯불도 5분쯤 지나면 꺼져 버리지. 우리 몸에는 왜 체온이 있지? 산소를 3분 또는 5분만 안 마셔도 죽는데, 그래도 몰라?"

"우리 몸속에서도 장작불과 같이 무엇인가 타고 있기 때문에 체온이 있고, 산소 공급이 중단되면 죽는 것 같습니다."

"대학을 우등으로 졸업할 만한 머리를 틀림없이 가지고 있구먼. 힌트 하나로 척척박사니 말이야. 그런데 또 묻겠는데 산소는 어디 어디를 통해서 몸속으로 들어가는가? 그리고 무엇인가가 타면 나쁜 가스가 나오는데 이놈이 몸 밖으로 나가지 않으면 쌓여서 병을 만들지. 그런데 몸의 어디 어디를 통해서 가스가 나가는가?"

"입으로 숨을 내쉬면 나쁜 가스가 나가고 코로 숨을 들이쉬면 산소가 들어옵니다."

"음, 괜찮게 알고 있긴 한데 그것만 가지곤 턱도 없어. 도대체 우리 몸의 세포 수는 몇 개인가? 호흡만으로 충분히 가스가 나가고, 그 많은 산소가 들어온단 말인가?"

"글쎄요. 그 이상은 잘 모르겠습니다. 세포의 수가 약 60조나 된다는 것쯤은 잘 알고 있습니다만……."

"피부도 호흡작용을 하네. 나는 처음에 이 사실을 확인하기 위해 몇 군데 병원을 찾아다니면서 의사에게 물어봤더니 잘 모르는 분이 많더군. 잔소리할 것 없네. 온몸에 페인트를 더덕더덕 칠해 봐. 그러면 사람이 죽어요. 우리 몸에는 눈으로 볼 수 있는 구멍은 말할 것도 없고 눈으로 볼 수 없는 구멍도 모래밭의 모래알같이 많아. 예를 들면 땀구멍, 털구멍 등이 있지. 이 무수한 구멍을 통해서 나쁜 가스가 나가고 좋은 산소가 들어오니 60조나 되는 세포가 살아갈 수 있는 것이야. 자동차는 어디에서 기름과 산소가 타서 에너지를 발생해 도로를 달리는가? 자네 운전면허 갖고 있지?"

"예. 엔진에서요."

"엔진의 어디에서?"

"(우물쭈물하다가) 잘 모르겠는데요."

"실린더, 즉 기통에서지. 그럼 인간은 어디에서 음식물의 영양분과 산소가 합작, 연소하여 에너지를 발생하고 인생을 달려가는가? 자동차의 실린더에 해당하는 부분이 어디에 있는 무엇인가? 그런 걸 생각이나 해봤는가?"

"전혀 모릅니다. 생각도 해본 적이 없습니다."

"세포 안에 미토콘드리아라는 부분이 있어서 여기에서 영양분과 산소가 연소되고 에너지가 발생하는 것이야. 그럼 어떻게 하면 입과 코, 그리고 피부를 통해서 호흡을 잘할 수 있을까?"

"심호흡을 해서 깨끗하고 신선한 공기를 많이 마시고 나쁜 가스를 토해내면 됩니다. 우리가 심호흡을 안 하고 편히 앉거나 누워서 보통 호흡만 하면 폐가 3분의 1밖에 가동을 안 하기 때문에 흡입 산소와 배출 가스가 부족해 병에 걸립니다. 편히 놀고 있는 부자들에게 병이 많은 것은 바로 그 때문입니다. 그들은 병을 고치기 위해 호흡에 관한 일은 안 하고 편히 앉거나 누워서 약만 먹고 있으니 사태는 점점 악화될 따름입니다."

"지극히 지당한 말씀이오. 그런데 그런 것을 잘 알면서 자네 얼굴은 왜 그리 파리한가? 자네 말로는 좋은 공기 속에서 심호흡을 하면 좋다는데 그럼 밤낮 심호흡만 하고 있으란 말인가?"

상대가 시원한 답을 할 수 없었기 때문에 부득이 이 안 서방이 다음과 같이 답을 했으니 새겨들으세요.

3) 현대인의 과오

자동차는 산소와 기름을 연소해야 발생하는 에너지로 도로를 달려갑니다. 만일 휘발유 자동차에 중유를 넣거나 산소가 부족하면 연소가 안 되고, 에너지를 발생시키지 못해 달릴 수 없습니다. 인간도 자동차처럼 산소와 영양분(자동차의 기름)을 연소시켜야 발생하는 에너지로 인생(도로)을 달려갑니다. 따라서 휘발유 자동차에 중유를 사용하거나 산소가 부족하면 달릴 수 없는 것처럼 인간도 몸에 맞지 않는 공해 식품을 먹거나 산소가 부족하면 병에 걸려 인생을 달릴 수 없는 것입니다.

정상적인 공기에는 우리 몸에 가장 중요한 산소가 20.93퍼센트, 가장 나쁜 성분인 이산화탄소가 0.03퍼센트 정도 들어 있는데, 인간은 적어도 이 정도의 공기를 마셔야만 건강을 유지할 수 있습니다. 그런데 서울의 경우는 그 많은 사람이 숨을 쉬면서 내뿜는 이산화탄소와 그 많은 차가 배기가스 등으로 내뿜는 이산화탄소로 가득 차 있습니다. 게다가 녹지 공간도 적어 신선한 산소가 거의 만들어지지 않기 때문에 서울의 공기는 그야말로 살인 공기입니다.

게다가 현대인은 공해 식품과 운동 부족 때문에 그 오염된 공기조차 제대로 못 마시는 실정입니다. 코와 입으로 호흡하면서 운동을 해야 하는데 에스컬레이터와 엘리베이터를 너무 좋아하고, 걷는 것을 지극히 싫어해서 단 300미터의 거리도, 돈도 없는 주제에 걸핏하면 택시를 잡아타고 갑니다. 게다가 요즘 젊은 바보들은 집보다 먼저 승용차를 산다니 개탄 불금입니다. 또 그들은 공기 소통이 안 되는 화학섬유의 옷을 입기 때문에 피부호흡도 할 수 없는데, 그러고도 병에 안 걸리면 그야말로 초기적일 것입니다.

이처럼 현대인은 공해 식품과 산소 부족 때문에 병에 걸려 죽어가고 있습니다. 그들은 농촌의 그 맑은 공기, 물, 일광의 가치를 모른 채 '뭐, 공기나 경치를 먹고사나요' 하면서 도시로, 도시로 몰려가 그 탁한 공기, 물, 일광 속에서 돈을 벌다가 암 등의 무서운 병에 걸려 죽거나 60세까지 용케 살아남으며 돈을 많이 벌었다고 해도 그만 병에 걸려 일생 동안 피땀으로 번 돈을 병원에 고스란히 바치고 있습니다.

자, 이제는 '건강의 최고 비결은 맑은 공기'라고 말한 그 스님의 참뜻을 이해할 수 있겠지요?

'누구는 뭐 맑은 공기와 깨끗한 물의 가치를 몰라서 이 고생을 하고 있나? 안 서방은 우리 가난한 사람의 속도 모르고 부자들의 호강 소리만 하고 있네.'

아마 이렇게 말할 사람도 있을 것입니다. 그러나 절망하지 말고 현재 위치에서 최선을 다하도록 하세요.

◉ 참된 건강법은 땀이 필요

공기 맑고 물 좋은 곳에 사는 것을 최종 목표로 하고 노력하되, 우선 현재의 위치에서 최선을 다하는 방법은 나의 삼위일체 건강법을 실행하는 것입니다. 즉 제독, 자연식, 운동이 바로 그것으로 이는 종합적으로 건강을 관리하는 것입니다.

① 제독을 하는 가장 쉬운 방법은 아침을 굶는 일입니다. 알면서도 요 핑계 조 핑계를 대면서 실천 못 하는 의지박약자는 이 극심한 공해 시대를 살아갈 수 없습니다. 왜 아침을 굶으면 제독이 되는지 아직도 모르는 사람은 바로 뒤로 달려가 '아침 굶기'를 10번 읽고 오세요.

② 자연식을 하는 최고의 방법은 현미, 현맥(통보리), 콩, 기타 잡곡밥을 점심과 저녁에 한 공기씩 잘 씹어 먹는 것입니다. 위장이 약한 사람은 반 공기가량, 소화가 잘되는 사람도 1.5 공기 이하로 억제해야 합니다. 반찬으로는 생된장과 생채소,

된장국은 필수이고, 그 외의 식품은 차후에 설명할 예정이니 오두방정 떨지 말고 차분하게 기다리세요.

③ 운동은 정적 운동과 동적 운동을 해야 합니다. 정적 운동은 복부지압, 냉수마찰을 하는 것입니다. 동적 운동은 아침저녁으로 1시간 이상씩 속보하다가 조깅, 또는 줄넘기를 하는 것입니다. 줄넘기는 10회부터 서서히 단련해서 하루에 2천 번 이상으로 늘리세요.

돈 많은 부자들은 과연 이상의 건강법 가운데 단 한 가지라도 실천하고 있을까요? 진짜 건강법을 행하는 데는 돈이 필요한 것이 아니라 끈질긴 육체적 노력이 필요합니다. 손발 하나 까딱하지 않고 늘 편히 쉬면서 보약과 맛 좋은 영양식만 먹는 부자 건강법은 건강을 지독하게 해치는 가짜 건강법입니다. 땀을 흘리지 않고 노동이나 운동도 하지 않으며 보약과 맛 좋은 영양식만 먹으면 속에서 썩어 사람을 죽이는 독약이 되니, 이 점을 절대로 잊지 말기를 바랍니다.

11. 시금치와 당근

1) 비타민의 왕

오늘은 비타민의 왕이라고 불리는 시금치와 당근에 관해 알아봅니다. 이 늙은이를 82세까지 장수하게 하고 젊은이 못지않게 정열적으로 일하게 하는 음식은 자연식품과 생수입니다. 자연식품 가운데 현미, 된장, 멸새콩 볶음 등은 이미 소개했고, 이번에는 시금치와 당근입니다. 생수는 다음에 설명하겠습니다. 그럼 얘기를 시작하기 전에 먼저 두 가지를 물어보겠습니다.

① 잎채소 중에서 최고로 좋은 것은?

② 뿌리채소 중에서 최고로 좋은 것은?

정답을 보기 전에 먼저 생각을 해보세요. 생각하지 않고 바로 답을 보면 아무 소용이 없습니다.

정답은 ① 시금치, ② 당근입니다.

이 두 가지 식품에는 각종 영양분이 골고루 들어 있으니 매끼 꼭 먹고 다른 채소는 먹고 싶은 것을 적당히 배합해서 먹으면 됩니다. 특히 생것을 된장에 찍어 먹어야 합니다. 식도락을 위하여 된장국에 넣어 건더기로 먹는 것도 괜찮지만 생것을 생된장에 찍어 먹는 것을 잊으면 안 됩니다. 치아가 성하지 못한 사람은 즙을 내서 먹되 짜고 남은 찌꺼기는 버리지 말고 무쳐 먹거나 된장국에 넣어 먹기 바랍니다. 찌꺼기에는 영양분이 곱 이상이나 들어 있는 데다 공해병 치료에 좋은 섬유질도 무척 많습니다. 먹는 양은 무제한이고 식성대로 먹으면 됩니다. 채소, 해조류는 무제한으로 먹어도 되지만 곡식류는 엄격히 제한해야 합니다.

나는 상오 중에는 생수만 마시고 정오 넘어서 점심 겸 아침을 먹는데 먼저 녹즙 한 잔을 마시고 밥, 반찬, 된장국 등을 먹습니다. 저녁은 밥 대신 현미 가루를 먹고 다른 것은 점심때와 같습니다. 간식은 일절 안 먹습니다. 오전 중에는 생수 외에는 녹즙도 안 마십니다. 녹즙을 마시면 제독이 되지 않기 때문입니다.

생시금치를 먹으면 결석이 생기고, 당근을 먹으면 다른 채소의 비타민 C를 파괴한다고 주장하는 사람이 더러 있습니다. 나는 인생 82년을 살아온 경험과 연구로 그런 일이 절대 없다고 확신합니다. 독자 여러분은 이 글을 끝까지 읽고 누구의 주장이 옳은지 판단해 보기 바랍니다.

2) 비타민 A의 약리작용과 효능

① 시력을 증진하는 데 최고입니다. 시력은 흔히 건강의 척도로 일컬어지는데 비타민이 많은 당근과 시금치는 우리 몸 건강에 최고로 좋습니다. 시금치 100그램 속에는 비타민 A가 8,320아이유가 들어 있고 당근 속에는 17,220아이유나 들어 있습니다. 이처럼 비타민 A가 듬뿍 들어 있으니 시금치와 당근은 매일 매끼에 먹어야 합니다. 특히 안경 쓴 분은 더욱 열심히 먹어야 합니다. 비타민 A는 안질 예방과 치료에 탁월한 효과가 있고, 야맹증을 예방하고 치료하는 데도 좋습니다.

② 비타민 A는 피부를 강하게 해서 병균의 침입을 강력하게 막아줍니다. 비타민 A가 부족하면 살결이 거칠어지고 피부병이 잘 생깁니다. 시금치와 당근은 피부병을 예방, 치료하는 데도 탁월한 효과가 있습니다.

③ 빈혈을 치료하는 데는 비타민 A가 최고라면서 동물의 간을 먹으라고 권장하는 의사가 더러 있는데, 나는 콜레스테롤 때문에 권하지 않습니다. 동물의 간은 생각만 해도 징그럽습니다. 나는 그것 대신에 콩이나 당근, 시금치를 권장합니다.

④ 비타민 A는 물에 녹지 않고 기름에는 잘 녹기 때문에 당근을 화식할 때는 기름으로 튀기거나 볶아 먹으면 맛도 좋고 소화 흡수도 잘됩니다. 나는 당근, 양파, 감자튀김을 기가 막히게 좋아합니다. 튀겨 먹는 것은 단지 식도락을 위한 것이니 영양분이 100퍼센트 들어 있는 생것을 반드시 함께 먹어야 합니다.

⑤ 시금치에 들어 있는 비타민 A는 열에 약하므로 생으로 먹고, 당근은 생것과 익힌 것을 함께 드세요. 단, 당근을 너무 많이 먹으면 황달에 걸린 것처럼 피부가 누렇게 되거나 두통, 구토 증세가 오는 경우가 있는데, 이는 더 많이 먹으면 몸에 해롭다는 신호입니다. 이때는 먹는 것을 중지하고 약 3일 후부터 과식을 안 할 정도로 적당히 먹으면 됩니다.

3) 시금치의 과학적 고찰

우선 시금치 결석증에 관해 선입견을 버려야 합니다. '생시금치에는 수산이 많기 때문에 생으로 먹으면 요로결석이 생기기 쉬우니 삶아서 떫은맛을 빼고 먹으라'는 이야기는 과학적인 학설이 아니라 일본의 민간 속설입니다. 일본 가마쿠라 시대에 빈혈증이 있는 어떤 승려가 의사 말에 따라 매일 시금치를 먹었더니 신장결석이 생겼는데, 이것이 와전되어 그런 속설이 생겨난 것입니다. 그 승려는 시금치를 생으로 먹지 않고 데치거나 무쳐서 먹은 게 틀림없는데, 내가 아무리 책을 찾아봐도 생으로 먹었다는 내용이 없습니다.

내가 10여 년간 시금치를 생으로 먹어 왔어도 결석증에 걸리지 않은 걸 보면 시금치를 생으로 먹어도 결석증에 걸리지 않는다는 증거가 아닐까요? 그럼 그 이유를 과학적으로 살펴보겠습니다. 생시금치의 주성분인 수산, 비타민 C, 효소 등은 열에 약하기 때문에 섭씨 100도 이상 가열하면 대부분 파괴됩니다. 이처럼 죽은 시체는 세포에 흡수되지 않으므로 대부분 대소변을 통해 몸 밖으로 나와 버리는데, 수산은 유난히 칼슘과 결합하기 쉬운 특성이 있습니다. 바로 이 수산과 칼슘이 결합해 신장 안에 모이고 모여서 돌덩어리, 즉 결석이 되는 것입니다. 따라서 삶은 시금치만 계속해서 먹으면 결석증에 걸리기 쉽지만 살아있는 수산을 함유하고 있는 생시금치를 먹으면 세포가 수산을 직접 흡수하므로 결석증을 일으킬 하등의 이유가 없는 것입니다.

한 가지 예를 들어 보겠습니다. 강에 섬이 생기는 이유가 뭘까요? 물을 따라 흘러가던 흙, 모래, 자갈 등이 모여서 섬이 생기는 것입니다. 칼슘과 결합된 수산은 강에 흘러가던 모래나 자갈처럼 신장 안에서 결석이라는 섬을 만듭니다. 생식을 하는 야생동물은 결석 증세가 없는데 화식을 하는 인간과 가축에게만 결석 등 병이 생기는 까닭을 이제 아시겠지요?

시금치에 함유되어 있는 비타민 C와 효소는 열에 지극히 약한데도 이를 100도 이상으로 데쳐 먹으라는 사람은 영양학자는커녕 거짓말 박사일 따름입니다. 비타민 C는 피부를 곱고 튼튼하게 해서 병균이 침입하는 것을 막아줌과 동시에 피를 깨끗하게 만들어 모세혈관까지 잘 돌도록 해주는, 그래서 신진대사를 왕성하게 해줍니다.

또 효소는 우리 몸 안에서 화학공장 노릇을 합니다. 우리가 먹은 것을 소화시켜서 피, 살, 뼈 등 신체의 모든 부분을 만들어 줍니다. 만일 효소가 없다면 우리가 먹은 것은 아무런 변화 없이 그대로 남아 있게 됩니다. 이와 같이 중요한 비타민 C와 효소를 가열해서 죽은 상태로 먹으라는 사람은 거짓말 박사임이 틀림없습니다. 생시금치 속에 들어 있는 유기수산, 곧 살아있는 수산은 위장과 신장의 혈관을 강하게 하여 피를 잘 돌게 하지만, 삶은 시금치 속에 들어 있는 무기수산, 곧 죽은 수산은 고열에도 녹지 않아 모래와 같은 상태가 되고, 결국 칼슘에 달라붙어 자갈 모양으로 굳어진 결석증을 일으킵니다.

4) 당근의 과학적 고찰

당근을 먹을 때마다 걱정되는 일을 먼저 해결해 봅시다. 이 안 서방은 과거 어떤 책에서 '당근에는 비타민 C를 파괴하는 효소가 들어 있어 다른 채소와 함께 먹으면 다른 채소의 비타민 C를 파괴해 버린다'는 것을 보고 좋은 채소도 많은데 뭣 때문에 이런 말썽꾸러기 채소를 먹느냐면서 당근을 아예 먹지 않았습니다.

그 후 시금치를 생으로 먹으면 결석증에 걸린다는 속설이 거짓말이라는 것을 알게 되었고, 당근이 비타민 C를 파괴한다는 속설도 거짓말이라는 것을 알게 되었습니다. 그래서 비타민 C가 많은 다른 채소와 섞어서 마구 먹어 버렸습니다. 만일 그 속설이 사실이라면 이 늙은이는 비타민 C 결핍으로 벌써 큰 문제가 생겼을 것입니다. 비타민 C가 결핍되면 괴혈병, 피하출혈, 빈혈 등 아주 치명적인 문제에 시달릴 게 틀림없는데 나는 정반대로 더 건강해졌습니다.

당근에는 사실 비타민 C를 파괴하는 아스코르비나아제라는 효소가 들어 있습니다. 그런데도 비타민 C가 많은 이유를 연구해 봤더니, 당근 속에는 아스코르비나아제의 작용을 억제하는 성분도 많아서 이것이 아스코르비나아제와 힘을 합해 당근의 그 좋은 성분을 만들고 있었습니다. 된장에도 사실 아플라톡신이라는 발암물질이 있지만 동시에 그 발암물질의 작용을 억제하는 성분이 있어서 양자가 협력하여 명약이 된 것입니다.

어느 바보 멍텅구리 학자가 당근의 아스코르비나아제만 뽑아서 다른 채소의 비타민 C에 작용시킨 결과 비타민 C가 파괴되는 것을 보고 그런 속설을 발설한 것입니다. 당근에서 아스코르비나아제만 뽑아내면 아스코르비나아제의 작용을 억제하는 성분과 분리되어 다른 채소의 비타민 C를 파괴합니다.

12. 생수

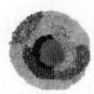

1) 물은 생명의 근원이다

왜 물이 건강을 좌우할까요? 우리 몸의 약 70퍼센트가 바로 수분이기 때문입니다. 우리 몸은 수분 약 70퍼센트를 제외하고 남는 30퍼센트 중에서 75퍼센트가 단백질이므로 사실은 물이 단백질보다 더 중요한 것입니다.

우리는 물속에서 태어나고, 우리 몸의 온 세포는 물속에 잠겨 있는 섬입니다. 우리는 물 없이는 단 5일도 못 살지만, 아무것도 안 먹고 물만 먹어도 3개월 이상 살 수 있습니다. 물속에 온갖 영양소의 씨가 들어 있기 때문입니다. 그래서 순수한 생수는 병을 반 이상이나 고칠 수 있습니다.

나는 오랫동안 공부하고 경험한 결과 모든 채소는 새싹에 최고의 영양분이 있다는 것을 알게 되었습니다. 그래서 지금은 흙과 비료 없이 물로만 새싹을 재배하는 방법을 개발해서 연수생에게 재배법을 지도하고 있습니다. 추운 겨울에도 방 안에서 얼마든지 재배할 수 있으므로 사시사철 무공해 채소를 자급자족할 수 있습니다.

지난여름에는 콩의 새싹, 즉 콩나물을 재배하게 되었는데 여름철이라 그런지 너무 빨리 자라서 미처 못 먹게 되었습니다. 이것들은 더 많이 자랐고, 콩나물만 먹었더니 질리기도 했고, 그렇다고 내버리기는 아까워서 이놈들을 토막토막 잘라 밀가루 옷을 입힌 다음 튀겨 먹었더니 오징어 맛과 같이 쫄깃쫄깃해서 맛이 아주 좋았습니다. 이 순간 나는 깨달았습니다. 비료를 주지 않고 물로만 재배한 것이 이렇게 질기도록 자라다니! 여기에서 나는 물의 가치를 실감했습니다. 그 후 수돗물, 자연수, 끓인 물, 생수 등을 번갈아 가며 재배한 결과, 순수한 생수가 최고라는 것을 알게 되었습니다.

나의 물 연구 동기는 바로 이 새싹을 재배하면서 시작되었고, 물이 건강의 기초라는 것도 깨달았습니다. 물에 관한 책도 많이 읽어 본 결과, 내 생각이 틀림없다는 것을 알게 되어 이 글을 쓰게 된 것입니다.

그렇다면 하나 물어봅시다. 채소는 흙과 비료 없이 물만으로도 성장할 수 있습니다. 왜 그럴까요? 인간은 음식물을 먹지 않고 물만 먹어도 3개월 이상 살 수 있습니다. 왜 그럴까요?

독자나 나나 같은 인간의 머리를 가지고 있습니다. 혼자 생각하고 생각한 후에 다음 답을 보세요.

정답은 물만 먹는 것이 아니기 때문입니다. 우리는 자신도 모르게 일광과 공기도 먹습니다. 물, 공기, 일광이 흙에서 합작을 하면 우리가 먹는 식품이 생깁니다. 즉 물, 공기, 일광이 생명의 근원이라는 말입니다. 이 물, 공기, 일광 속에 우리 몸에 필요한 온갖 영양소의 씨가 내포되어 있습니다. 그래서 물, 공기, 일광을 하느님이 주신 그대로 섭취하지 않고 인간이 섣불리 가공한다면 인간은 망하고 맙니다. 하느님이 주신 물에 화학성분을 첨가하고 소독하여 수돗물을 만들어 먹거나 불로 생명을 죽여서 먹으면 인간이 망하게 된다는 말입니다. 오늘날의 인간 비극의 최대 원인은 하느님이 주신 생명의 근원인 물, 공기, 일광뿐만 아니라 흙까지도 오염시킨 데 있습니다.

2) 물의 성분

순수한 생수는 지역에 따라 차이가 다소 있지만 대체로 용존산소(물속에 녹아 있는 산소의 양)가 높고, 라듐, 에마나치온, 마그네슘, 칼슘, 철, 칼륨, 요오드, 초산염, 인산염 등 각종 영양소도 들어 있는데, 이것이 종합적인 약리작용을 해서 우리 몸속의 독을 씻어내고 영양분을 공급하는 것입니다.

차맛, 장맛, 술맛 등도 수돗물과 자연수에 따라 큰 차이가 있습니다. 자연수를 수돗물로 만들기 위해 소독제인 염소를 사용하면 병원균은 물론 죽지만, 병원균이 아닌 여타의 좋은 성분도 죽어 버리거나 활성을 잃게 됩니다. 즉 염소를 탄 수돗물은 독수(毒水)입니다. 그것을 또 불로 끓이면 완전히 사수가 되어 버립니다. 우리 몸의 약 70퍼센트가 물이므로 물은 우리 몸의 주성분입니다. 주성분인 물이 독수나 사수로 변했으니 사람이 병에 걸리지 않을 수 있겠습니까? 나는 환자가 순수 생수를 마시면 병을 50퍼센트 이상 고칠 수 있다고 장담합니다.

따라서 순수 생수를 많이 마시면 몸속의 독이 빠지고 영양분이 공급되기 때문에 무병 건강할 수 있습니다. 또 살결이 고와지고 예뻐집니다. 이 세상에 늙고 싶은 사람이 어디에 있겠습니까. 몸속에 독이 축적되면 늙습니다. 젊어지고 싶은 생각이 간절하다면 순수 생수를 많이 마시세요.

이 모든 걸 정리하면, 순수 생수는 다음과 같은 3대 작용을 합니다.

① 진한 것을 희석한다. 진한 병독도 묽어진다.

② 고체와 같은 지독한 병독도 녹여 버린다.

③ 세척, 제독작용을 한다.

여기서 중요한 얘기를 하나 하고 넘어가겠으니 똑똑히 들으세요. 독이란 놈이 쌓이고 쌓여서 힘이 강해지면 사람을 죽이는 병을 만듭니다. 이놈의 독이 못 쌓이도록 자꾸 물을 퍼먹으면 그놈의 독이 다 도망가 버립니다. 그러니 순수 생수는 병을 50퍼센트 고치는 것이 아니라 인체의 약 70퍼센트가 물이니까 70퍼센트를 고친다고 해도 과언이 아닙니다. 하지만 이런 말을 하면 대포쟁이라면서 믿지 않을까 걱정이 되니 그저 점잖게 50퍼센트라고 해두겠습니다.

3) 수돗물의 무서운 독

일본의 마이니치신문은 '수돗물에 새로운 유해물질, 간장을 해치는 트라이할로메테인'이라는 제하에 8단 기사를 크게 보도한 사실이 있습니다. 일본의 오사카 공중위생연구소가 연구하고 시험해서 발표한 것인데, 자연수를 수돗물로 만들 때 살균, 소독용으로 쓰는 염소가 소독과정에서 화학변화를 일으켜 간장을 해치는 트라이할로메테인이라는 물질을 발생시킨다는 사실입니다. 일본 각 지방의 수돗물은 전부 이 유해물질로 가득 차 있고, 그래서 요즘 사람에게 간염, 간경화, 간암이 많아졌다는 것입니다.

미국 환경보호국(EPA)도 실태 조사와 연구한 것을 발표했는데, 물을 소독하는 염소가 물속에 있는 유기물질과 합작해서 트라이할로메테인의 일종인 클로로폼을 만들고, 이것이 간장, 심장, 신장 등 각종 장기를 해칠 뿐만 아니라 무서운 암까지 유발한다고 확증했습니다. 그래서 미국에서는 수돗물에 포함되어 있는 트라이할로메테인의 농도를 100피피비로 규제하는 등 야단들입니다. 그런데 그 따위 규제가 무슨 소용이 있느냐는 말입니다. 그 작은 독이 모여서 큰 독이 되면 암 같은 무서운 병을 유발하고 마는데, 소 잃고 외양간 고치면 무슨 소용이 있느냐는 말입니다.

이처럼 신문에서 떠드는 것과 같이 물 자체가 심하게 오염되어 있으니 수돗물은 그야말로 살인수입니다. 우리의 60조 개나 되는 세포가 심한 독수와 사수에 잠겨 있는 섬이 되고 말았습니다. 게다가 심하게 오염되어 있는 공기를 마시고, 공해독 덩어리인 음식물을 매일 매끼 배부르도록 먹으니 병에 안 걸리면 그야말로 기적일 것입니다.

물은 아침에 일어나자마자 한 잔 이상을 홀짝홀짝 마셔야 합니다. 상오에는 매시간 한 잔 이상, 하오에는 적당히, 단 식사 전후 약 1시간 동안은 마시지 않는 것이 원칙입니다. 위액이 묽어지기 때문입니다.

◉ 좋은 물은 어디에 있는가

물은 어떻게 해서 생겨날까요? 저 하늘에 떠돌아다니는 구름이 비가 되어 땅속으로 스며들면 물이 생겨납니다. 그럼 물의 원료인 저 하늘의 구름은 무엇으로 만들어지는가요? 수증기입니다. 그 수증기는 깨끗한가요? 땅 위의 오염 물질이 증발하여 올라간 것이기 때문에 역시 오염되어 있습니다. 또 구름에는 국경이 없기 때문에 외국의 오염 물질이 들어 있습니다. 이 오염된 구름이 비가 되어 땅속으로 스며들기 때문에 지금은 깊은 땅속에 있는 물도 오염되어 있습니다. 그럼 깊은 땅속 물마저 오염되어 있다면 무슨 물을 마셔야 된단 말입니까?

하느님은 우리 인간이 생각하는 1만 년을 1년으로 생각하는가 봅니다. 오늘의 공해 시대를 미리 예견하시고 주식인 현미에 공해독을 몰아내 버리는 피트산을 포함해 놓았으니까요. 그럼 현미보다 더 중요한 물에도 공해독을 몰아내 버리는 무슨 좋은 장치를 해 놓은 것이 틀림없습니다. 무엇일까요?

지표 아래 약 50센티미터 지대에는 미생물이 가득 차 있는데, 신기하게도 이것이 물의 오염 물질을 먹고 살아갑니다. 그래서 일본에서는 토양 정수법이 개발되었습니다. 지표 아래 약 50센티

터에 있는 미생물 지대로 물을 흐르게 해서 미생물이 물의 오염 물질을 정화하도록 하는 장치입니다. 물을 염소로 소독하면 물의 좋은 주성분이 죽어 버립니다. 일단 죽은 성분은 어떤 방법으로도 되살릴 수 없기 때문에 물의 좋은 성분을 죽이지 않는 최고의 방법이 바로 토양 정수법입니다.

파리약을 뿌리면 물론 파리가 죽습니다. 그런데 파리 옆에 있던 거미, 벌, 나비 등 좋은 벌레도 죽어 버립니다. 그럼 그 죽은 벌레를 소생시키는 방법이 있습니까? 그러니 수돗물을 정수한다는 것은 무의미한 일입니다. 염소란 소독제는 제거할 수 있으나 물의 생명은 영원히 되살릴 수 없고, 생명이 없는 물은 우리의 생명도 살릴 수 없습니다.

따라서 맥주, 막걸리, 소주, 청주 같은 주류와 청량음료, 약물 등을 만들 때는 생수를 사용하고 결코 염소로 소독된 수돗물을 사용해서는 안 됩니다. 그리고 100도 이상 끓인 물도 사수이니 생수를 사용하기 바랍니다.

그럼 어느 때를 막론하고 어느 지대의 물을 먹어야 할까요? 잘 생각하다가 다음 답을 보세요. 힌트를 하나 주면, 평지의 물은 안 된다는 것입니다. 오염 지대의 물이 이쪽저쪽으로 자유 여행을 하기 때문입니다. 답은 산속에서 솟아나는 물이 최고로 좋습니다. 그 이유는 땅속에서 솟아나는 과정에서 지표 아래의 미생물 지대를 통과하고, 미생물이 물의 오염 물질을 먹어치우기 때문입니다. 산속에서 솟아나는 물 한 통은 산삼 만 뿌리 이상의 값어치가 있습니다. 이것을 1급수라고 합니다.

그다음으로 좋은 물은 무엇일까요? 산속에서 솟아난 물이 아래로 떨어져 고인 물입니다. 공기 접촉 때문에 두 번째로 좋은 물이고, 이것을 2급수라고 합니다. 3급수는 고인 물이 넘쳐 아래로 흘러가는 물입니다. 이 물은 2급수와 비슷한데 왜 3급수라고 하느냐 하면, 공기 접촉을 더 많이 하고 물의 성분도 침전되어 있기 때문입니다.

지상수로 그 외에 또 좋은 물은 무엇일까요? 위의 3급수가 흘러가는 연변에 파놓은 우물이 4급수입니다. 단, 맨 밑바닥이 평지보다 1미터 이상 높아야 하고, 위에는 뚜껑을 덮어서 공기 접촉을 막아야 합니다. 이런 우물에 고인 샘물은 2급수로 보아도 좋습니다.

그다음 5급수는 인근에 공장, 농토 등이 없는 무공해 평지에 파놓은 우물입니다. 6급수는 일반 가정의 우물입니다. 5급수와 6급수를 옛날에는 정수해서 먹었는데, 장을 담글 때 위에 숯을 올린 것처럼 숯으로 정수해서 먹었습니다. 숯이 독을 빨아들이는 작용을 하기 때문입니다. 정수 방법은 5, 6급수를 항아리에 받은 다음 숯을 돌멩이에 매달아 중간쯤 넣어 두면 됩니다.

숯은 소나무 숯, 참나무 숯, 잣나무 숯이 좋습니다. 어디서 구할 수 있는지는 모르지만, 만일 구해서 쓴다면 1주일에 한 번쯤 새 숯으로 교체해야 합니다.

숯보다 더 좋은 방법은 은을 항아리 중간에 넣었다가 가끔 꺼내서 닦아주는 겁니다. 은도 숯 이상으로 독을 빨아들이는 역할을 합니다.

이상에서 말한 1~6급수 이외에는 절대로 마시면 안 됩니다. 수돗물은 정수해도 독수와 사수를 면치 못하니 제발 먹지 말고 청소나 빨래할 때만 쓰세요.

◉ 체온과 염증 치료

'체온 1도가 올라가면 면역력은 5배가 올라가고, 1도가 떨어지면 면역력은 30퍼센트가 낮아진다.' 일본의 전직 수상을 자연요법으로 치료해 유명해진 이시하라 유우미 박사가 주장한 내용입니다. 그렇다면 우리 몸은 항상 따뜻하게 유지해야 합니다. 몸의 체온을 올리는 데는 생강만큼 좋은 식품이 없습니다. 반찬을 만들 때는 꼭 생강을 양념으로 쓰고, 따뜻한 생강차도 자주 마시면 좋습니다.

염증을 치료하는 데는 씀바귀만큼 좋은 것이 없습니다. 잎이나 줄기에서 흰 즙이 나오는 도라지, 잔대, 더덕도 염증 치료에 훌륭한 식품입니다. 입에 쓴 약이 몸에 좋다는 말이 있듯이 이런 식품은 암세포를 억제하고, 염증을 일으키는 세포막을 깨트려서 세균을 죽이는 역할을 합니다. 씀바귀는 한 번만 달이면 맛이 쓰기 때문에 세 번을 고압에서 달여야 쓴맛이 없어지고, 신기하게도 맛도 좋아집니다. 염증을 제거하고자 하는 분이나 암으로 투병 중인 분은 활용해 보기 바랍니다.

13. 보리와 콩

1) 공해독 몰아내는 천적

세상은 참으로 잘도 돌아가고 있구나! 그 옛날 시골의 가난뱅이들은 보리와 콩만 먹었기 때문에 흰쌀밥을 먹는 도시인을 얼마나 부러워했는지 모릅니다. 그 옛날 감옥에서는 죄수를 고생시킨다고 일부러 맛없는 콩보리밥을 주로 먹였는데 지금은 대우를 잘해 준다는 구실로 흰쌀밥을 먹인다고 합니다. 참으로 세상은 잘도 돌아가는구나!

이 팔순 늙은이는 어릴 때 초가집에 살면서 꽁보리밥을 먹으며 자랐습니다. 그때 그 어린것의 간절한 소원은 출세와 성공해서, 기와집에 살면서 흰쌀밥을 먹는 것이었습니다. 그런데 부자, 거지, 왕부자, 왕거지를 거치는 등 오늘 이때까지 파란만장한 인생을 겪으면서 건강을 연구하고 체험한 결과, 드디어 깨달았습니다. 우리 몸의 건강을 위해서는, 오늘날의 극심한 공해독을 녹이기 위해서는, 보리와 콩이 최고의 음식이라는 것을 뼈저리게 느꼈습니다.

보리는 벌레가 없는 엄동설한에 왕성하게 자라기 때문에 농약을 칠 필요가 없습니다. 완전 무공해 식품입니다. 보리는 소화가 잘됩니다. 흰쌀밥의 소화 시간은 2시간 이상인데 보리밥은 놀랍게도 불과 50분 정도입니다. 또 보리의 영양가는 백미보다 훨씬 높습니다.

콩은 콜레스테롤과 공해독을 녹이고 피와 살을 맑게 합니다. 혈관을 부드럽게 합니다. 또 보리와 현미보다 월등하게 영양가가 높습니다. 그럼 콩이 얼마나 좋은지 차근차근 따져 보겠습니다.

① 단백질

우리 몸의 제2 주성분인 단백질은 콩, 현미, 현맥 등에 들어 있는 식물성 단백질이 최고로 좋고, 소고기, 닭고기, 돼지고기 등에 들어 있는 동물성 단백질은 조병(造病, 병을 만듦) 단백질입니다. 그런 의미에서 콩이 제일 좋고, 그다음이 현맥, 현미 순입니다.

② 섬유

아무리 영양분이 많아도 섬유가 부족하면 그 식품은 조병식이 될 따름입니다. 현대인이 제일 즐겨 먹는 소고기, 우유, 계란에는 섬유가 전무하고 백미에는 고작 0.4그램밖에 없습니다. 현대인이 병에 걸리는 주원인은 섬유소가 부족한 소고기, 우유, 계란, 백미 등을 먹고 변비에 걸리기 때문이라는 점을 부디 주의하고 주의하세요.

특히 공해독을 몰아내는 데 최고 역할을 하는 섬유는 콩, 보리, 현미 순으로 많다는 사실, 그래서 공해독을 몰아내는 데는 콩과 보리가 최고라는 사실을 명심해야 할 것입니다.

③ 칼슘

칼슘이 뼈, 이, 손톱, 발톱 등을 만든다는 것쯤은 누구나 다 아는 일이지만, 피를 맑게 하고, 정신을 안정시키고, 산성체질을 알칼리성체질로 만든다는 것을 아는 사람은 드물 것입니다. 공해 시대에는 칼슘이 필수 불가결의 영양소입니다. 콩에는 다른 식품에 비해 칼슘이 눈에 띄게 많은 240밀리그램이나 들어 있고, 그다음 현맥이 43밀리그램, 현미가 41밀리그램, 백미에는 24밀리그램이 들어 있습니다.

④ 철

철은 적혈구를 만듭니다. 철이 부족하면 빈혈이 되어 건강이 근본적으로 허물어집니다. 철 함량은 콩이 9.4밀리그램, 현맥은 5.4밀리그램, 현미는 1.1밀리그램, 백미는 0.4밀리그램입니다.

⑤ 비타민 B_1

비타민 B_1은 곡식 같은 탄수화물을 소화, 흡수, 대사하는 위대한 구실을 합니다. 백미와 같이 부족하면 소화불량, 식욕부진, 각기, 신경병, 심장비대, 부종, 폐병 등에 걸려 언제나 몸이 나른하고 권태감을 느끼고 기운이 없습니다.

⑥ 비타민 B2

비타민 B2는 신진대사를 왕성하게 해서 성장을 촉진하는 중요한 구실을 하고, 부족하면 성장이 둔화되고 병을 유발합니다. 또 지방을 연소해야 에너지가 발생하는데, 비타민 B2가 부족하면 지방이 연소되지 않기 때문에 뚱뚱보가 되어서 병균의 온상을 조성합니다. 따라서 한 식품의 영양가를 평가하는 데는 비타민 B1과 B2가 중대한 구실을 합니다. 그런 의미에서 콩이 제일 좋고, 그다음이 현맥, 현미입니다.

이상으로 보리와 콩이 공해 시대의 최고 식품이라는 것을 충분히 깨달았을 것입니다. 그러나 화학조미료와 가공식품으로 인해 미각이 마비된 현대인이 보리밥과 콩밥을 먹는다는 것은 위대한 고역입니다. 도대체 실행을 못 합니다. 더군다나 어린이에게 보리밥과 콩밥을 먹이는 것은 거의 불가능합니다. 이 문제를 해결하기 위해 이 82세 노인이 오랫동안 연구, 체험해 온 것을 드디어 밝히겠습니다.

어느 날 목욕탕에 갔더니 60세쯤 돼 보이는 뚱뚱보 영감이 젊은이의 부축을 받고 다리를 절룩거리면서 들어왔습니다. 나는 목욕을 하면서 이 영감님의 병을 고치는 데 도움을 주어야겠다고 생각했습니다. 뚱뚱이 병은 자연요법으로 그 뚱뚱한 살을 녹여 없앤 후 적당한 운동과 물리요법을 시행하면 낫는다고 확신했기 때문입니다. 그 영감님이 욕조로 들어가기에 옆으로 가서 말했습니다.

"영감님, 목욕이 끝나면 저를 만나 주세요. 병을 치료하는 데 도움이 되는 말을 해드리겠습니다."

"뭐야, 이놈의 사기꾼!"

그 영감이 대뜸 많은 욕객 앞에서 고함을 지르기에 아주 혼이 났습니다. 목욕이 끝나고 옷을 입으려니까 그 영감도 나와서 옷을 입으려고 했습니다. 그때 어떤 청년이 목욕하러 들어오면서 내게 인사를 했습니다.

"안 선생님, 안녕하십니까? 선생님의 건강 글을 재미있게 읽고 있습니다."

이때 나보고 사기꾼이라고 욕질한 그 뚱뚱보 절름발이 영감이 그 청년한테 물었습니다.

"너 이놈, 이 사기꾼을 어떻게 해서 아느냐?"

"아버님, 이 선생님은 사기꾼이 아니라 유명한 영어 학자인 안현필 선생님이십니다. 우리 삼 형제는 이 안 선생님이 쓰신 영어책으로 공부해서 대학입시에도 무난히 합격했습니다."

내가 아무 소리도 안 하고 목욕탕 밖으로 나가니까 그 청년도 내 뒤를 졸졸 따라 나의 집까지 오더니 미안하다는 말로 막 사과를 했습니다. 그래서 나는 이렇게 달랬습니다.

"아버님은 사기꾼에게 속고 속아서 그 꼴이 된 것이다. 사기꾼에게 속아서 일생 불구자가 되었기 때문에 분에 못 이겨 나를 사기꾼으로 생각하는 것이다. 병은 인간의 잔꾀로 만들어진 약과 주사로 다스리면 악화되는 것이다. 병을 고치려면 약과 주사를 안 쓰는 하느님의 방법으로 다스려야 한다. 또 인간의 잔꾀로 만들어진 약과 주사로 병을 구하려면 많은 돈이 필요하나 하느님의 방법은 약과 주사가 필요 없으니 돈도 필요 없다. 하느님의 요법을 실천하는데는 보통 식비보다 돈이 덜 들기 때문에 속이거나 속을 필요가 없는 것이다."

그런 다음 내가 쓴 책을 주면서 이 책에 하느님의 요법이 씌어 있으니 아버님께 잘 읽어드려서 병을 고쳐드리라고 했습니다. 그 청년은 감격을 하면서 떠나갔습니다. 그 후 그 청년을 그 목욕탕에서 만나게 되어 내가 물었습니다.

"아버님의 병세는 어떠니?"

"선생님의 책대로 실천하려고 했으나 너무 늙어서 아무것도 못 하고 지금은 누워서 일어나지도 못하고 말도 못합니다."

"아버님은 지금 무엇을 먹고 있지?"

"흰 쌀죽에다 소고기, 전복 같은 것을 넣어서 잡수십니다."

"설사를 안 하고 소화가 되는 모양이지?"

"예, 그렇습니다."

"그렇다면 내가 연구해 보지."

나는 이런 중환자에게 영양을 공급하는 방법을 오랫동안 생각해 왔는데 나에게 사기꾼이라고 욕질하신 그 영감님을 살리고자 본격적으로 연구하게 되었습니다. 이 영감님만 살리면 다른 무수한 중환자도 살릴 수 있다고 생각했기 때문입니다.

2) 삶지 말고 볶아야 좋다

여러분, 야생동물에게는 병이 없고 인간과 인간이 사육하는 가축에만 병이 있는 이유를 따지자면 수두룩하게 많은데, 그중에서 먹는 음식물에 관한 차이만 알아봅시다. 음식물 중에서 제일 중요한 것은 뭘까요? 음식물 중에서 제일 중요한 것은 물입니다. 우리 몸의 약 70퍼센트는 물이기 때문에 우리 몸의 주성분은 물입니다. 그럼 야생동물, 인간, 가축은 각각 무슨 물을 먹습니까?

그럼 물 이외의 다른 식품에 관해서도 생각해 봅시다. 야생동물은 자연식품을 가공하지 않고 그대로 생식하는데 인간과 가축은 자연식품을 가공함으로써 식품의 생명을 1차로 죽이고, 다시 불로 생명을 철저히 죽여서 먹습니다. 가공과정에서 식품의 중요한 성분을 없애 버림과 동시에 방부제, 착색제, 방향제 등 화학성분을 첨가하는데, 이 화학성분이 암을 위시한 각종 문명병을 유발합니다.

'생명이 없는 먹이는 생명의 양식이 될 수 없다.'

이것이 자연 건강의 철칙입니다. 모든 음식물은 살아있는 것에 100퍼센트의 영양가가 있습니다. 이상의 결론은 병 없이 살기 위해서는 생수를 마시자, 자연식품을 가공하지 말고 자연 그대로, 즉 하느님이 주신 것 그대로 생식하자는 것입니다. 인간과 만물을 창조하신 하느님의 작품에 인간이라는 꼬마들이 섣불리 가공을 하면 사람을 죽이는 독으로 변모합니다.

흰쌀은 쌀의 송장을 말린 것이기 때문에 영양분이 현미의 100분의 1도 안 됩니다. 전복, 소고기 등도 불로 생명이 죽어 있기 때문에 죽어 가는 생명을 살릴 수 없습니다. 앞에서 말한 그 영감에게 필요한 것은 소화가 잘되고 영양분이 풍부한 식품입니다. 여기에서 나는 보리를 생각하게 된 것입니다. 보리는 소화가 잘되고 영양분이 현미보다 풍부하다고 이미 말했습니다.

현맥(통보리)을 생식해야 100퍼센트 영양분을 섭취할 수 있는데, 치아가 성하지 못한 그 중환자에게 통보리를 생식하라고 하면, 그것은 불가능일 겁니다. 나는 오랫동안 이 문제에 관해서 생각하고 생각하다가 드디어 영감이 떠올라 해결의 실마리를 찾게 되었습니다. 과연 무엇일까요? 다음을 읽기 전에 혼자 곰곰이 생각해 보세요. 인간 바보 중의 한 사람인 이 안 서방은 나이가 82세나 되어서야 겨우 깨닫게 되었는데, 여러분은 워낙 머리가 좋으시니까 아마 1시간이면 깨달을 수 있을 겁니다. 그럼 1시간 동안 생각하고 나서 다음을 읽으세요.

삶은 콩보다 볶은 콩이 고소하고 맛좋은 까닭은 뭘까요? 모든 죽, 특히 흰죽은 건강에 나쁩니다. 그 이유는 뭘까요?

생콩 그대로는 비려서 못 먹는데 생콩을 단 5분만 볶으면 맛이 좋으니 참 신기합니다. 생콩을 먹으면 '트립신 억제제' 때문에 설사를 하는데, 단 5분 볶은 콩은 근 1시간 삶은 콩보다 더 고소하고 맛이 좋다는 사실을, 그리고 그 볶은 콩을 먹으면 설사도 안 하고 소화도 잘된다는 사실을 여러분은 생각이나 해봤습니까? 그 이유는 어디에 있습니까? 식품을 장시간 가열하면 영양소가 파괴되기 때문입니다. 특히 비타민 B_1, B_2, 기타 수용성 영양소는 삶은 국물에 녹아 버리지만 볶으면 그 모든 영양소를 그대로 유지하고 있습니다.

볶은 콩은 생콩의 영양분을 거의 그대로 보유합니다. 왜냐하면 겉만 약간 타고 속은 거의 그대로이기 때문입니다. 또 신기하고 신기한 것은 설사를 일으키는 트립신 억제제가 단 5분 볶은 콩에 80~90퍼센트나 남아서 항암제 구실마저 하는 천사로 변모해 버리니, 설사는커녕 소화까지 잘됩니다.

보리, 현미, 깨, 옥수수 등 기타 모든 곡식이 다 그렇습니다. 현맥으로 밥을 지으려고 하면 물에 오래 담가 놓았다가 삶아서 밥을 짓는데, 이와 같이 장시간 가열하기 때문에 식품의 생명이 완전히 죽어 버리고, 아울러 수용성 영양소도 물에 녹아 없어지므로 맛도 없게 되는 것입니다.

그러지 말고 현맥을 볶아서 가루로 빻아 잡수세요. 구수해서 맛도 좋고 영양분도 생보리와 거의 같습니다. 콩을 볶는 데는 5분이 소요되나 보리는 워낙 껍질이 단단해서 10분 정도 볶아야 합니다. 단, 잘 마른 것은 빨리 볶아집니다.

3) 볶은 콩가루 음료수

나는 볶은 콩가루의 위대한 효능에 대해 10여 년간 역설해 왔는데, 일본의 건강 잡지 〈장쾌〉를 보면 일본에서도 볶은 콩가루 음료수가 건강에 놀라운 효능이 있다면서 대유행이라고 합니다.

〈장쾌〉에서 한국의 안현필이가 쓴 글을 보고 참고했을 리는 만무할 것이고, 결국 진리는 만인에게 만고불변이라는 말입니다. 다만 한국의 안현필은 일본인보다 10여 년 앞서 그 진리를 발견했다는 것입니다. 〈장쾌〉에는 그 12명의 간증서가 실려 있는데 요점을 말하면 다음과 같습니다.

① 고치 현의 기라 사요코(69세, 주부)

볶은 콩가루 음료수를 매일 마시니까 대머리 위에 가발처럼 검은 머리가 솟아나서 깜짝 놀라 자빠졌습니다. 불면증이 해소되고 먹어 오던 위장약과 두통약은 소용없게 되었습니다.

② 이바라키 현의 마쓰이 준에이(70세, 무직)

대머리였는데 매일 볶은 콩가루 음료수를 마시니까 뒷머리에 검은 머리가 부활했습니다. 볶은 콩가루 음료수를 3개월간 마시니 300밀리그램이 넘던 콜레스테롤 수치가 259밀리그램으로 내려갔습니다.

③ 오사카의 모리시타 세이사쿠(69세, 무직)

머리 전체가 백발이었던 것이 볶은 콩가루 음료수를 매일 마신 후 반 이상 흑발이 되었고, 정력이 왕성해져서 69세 노인이 젊을 때와 같이 성생활을 즐기게 되었습니다.

④ 오사카의 츠리야 게이코(58세, 주부)

볶은 콩가루 음료수를 매일 열심히 마시니 체중이 10킬로그램이나 감소되고 높았던 혈압도 낮아졌습니다. 전에는 최고 혈압이 보통 200을 넘었는데 볶은 콩가루 음료수를 마신 지 반년도 못 되어 최고 혈압 150, 최저 혈압이 80으로 되었습니다. 또 머리털이 많이 빠지고 흰머리도 많이 생겼는데, 볶은 콩가루 음료수를 매일 열심히 마시니까 머리털이 빠지기는커녕 검은 머리가 솟아나고 있습니다. 또 전에는 변비가 심했으나 볶은 콩가루 음료수를 며칠 마시니까 해소되었습니다.

⑤ 홋카이도의 니시마 야유코(52세, 회사원)

볶은 콩가루 음료수를 매일 열심히 마시니까 허리둘레가 처녀 때와 같이 가늘어지고 피부에 윤기가 있게 되었습니다. 남편도 같이 열심히 마시니까 당뇨병으로 성 불능이었던 것이 당뇨병도 고쳐지고 정력도 놀랄 만큼 왕성해졌습니다. 전에는 겨울에 감기로 많이 고생했는데, 금년에는 부부 양쪽이 감기에 걸리지 않았습니다.

⑥ 오사카의 가다노 하츠코(66세, 주부)

볶은 콩가루 음료수를 10일간 열심히 마신즉, 체중이 3킬로그램 줄고 혈압이 최고 186, 최저 120에서 최고 143, 최저 95로 내려갔습니다.

4) 중환자를 살리는 영양식

이번에는 볶은 보릿가루 자랑을 하겠습니다. 보통 미숫가루는 물로 개어서 먹습니다. 나쁩니다. 왜 그럴까요? 입안에서 분비되는 침이 천하제일의 부작용 없는 소화제입니다. 특히 곡식인 경우는 약 70퍼센트까지 소화시킵니다. 물로 개어서 먹으면 침이 나올까요? 가루를 입에 넣고 침을 잘 섞어서 넘긴 다음에 반찬이나 물을 잡수세요. 과거 수천 년간 미숫가루는 물에 개어서 먹고, 환자는 죽을 먹어 왔습니다. 그러니까 인간은 집단적으로 바보짓을 한 겁니다. 하기야 이 안 서방도 나이 80이 넘어서야 겨우 위에서 말한 가루의 영양가와 가루를 먹는 법을 깨닫게 되었으니, 역시 바보의 일종임이 틀림없습니다.

　독자 중에 혹시 가루의 영양가와 먹는 법에 관해 안 서방이 아닌 다른 사람이 쓴 책을 읽은 경험이 있으면 나에게 알려주세요. 그러면 나는 그분에게 그 책값의 10배를 드리고, 그 책으로부터 배우겠습니다. 나 자신은 이 모든 것을 영감으로 깨달았습니다.

　그리고 흰죽의 정체를 좀 생각해 보세요. 쌀의 중요한 영양분을 다 깎아 없애 버리고 백미로 만드는데, 이런 백미에 무슨 영양분이 있다는 말입니까? 그래도 다소 남은 영양분을 불로 철저히 죽여서 죽을 쑤고는 침도 안 섞은 채 훅 들이켜 버리는 바보, 그러니까 내가 늘 '바보는 죽기 전에는 못 고쳐!'라고 외치는 겁니다.

　나는 또 영감으로 깨달았습니다. 무엇이냐고요? 생통보리와 생현미를 볶지 말고 생것 그대로 가루로 빻아 먹는 것입니다. 볶은 것보다 영양분이 더 많고 소화도 더 잘되니, 하느님께 감사하고 감사하나이다. 이 보잘것없는 인간을 82세까지 살려주시고 공해로 죽어 가는 무수한 동포를 구제하는 위대한 사명을 내려 주셨습니다. 하느님은 내가 글을 쓸 때마다, 건강연수를 인도할 때마다 나에게 새로운 지식을 주시고 설득력을 강화해 주십니다.

묘한 것이 가루음식은 금방 소화되어 버립니다. 그러나 가루만 먹으면 씹는 운동을 안 하기 때문에 큰 문제가 생깁니다. 씹는 운동은 머리, 눈, 귀, 목, 가슴, 배 등 상체를 운동시키는 위대한 구실을 합니다.

그러니까 밥도 반 공기쯤은 잘 씹어 먹는 것이 좋습니다. 그리고 백미 고집쟁이는 백미에 현미 가루를 비벼 먹으면 맛이 좋긴 한데, 백미에는 영양분이 없고 농약 성분이 다소 들어 있다는 것을 각오하면서 먹으세요. 현미와 현맥에는 농약을 배설하는 피트산이 들어 있기 때문에 농약 걱정을 할 필요가 없습니다.

현미에 칼슘과 철분을 몰아내 버리는 성분이 있다면서 현미 먹기를 반대하는 사람이 있는데, 생거짓말입니다. 우리 조상은 과거 수천 년간 현미, 현맥을 먹어도 칼슘 부족 때문에 뼈가 약해지거나 철분 부족 때문에 빈혈이 일어나지 않았습니다. 그와는 정반대로 현미를 먹으면 뼈가 강해지고 빈혈증이 치유됩니다. 나는 60여 년간 산 경험과 산 연구로 이 말을 자신 있게 합니다.

또 된장에는 발암물질이 들어 있기 때문에 먹으면 암에 걸린다고 말하는 사람이 있는데, 연구하고 체험해 봤더니 그와는 정반대로 한국의 재래식 된장이 세계 제일의 암 치료 약이라는 것을 알게 되었습니다. 그 증거로 암을 세 번이나 수술한 사람도 현미, 된장,

생채소 위주의 자연식으로 병이 완치되었습니다.

그럼 말귀를 알아들을 수 없는 중환자에게 어떻게 가루 영양식을 먹일까요? 가령 그 환자가 50세쯤 되는 남자라면 사랑하는 아내가 입에 담아서 침을 잘 섞은 후 뽀뽀하면서 먹여 주세요. 아이고, 징그럽다고요? 그러니까 평소에 지독하게 사랑해 주란 말입니다. 그래야 유사시에 요긴하게 부려 먹을 수 있습니다. 밤낮 술만 처먹고 돌아다니고, 술 깨면 바가지 긁는다고 아내를 구박하는 남편에게 무슨 놈의 정으로 뽀뽀하면서 먹여 준단 말입니까? 만천하의 사내들이여! 내 말 안 들으면 혼납니다. 평소에 아내를 지독하게 사랑해야 한다는 걸 잊지 마세요.

14. 독립 자영 정신

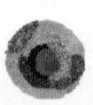

　다음은 82년간 인생을 살아온 경험으로, 젊은이가 실천하기를 간절히 바라는 마음으로 쓰는 것이니 정신 차리고 들었으면 좋겠습니다.
　'젊은이여, 독립 자영을 하라! 그것이 학업, 사업, 건강에 성공하는 참비결이다.'
　독립 자영이란 남의 힘에 의지하지 않고 혼자 힘으로 학업, 사업, 건강에 관한 일을 해나간다는 뜻입니다. 그럼 건강에 관한 일을 독립 자영한다니? 혼자 생각하고 생각하다가 다음을 읽으세요. 건강에 관한 일을 독립 자영하지 않고서는 결코 참다운 건강을 얻을 수 없습니다.

1) 학습하는 독립 자영 정신

독립 자영 정신으로 분투노력하지 않고서는 결코 학문으로 성공할 수 없습니다. 97퍼센트까지는 자신의 힘으로, 3퍼센트 정도만 남의 힘에 의지한다는 정신 자세로 분투노력하는 사람이라야 대성합니다. 가령 공부하는 학생에게 참고서가 있다고 합시다. 대개의 참고서에는 문제가 있고 바로 그 다음에 답과 해설이 있는데, 90퍼센트 이상의 바보 학생은 문제를 자기 힘으로 풀려고 생각하지 않고 바로 밑에 있는 답과 해설을 봅니다. 이것은 100퍼센트 남에게 의존해서 공부하는 것이므로 자기 능력으로 문제를 푸는 능력이 전혀 붙지 않습니다. 그래서 재수생이 될 수밖에 없습니다.

성공하는 10퍼센트 미만의 학생은 답과 해설을 아예 종이로 가려 놓고 100퍼센트 자기 힘으로 풀려고 애쓰고, 애쓴 다음에 답과 해설을 보고는 '아아, 그랬던가!' 하고 무릎을 칩니다. 무릎을 친 문제에는 O표를 해놓고 두고두고 복습해야 합니다.

자기 힘으로 쉽게 푼 문제는 다시 보지 않도록 ×표를 해놓고 시간을 절약하십시오. 이와 같이 아는 것과 모르는 것을 딱 구분해 놓은 다음, 잊어버릴 만할 때 다시 모르는 것을 복습하는 조직적이고 과학적인 공부를 해야 합니다.

처음에는 시간이 걸리나 나중에는 속도가 빨라집니다. 처음 것이 기초가 되기 때문입니다. 책을 빨리 끝내고 0점을 얻느니보다 첫 3분의 1이라도 철저히 해서 10점을 얻는 자가 최후에 승리를 하나이다.

2) 사업하는 독립 자영 정신

언젠가 포장마차 음식점에 들어간 일이 있습니다. 그 주인이 나를 보자마자 인사를 하는 것이었습니다.

"안 선생님 아니십니까?"

"난 자네를 잘 모르겠네."

"저는 선생님의 학원에서 열심히 공부하여 대학입시에 무난히 합격해 작년에 졸업했습니다."

"아니, 대학을 졸업한 사람이 포장마차를 하다니!"

"대학을 졸업해도 취직이 안 되더군요. 할 수 없이 리어카를 끌고 시골로 돌아다니면서 행상을 하다가 이 포장마차 음식점을 차리게 되었는데, 안 선생님이 일곱 번째 손님입니다. 저는 지금 비록 포장마차 음식점을 하고 있지만 두고 보십시오. 저는 꼭 일어서고야 말겠습니다."

나는 대학을 졸업한 사람이 모든 허영심을 버린 채 리어카를 끌고 행상을 하고, 포장마차 음식점을 하는 일에 감격해서 제안을 하나 했습니다.

"자본금을 대 줄 테니 무슨 딴 사업을 해볼 생각이 없는가?"

"아닙니다. 저는 혼자서 독립 자영을 하겠습니다."

나는 이와 같은 정신을 가진 청년을 좋아하기 때문에 그 후 친구들과 함께 그 포장마차에 몇 번 찾아갔습니다. 약 3개월간 외국 출장을 갔다가 다시 찾아갔더니 그 자리에 없었고, 이웃 가게에 물었더니 역시 모른다고 했습니다. 나는 그 청년이 보고 싶어서 서울

각처 포장마차를 찾아봤지만 헛수고였습니다. 자금을 대 준다고 해도 거절한 그 청년을 꼭 보고 싶었습니다.

그 후 약 10년 만에 정말 우연히도 전철 안에서 서로 만나게 되었습니다. 나는 전철이나 버스를 탈 때 낚시 의자를 가지고 다닙니다. 차 안에 손님이 늘 대만원이라 아예 처음부터 출입문 가까이에 낚시 의자를 놓고 앉아서 원고 교정을 봅니다.

"선생님, 오래간만입니다. 저쪽에 자리가 있으니 그리로 가시죠."

내가 보니까 그 포장마차 주인이었습니다. 옆에 앉은 자기 아들에게 일어나라고 하더니 나를 앉혀 주었습니다. 10년이면 강산도 변한다더니 그 포장마차 주인은 칠전팔기의 노력 끝에 드디어 큰 건축회사의 사장이 되어 있었습니다. 나는 그 사장님께 물었습니다.

"사장님이 포장마차를 할 때는 내가 자본금을 대 준다고 해도 거절한 이유가 무엇이었습니까?"

"저의 먼 친척 중에 부잣집 아들이 있습니다. 그는 대학을 졸업한 뒤 혼자서 무슨 사업을 한다면서 부친보고 자본금 10억 원을 대 달라고 했습니다. 그 부친은 사랑하는 외아들이 청하는 일이라 무조건 10억 원을 주었습니다. 그의 친구들이 얼마나 부러워했는지 모릅니다. 그는 대학을 갓 나와서 경험이 없었기 때문에 불과 2년 만에 그 10억 원을 다 날려 버려서 쫄딱 망하고 말았습니다. 그의 부친은 외아들이 사업에 실패한 뒤 자포자기하고 방탕 생활을 하는 꼴을 볼 수 없어서 전 재산을 투입하여 아들의 사업을 살리려고 애썼고, 결국은 부도가 나서 자살하고 말았습니다. 집안이 망해 버리니까 친척과 친지 모두 외면해 버렸고, 동정해서 도와주는 사람이 아무도 없으니까 그도 역시 부친과 같이 몇 번이나 자살을 기도했습니다. 그러던 중 내 포장마차 소문을 듣고 찾아왔습니다. 내가 처음에는 리어카를 끌고 시골로 돌아다니면서 행상을 하다가 이 포장마차를 하게 되었다고 하니까 자기도 리어카를 끌고 시골로 돌아다니면서 행상을 하겠다고 했습니다. 리어카와 물건을 살 돈이 없다기에 마침 내가 옛날에 쓰던 리어카를 기념으로 간직하고 있어서 그 리어카와 물건 살 돈을 대 주었습니다. 나는 그 리어카와는 인연이 참 깊습니다. 사업하다 실패하면 이 리어카를 끌고 행상하기를 무려 세 번이나 했습니다. 나 자신은 대학 시절에 아버지가 세상을 떠나 안 계시고, 어머님이 가정부, 파출부, 시장 장사를 하면서 학비를 대 주었습니다. 학비가 부족해서 3식은 어림도 없고 대개는 2식, 1식을 하는 형편이었기에 차비가 없어서 학교까지 늘 걸어 다녔습니다. 그리고 아침에는 신문 배달을 했고요. 가난했지만 운동을 많이 했던 탓으로 몸은 건강했습니다. 그 친구는 부잣집 외아들이라 대학 시절에는 자가용으로 왕복했습니다. 나는 그걸 보고 얼마나 부러워했는지 모릅니다. 그 친구는 리어카를 끌고 행상을 하다가 피로와 영양실조로 폐결핵에 걸려 결국 죽고 말았습니다. 즉 부잣집 외아들로 호강하면서 자란 몸이라 리어카를 끌 기력이 없었던 것입니다. 10억 원의 자본금보다 경험이 1만 배 이상 낫다는 것을 통감했기 때문에 저는 남의 도움을 거절하고 독립 자영하기로 결심했던 것입니다."

3) 건강을 위한 독립 자영 정신

여기가 최고로 중요합니다. 아니, 이 안 서방아, 건강 이야기를 한다면서 웬 놈의 장사 이야기냐, 라고 할 것입니다. 내가 무엇 때문에 이런 이야기를 장황하게 늘어놓았을까요. 건강과 직결된 이야기이니 알아맞혀 보세요. 눈치 빠른 사람은 벌써 이 안 서방이 무슨 잔소리를 늘어놓을 것인지를 짐작하고 있을 겁니다.

부모나 남들이 건강에 관해서 아무리 애를 써줘도 자신이 적극적으로 노력하지 않으면 절대로 건강할 수 없습니다. 참다운 건강은 남의 도움, 돈, 약으로 얻어지는 것이 아니고 오직 자신의 노력에 의해서만 얻을 수 있기 때문입니다. 부모나 자녀가 약을 사주지 않는다고, 병원에 입원시켜 주지 않는다고 불평하는 사람은 영원히 건강할 수 없습니다.

참다운 건강은 돈이 필요한 것이 아니라 오히려 돈을 저축하면서 얻는다는 진리를 뼛속으로부터 느끼지 못한다면 영원히 건강할 수 없습니다. 요즘은 과학만능주의 시대라 이런 말을 하면 젊은이들은 케케묵은 할아버지의 소리라면서 믿지 않을 것이기에 철저한 해명을 과학적으로 하겠습니다.

4) 인체의 자연생리기능

우리 몸속에 흐르는 혈액에는 적혈구와 백혈구가 있습니다. 적혈구는 영양분을 간장으로부터 세포로 운반해 주고, 또 세포에서 생기는 독을 몸 밖으로 몰아내 버리는 일을 합니다. 백혈구는 병이 생기면 병균을 잡아먹습니다.

　만일 우리 몸에 병이 생겨서 약을 먹는다면 그 약이 백혈구가 하는 일을 대신하므로 백혈구는 일을 하지 않고 놀게 됩니다. 우리의 모든 생리기능은 일을 하지 않고 놀게 되면 힘이 약해져서 노쇠하고 맙니다. 또 약은 적혈구와 백혈구의 힘을 약화시키거나 죽이는 일을 합니다. 우리가 먹는 음식물은 위장에서 소화가 되어 몸을 움직이게 하는 원동력이 됩니다. 그런데 대개의 약은 위장을 해치므로 음식물을 먹어도 소화가 안 되고, 영양분을 병든 곳으로 공급하지 못하므로 병세는 더욱 악화됩니다. 그리고 가장 무서운 것은 약의 부작용으로 인해 다른 여러 곳에도 병이 생긴다는 것입니다.

　만약 약으로 건강해지고 병이 고쳐진다면 부자들만 오래 살고 약을 사 먹을 수 없는 가난한 사람은 건강하지 못해 빨리 죽고 말 것입니다. 그럼 세계적인 갑부인 오나시스, 카네기, 포드, 록펠러, 진시황, 이병철 같은 사람은 약을 사 먹을 돈이 없어서 죽었단 말입니까?

　우리가 술, 담배, 공해 식품, 약 등을 먹거나 과식을 하면 몸이 약해져서 병균을 잡아먹는 백혈구의 수가 줄거나 병균을 잡아먹는 식균력이 약화됩니다. 그래서 몸속에 병균이 들어와도 백혈구가 병균을 잡아먹을 힘이 없기 때문에 부득이하게 약을 먹습니다. 약을 먹으니까 병이 일시적으로는 고쳐집니다. 그것은 살아남은 백혈구의 약한 식균력과 약이 합작해서 병을 고친 것입니다. 그런데 얼마 있으면 병이 도져서 전보다 더 고생하게 됩니다. 왜 그럴까요? 한참 생각하다가 다음을 읽으세요.

정답은 약을 먹었기 때문에 백혈구의 수가 더욱 줄고 식균력이 더욱 약해졌기 때문입니다. 병이 도졌으니까 또 약을 먹어야 하는데, 백혈구의 수가 줄고 식균력이 약해졌기 때문에 처음에 먹은 약의 양보다 더 많은 양, 더 강도가 높은 약을 먹어야 합니다.

약을 더 많이 먹기 때문에 백혈구의 수는 더욱 줄고 식균력도 더욱 약해져서 병이 또 도집니다. 그래서 또 약을 먹었더니 백혈구가 죽어 버림과 동시에 사람도 죽어 버리는 것입니다. 거의 모든 인간은 약을 먹고 병을 고쳤기 때문에 약을 먹으면 또 병이 고쳐진다고 생각합니다. 처음에 한 번 병이 고쳐진 것만 생각하고 병이 다시 도진 것은 계산에 넣지 않기 때문입니다.

이 일은 아들이 사업에 실패할 때마다 아버지가 자본을 대 주었더니 결국 부자가 다 망해 버리는 것과 같은 이치입니다. 리어카를 끌더라도 혼자 힘으로 노력해야 성공하고, 남의 도움으로 사업을 하면 망하는 것과 같이 건강도 자신의 생리기능으로 살아야 생명을 유지할 수 있습니다. 약, 돈, 남의 간호 같은 타력에 의존한다면 건강은 기필코 망해 버립니다.

사람은 피가 맑아야 백혈구와 적혈구의 수가 증가하고 식균력도 강하게 됩니다. 즉 인체의 자연생리기능이 강화되는 것입니다. 피를 맑게 하려면 자연식을 알맞게 먹으며 다음과 같이 실행해야 합니다.

① 과식을 하면 소화가 안 되고 독이 되어 병이 생깁니다. 이 병을 고치기 위해서는 원상으로 될 때까지 굶어야 합니다. 이 경

우에 약을 먹으면 사태는 더욱 악화될 따름입니다.
② 하느님이 만드신 자연식을 가공하면 영양실조에 걸리거나 사람을 죽이는 독으로 변모합니다. 가공을 한다는 것은 맛있게 먹기 위해 영양분을 깎아내 버리거나, 조미료, 방부제, 착색제 등을 첨가하는 것입니다. 주의하고 또 주의할 것은 가공식품을 먹으면 피가 더러워져서 적혈구나 백혈구의 기능이 약화됨과 동시에 혈구 수가 감소하는 일이 많아진다는 점입니다. 특히 식품에 첨가된 화학성분이 독을 더욱 심화시킵니다.
③ 굶으면 과식, 가공식품, 약 등으로 생긴 독이 일소돼 피가 맑아지고 혈구 수가 증가하여 그 기능이 강화됩니다. 따라서 나는 굶는 것이 세계 제일의 장수 약이라고 확신합니다. 굶으면 식욕이 나서 막 먹고 싶어집니다. 이때는 맛이 없는 꽁보리밥도 꿀맛 같습니다.

이와 같이 굶다가 맛있게 먹는 자연식이 세계 최고의 보약입니다. 이 세계 최고의 보약을 1개월 이상 계속 먹으면 병의 3분의 1 이상이 치유되고, 2개월 이상 계속하면 3분의 2 이상, 3개월 이상 계속하면 병이 완치됩니다. 이 약은 억만금을 주고도 살 수 없고, 부모의 애정으로도 구할 수 없습니다. 다만, 자신의 노력만으로 구할 수 있습니다. 과거 수천 년간 인류는 이와 같은 약을 구하려고 무진 애를 썼으나 모두 실패하고 말았습니다. 그들은 이와 같은 고귀한 약이 저 멀리 떨어진 곳이나 깊은 산에 있는 줄만 알았지 가장 가까운 자기 배 속에 있는 줄은 꿈에도 몰랐기 때문입니다.

이 약은 억만금으로 사는 게 아니라 그 반대로 공짜, 아니 돈을 저축하면서 구할 수 있는 것입니다. 굶어서 얻는 것인데 무슨 놈의 돈이 필요하단 말입니까? 이 굶음의 고통을 못 참아서 약을 먹는다면 다만 생명을 단축시킬 따름입니다.

이 굶음의 건강 원리는 만고불변의 진리입니다. 하느님이 인간과 동물에게 부여한 본능입니다. 집 안에서 기르는 개는 인간과 같이 가공식품을 화식하기 때문에 병에 걸립니다. 야생동물은 자연식품을 생식하기 때문에 병이 없습니다. 집에서 기르는 개라도 병에 걸리면 사람이 안 보이는 마루 밑으로 들어가 몇 날 며칠이고 병이 나을 때까지 굶어 버립니다. 개는 인간과 같이 약을 만들어 먹는 지혜가 없고 다만 하느님이 주신 본능만 있기 때문입니다.

인류는 과거 수천 년간 이 하느님의 의술을 거역하고 약학, 의학을 연구해 왔지만 사태는 점점 악화되어 종합병원, 대학병원은 초만원이고, 입원하기는 대학입시 이상으로 어렵게 되었습니다. 그렇게 고생해서 입원해도 병이 낫기만 하면 천만다행인데, 오히려 몇 십 년 동안 모아 놓은 재산을 모두 탕진하고도 죽어 버리니, 이 얼마나 분통 터지는 일입니까?

그렇습니다. 병을 고치기 위해 약을 먹는다는 것은 타력 의존입니다. 약은 아버지가 대 주는 장사 밑천과 같습니다. 아버지가 자본을 안 대 주면 망하는 것과 같이 약이 떨어지면 그 사람도 망합니다. 혼자 힘으로 건강해지고 혼자 힘으로 병을 고칠 줄 모르면 죽습니다. 그래서 내 건강법은 약과 돈을 안 쓰는 건강법입니다.

과거의 거의 모든 건강법과 치병 방법은 말하자면 독립 자영이 아니라 타력 의존이었습니다. 그래서 아무리 약국과 병원 수가 늘어나도 환자 수는 늘어만 갔던 것입니다. 이 만고불변의 진리를 깨닫는 것이 바로 억만금을 버는 것입니다. 병원에 입원해 비싼 약을 먹는 부자를 부러워하지 말고 이 진리를 깨달아 일생 행복하게 살기를 바랍니다. 이 늙은이의 마지막 소원이니 제발 정신을 차리세요.

15. 장내 미생물

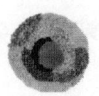

1) 미생물의 역할

미생물(세균, 바이러스)은 눈에 보이지는 않지만 공기, 흙, 물은 물론이고 동물의 피부와 소화기 등에 수많은 종이 서식하는데, 자연계의 에너지 순환, 동식물의 대사(흡수, 소화, 배설), 면역체계 등 생태계에 없어서는 안 될 중요한 부분을 차지하고 있습니다.

최초로 미생물을 발견한 사람은 1673년 네덜란드의 레벤후쿠라는 사람으로, 그는 자신이 만든 현미경을 통해 미생물의 존재를 확인할 수 있었습니다. 19세기에는 파스퇴르가 미생물에 대해 연구해 더 많은 것이 밝혀지기 시작했습니다.

고대의 불가사의한 문명도, 히포크라테스도, 중국의 화타도 눈에 보이지 않는 미생물의 존재를 알지 못했고, 오래된 의학인 한의학도 기의 통로인 경락은 알고 있었으나 미생물의 존재는 알지 못했습니다. 결국, 미생물에 대한 연구는 불과 100년 남짓밖에 되지 않습니다.

자연이란 존재는 동물과 식물, 그리고 눈에 보이지 않는 미생물의 상호작용으로 에너지 순환을 끊임없이 유지해 나갑니다. 동물이나 식물 등 유기물이 생명력을 잃으면 미생물이 이를 발효해 흙으로 돌려보내고, 식물은 광합성 작용과 흙 속 미생물의 분해과정을 통해 생산된 각종 에너지 물질을 흡수해 열매를 맺거나 생육을 하는데, 이를 초식동물이 먹고, 육식동물은 초식동물을 먹음으로써 에너지를 얻게 됩니다. 생명체가 죽으면 미생물이 이를 분해해 흙으로 돌려보냄으로써 끊임없는 에너지 순환이 이루어진다는 뜻입니다.

20세기 중반까지 인간의 사망 원인은 세균이나 바이러스에 의한 질병이었지만 현대인은 심장병, 암, 뇌혈관 질환 등 과거에 거의 존재하지 않았던 새로운 형태의 질병과 직면하고 있습니다. 과거에는 세균이나 바이러스에 의한 전염병으로 주로 면역이 약한 소아나 노인이 희생되었지만, 21세기에는 천식, 알레르기, 자가면역질환, 비만을 동반한 대사성 질환 같은 질병이 나이에 상관없이, 남녀노소를 불문하고 광범위하게 나타나고 있습니다.

2) 인간의 소화기관 이해

인간을 제외한 모든 동물의 소화기관은 육식과 초식 가운데 한 가지만 특화되어 있기 때문에 강한 소화력을 가지고 있습니다. 육식동물은 아무리 배가 고파도 풀을 먹지 않으며, 이빨의 구조는 날카로운 송곳니가 대부분이며, 씹지 않고 삼켜도 강한 위산과 소화효소가 있어 쉽게 소화합니다. 초식동물은 거친 섬유질 위주의 먹이를 섭취하기 때문에 어금니가 발달되어 있는데, 4곳으로 구분되어 있는 반추위 동물의 첫 번째 위에는 많은 미생물이 있어서 식물을 분해해 소화를 돕습니다.

말과 같이 반추위가 없는 초식동물의 위에는 미생물이 거의 없는 대신 장의 길이가 매우 길고, 장에 있는 수많은 미생물이 섬유질을 분해, 발효시켜 음식물의 대사를 돕습니다. 즉, 섬유질 섭취가 전혀 없는 육식동물은 송곳니와 짧은 장을 소유한 반면, 초식동물은 질긴 섬유질을 씹기 위한 어금니와 미생물이 분해, 발효하는 기다란 장을 소유한 게 특징입니다. 결국, 육식동물은 자체의 소화액 위주로 단백질 지방을 소화시키고, 초식동물은 소화효소가 아닌 미생물의 도움으로 거친 섬유질을 발효, 분해하면서 몸에 필요한 에너지를 얻는다는 말입니다.

이처럼 육식동물이나 초식동물은 한 가지에 특화된 소화기관을 가지고 있기 때문에 아주 강한 소화력을 발휘하지만, 인간은 육식과 초식을 하는 잡식성이라 육류와 채소 등 못 먹는 음식이 없기 때문에 육식이나 초식 한 가지에 특화된 동물처럼 강한 소화력을 가지고 있지 않습니다. 고기와 채소, 즉 단백질, 지방, 탄수화물, 섬유질(초식) 등을 연료로 쓸 수 있는 잡식성 소화기관을 가지고 있는 것입니다.

인간이 먹는 음식을 단백질, 지방, 탄수화물, 섬유질로 분류한다면, 단백질, 지방, 탄수화물은 우리 몸에서 분비되는 소화효소에 의해 분해 흡수가 되고, 섬유질은 소화되지 않고 그냥 내려와 대장에 사는 수많은 미생물에 의해 발효, 분해가 되어 몸에 필요한 물질을 제공합니다. 즉, 단백질, 지방, 탄수화물은 우리의 먹이가 되고 섬유질은 장내 미생물의 먹이가 되는 것입니다.

3) 장내 미생물의 중요성

인간의 몸에는 피부에서부터 구강, 코, 귓구멍, 생식기, 소화기관 등에 살고 있는 미생물이 수천 종 있으며, 그 수는 100조에 이릅니다. 이를 무게로 따진다면 2킬로그램이 넘습니다. 이렇게 우리 몸을 숙주 삼아 서식하는 미생물은 단지 무전취식하는 방관자가 아니라 몸을 보호해 주고, 에너지 대사를 돕고, 면역에도 아주 중요한 존재라는 게 최근 연구에서 밝혀지고 있습니다. 여기서 미생물이 수천 종 있다는 것은 자연계에 사자와 토끼가 다른 것처럼 종마다 디엔에이(DNA) 구조가 다르다는 의미로, 각 미생물이 하는 작용, 좋아하는 환경, 먹이, 대사물질이 다르다는 뜻입니다. 최근 연구에 의하면 장내 미생물이 우리 면역의 중추적인 역할을 할 뿐만 아니라 장내 미생물의 생태계에 따라 비만, 아토피, 천식, 알레르기, 불면증 등 21세기형 질병에도 크게 관여한다고 속속 밝혀지고 있습니다. 건강한 장내 생태계가 건강에 가장 중요한 역할을 한다는 것입니다.

4) 현대인의 장내 생태계

옛말에 잘 먹고, 잘 싸고, 잘 자면 건강하다는 말이 있습니다. 여기서 잘 싼다는 말은 장이 건강해 변의 상태가 바나나처럼 굵고 양이 많으며, 규칙적으로 하루에 한 번 이상 잔변감 없이 순식간에 일을 보고, 냄새가 적은 변을 말합니다. 잘 싸면 잘 먹게 되므로 또한 잠도 잘 자게 됩니다. 결국 잘 싸는 것이야말로 에너지 순환을 위해 으뜸으로 중요한 일입니다.

5) 장이 건강하다는 의미

장이 건강하다는 의미를 다른 말로 표현하면 장내 미생물총이 건강하다는 의미입니다. 그럼 장내 미생물총이 건강하다는 말은 어떤 상태를 말할까요? 종이 다양하고 그 개체수가 많으며, 이로운 미생물이 해로운 미생물보다 많은 상태를 말합니다. 그래서 장내 미생물총이 건강하다면 당연히 잘 싸게 되는 것입니다.

사람의 발길이 닿지 않은 열대 우림 생태계는 동식물의 종이 다양하고 개체수도 많은데, 이는 한 종만 번식하지 못하고 견제와 균형을 통해 먹이사슬이 이루어져 건강한 생태계를 유지했다는 뜻입니다. 그래서 끊임없는 에너지 순환이 이루어지게 됩니다.

40~50년 전 논에는 메뚜기를 비롯해 거미, 잠자리, 무당벌레 같은 익충과 나방, 벼멸구 같은 해충이 치열하게 먹이사슬 경쟁을 했고, 수중에는 개구리, 미꾸라지, 메기, 붕어, 우렁이, 거머리 등 수많은 종이 생태계를 이루고 살았습니다. 하지만 다수확을 위한 과학

영농이라는 미명 아래 농약과 비료를 논과 밭에 마구 뿌려서 약한 개체부터 하나둘씩 그 모습을 감추기 시작했고, 지금은 농약에 강한 거머리조차 찾아볼 수 없는 실정입니다. 일본과 한국은 세계에서 농약을 가장 많이 사용하는 나라입니다.

농약과 비료에 의해 논밭의 생태가 무너졌듯이 현대인의 장내 미생물총 또한 생태계가 무너져 건강상 많은 문제를 야기하고 있습니다. 논밭에서 일어났던 일이 장내에서도 일어난 것인데, 항생제와 가공식품이 그 일등 공신이라 하겠습니다. 항생제는 농약이고 가공식품은 비료입니다. 해충을 죽이기 위해 농약을 뿌려 대면 익충까지 죽듯이 병원성 세균을 죽이기 위해 항생제를 쓰면 장내의 유익한 미생물까지 죽게 되는 것입니다. 한국은 세계에서 항생제를 가장 많이 쓰고, 항생제 내성 또한 세계에서 일등인 나라입니다.

섬유질을 제거하고 각종 화학 첨가물과 방부제 등이 들어간 가공식품 또한 장내 미생물총을 죽이는 역할을 합니다. 그래서 요즘 현대인 가운데 건강한 변을 보는 이는 지극히 적은 실정이고, 30센티미터의 굵고 긴 쾌변은 전설이 되어 버렸습니다.

현재 미국에서는 건강한 사람의 대변을 이식(미생물 이식)해 소화기 질환인 설사나 장내 염증을 치료하고 있는데, 건강한 대변 공여자는 50명 가운데 겨우 1명이 나올 정도입니다.

6) 현대인의 장내 미생물총이 무너진 이유

메뚜기가 뛰어 놀고 수많은 곤충과 수중 어류가 어우러져 살았던 논, 그런 논에 독한 농약과 화학비료를 뿌려 대면서 대부분의 종은 사라지고 흙 속 미생물 또한 턱없이 부족해져서 척박한 논과 밭이 되었습니다. 현대인 또한 세균을 죽이기 위해 항생제를 많이 쓰고, 화학약품이나 화학물질 등을 사용하고 있습니다. 게다가 농약과 비료에 오염된 먹을거리, 화학 첨가물, 섬유질이 제거된 패스트푸드 등을 많이 먹어서 장내 생태계를 해롭게 하고 있습니다. 특히 한국은 인간과 가축에게 항생제를 남용하고, 농작물을 재배할 때 농약과 비료를 과도하게 사용하며, 화학 첨가물 또한 가장 많이 쓰는 나라 중의 하나입니다.

장내 미생물은 아주 미세한 존재이므로 조건이 맞으면 급속하게 개체수를 늘리지만, 외부의 조그마한 자극에도 생존에 큰 타격을 받습니다. 과식, 음주, 흡연, 과도한 육식, 스트레스 등도 장내 미생물의 생태계를 무너뜨립니다.

7) 장내 생태계를 복원하는 식사법

앞에서 언급했듯이 단백질, 지방, 탄수화물은 소화효소에 의해 분해, 흡수가 되고, 섬유질은 소화효소가 없어 장까지 내려가 미생물의 도움으로 발효, 분해가 되어 몸에 흡수됩니다.

모든 생명체는 살기 좋고 먹을거리가 많은 곳에 살고 싶어 합니다. 따뜻하고 먹을거리가 풍부해야 한다는 말입니다. 장은 막걸리를 발효하는 따뜻한 술독과 같습니다. 미생물이 잘 번식하기 위해서는 36도 내외의 온도와 수분, 그리고 먹이(섬유질)가 있어야 합니다.

한국전쟁 때 미국인은 한국인이 싸는 엄청난 똥의 양에 놀라고 말았습니다. 현대인은 그 당시의 3분의 1 정도밖에 변을 보지 못합니다. 그만큼 섬유질 섭취량이 줄었다는 말입니다.

장내 미생물이 좋아하는 먹이는 나물 종류의 섬유질이고, 또 하나는 곡물의 껍질입니다. 쌀의 껍질, 보리나 밀의 껍질은 장내 미생물이 가장 좋아하는 것들 중 하나입니다. 막걸리를 만들 때 밀기울로 만드는 이유는 미생물이 가장 좋아하는 먹이이기 때문입니다. 쑥이 듬뿍 든 인절미를 먹어도 아주 굵은 쾌변을 볼 수 있습니다. 쑥 또한 장내 미생물이 아주 좋아하는 먹이이기 때문입니다.

그래서 현미, 통보리, 통밀, 통귀리를 쑥과 함께 갈아서 밥 대신 먹으면 아주 좋습니다. 미생물은 약간의 당질이 섞인 섬유질을 최고로 좋아합니다. 쑥과 곡식 껍질의 당분이 어우러진 통곡물 쑥밥은 아주 좋아하는 먹이입니다.

8) 결론

장내 미생물총이 건강해 장내에서 발효가 잘 되면, 에너지 대사에 선순환이 이루어지면, 어느 한 질병만이 아니라 모든 증상이 호전되거나 완치됩니다. 한겨울에 퇴비를 들춰 보면 속이 따뜻하고 김이 모락모락 납니다. 미생물의 발효 작용으로 열이 발생하기 때문입니다. 계분을 발효할 때는 온도가 70도까지 올라갑니다.

또 장내 미생물총이 건강하면 배가 따뜻하게 되고, 혈액이 따뜻해져 혈액순환이 잘되고, 추위에 타지 않는 몸이 됩니다. 반대로 장내 부패가 이루어지면 항상 배가 차고 추위를 많이 탑니다.

그리고 장내 미생물이 왕성하게 번식하면 효소와 필수 아미노산을 만들고, 비타민과 미네랄을 간에 충분이 공급하면 간이 활성화되어 소화효소를 만들고, 소화력이 좋아지면 영양 흡수도 잘되는데, 그러면 대사의 선순환이 시작됩니다.

에너지 순환이 잘되면 정체되어 빠지지 않던 지방이 빠지고, 혈관에 낀 콜레스테롤이나 혈중 중성지방도 줄게 되고, 근육은 늘어나게 됩니다. 또 세로토닌이라는 호르몬이 잘 분비되어 잠도 잘 자게 됩니다. 만병일독이라 했듯이 만병은 피가 깨끗하지 못해서 생기는 법입니다. 자연계나 인체는 유기체이기 때문에 해부학적으로 분석한 증상만 다루는 현대의학과 영양학은 나무만 보고 숲을 보지 못하는 한계가 있습니다.

곡식을 도정해 먹는다면 씨눈과 껍질에 들어 있는 좋은 양양소를 버리는 것은 물론이고 몸에 꼭 필요한 섬유질도 제거하는 심각한 문제를 야기합니다. 섬유질은 우리 몸에서 아주 중요한 역할을 하는데, 장 안에서 유익한 균의 증식을 돕거나 대장의 배설 기능을 돕는 윤활유 같은 것입니다. 인간이 무엇을 먹느냐에 따라 지구와 모든 생명체의 현재와 미래, 행복과 불행이 결정된다는 평범한 진리를 항상 염두에 두어야 하겠습니다.

모든 병은 장에서 시작됩니다. 장에 있는 유익균은 건강을 지키는 말없는 영웅과 같습니다. 이 영웅이 없다면 독소를 제대로 내보내지 못하고 뇌에 쌓여 치명적인 결과를 부릅니다. 심근경색, 뇌졸중, 암 같은 만성적인 성인병의 원인이 됩니다. 또 건강한 미생물이 부족하면 영양 결핍에 걸릴 것은 확실하고, 그 결과 다른 장기에도 기능 장애가 나타납니다. 이처럼 모든 몸의 기능이 대장과 직접 연결되어 있음을 안다면 대장의 건강을 절대로 과소평가하면 안 됩니다.

한국 제일의 학원을 운영하고 영어책이 1,000만 부나 나갈 때는 나의 몸을 전담해 주는 지압사가 있었습니다. 유명한 지압사이기에 많은 사람이 지압을 받았는데, 복부지압을 못 하게 하는 사람은 일찍 저세상으로 가버린다고 말했습니다. 그래서 나는 장내의 유익한 미생물이 얼마나 중요한 역할을 하는지 알게 되었습니다. 이래도 장내 미생물이 좋아하는 음식을 안 먹는 바보가 있습니다. 그래서 나는 바보는 죽지 않으면 못 고친다고 말하는 겁니다.

16. 문명병의 원인

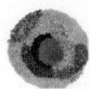

　복습하는 기분으로 읽으면서 명심하고 명심합시다. 건강 진리는 성경, 불경을 읽고 외듯이 같은 것을 반복해서 읽고 외워 정신 무장을 해야 악마의 유혹을 물리칠 수 있습니다. 따라서 같은 소리를 한다고 짜증을 내거나 과거에 읽었으니 또 읽을 필요가 없다고 생각하는 사람은 지극히 어리석은 인간입니다. 진정한 스승은 실행 안 하는 제자의 뒤를 쫓아다니면서 '너 왜 실행을 안 하느냐! 너 왜 실행을 안 하냐!'라는 소리를 무수히 되풀이하고, 때로는 매를 대 가면서 실행시키려고 애쓰는 법입니다.
　본론으로 들어가서 이 글을 쓰게 된 동기를 먼저 밝히겠습니다. 나는 정주영 회장 초청으로 현대그룹 대강당에서 강연한 적이 있습니다. 현대그룹 계열사 40여 개 사장과 간부 700명이 참석한 강연이 끝나자 왕회장께서 감격했는지 내 책 200부를 주문하면서 고맙다고 얘기했습니다. 며칠 후 현대그룹 문화실의 이영규 씨가 편지 한 통을 보내 왔습니다.

'안 선생님 강연하신 것을 현대그룹 전 종업원 약 18만 명, 가족까지 합치면 약 50만 명이 읽도록 사보로 발행하게 됐습니다. 별지는 제가 선생님의 강연을 듣고 편집한 원고이니 잘 수정해 주시면 고맙겠습니다.'

나는 원고를 읽고 종합적으로 재치 있게 잘 편집했다고 칭찬했습니다. 그러나 나는 이 글을 현대그룹 종업원 18만 명만 읽을 게 아니라 전 국민이 읽어야 한다는 생각으로 이곳에 싣습니다.

안녕하십니까, 안현필입니다. 저는 제가 경험으로 겪은 건강법을 여러분께 말씀드리고 여러분과 함께 건강하고 행복한 삶을 살고자 이 자리에 섰습니다.

아시는 분도 계시겠지만 저는 50세 때 『영어실력기초』, 『삼위일체 영어』를 비롯한 영어 참고서를 만들어 1,000만 부나 팔았고, 서울 종로 한복판에 큰 빌딩을 지어 한국 제일의 학원인 이엠아이를 운영할 정도로 큰 부자가 되었습니다. 그런데 부자가 되어 맛 좋은 것을 막 처먹었더니 40킬로그램도 못 되던 말라깽이가 일약 75킬로그램이나 되는 뚱뚱보가 되어 버렸습니다. 40킬로그램도 못 되던 평생 말라깽이의 유일한 소원은 볼품 좋은 뚱뚱보가 되는 것이었는데, 소원 성취한 것입니다.

그런데 유감천만인 것은 고혈압, 심장병 같은 놈들이 저를 죽이려고 막 덤벼드는 것이었습니다. 돈은 아쉽지 않던 시절이라 우리나라의 양약, 한약은 물론이고 세계적으로 유명하다는 약은 다 구해다 먹었고, 병원에 입원도 해봤으나 나아지기는커녕 오히려 악화 일로를 걸을 뿐이었습니다. 그래서 현대 의학은 내 병을 못 고친다, 내 병은 내가 연구해서 고치겠다, 이런 결심으로 70세까지 20년간 수만 권의 책을 읽으면서 연구하고 실천한 결과, 나를 그렇게 괴롭히던 병마를 내쫓고 말았습니다. 그러나 사업을 돌보지 않았던 탓에 부도가 나서 60세 백발노인은 천하의 갑부에서 천하의 왕거지로 몰락하고 말았습니다. 말하자면 건강 대학의 수업료로 전 재산을 바친 셈입니다.

지금 저의 눈앞에 1조 원이라는 돈과 그간 터득한 건강 진리를 놓고 한 가지만 택하라고 하면 저는 서슴지 않고 돈을 버리고 건강 진리를 택하겠습니다. 만일 제가 부도를 내지 않았더라면 저는 죽은 지 오래되었을 것입니다. 하느님께서 저를 부도라는 인생 용광로에 집어넣고 단련시켰기 때문에 오늘의 내가 있는 것입니다.

'내가 이대로 죽다니 말이나 되는 소리인가! 나는 기어이 다시 일어서고야 말겠다!'

이런 불요불굴의 의지로 분투노력한 결과 인생 70에 다시 일어서는 기적을 행하게 되었습니다.

'나 혼자만의 건강과 행복은 돼지의 건강과 행복이다. 진정한 행복은 남을 건강하게 하는 데 있다.'

이런 신념으로 82세까지 12년간 잡지에 글을 쓰고 건강 연수를 인도해 왔습니다. 그동안 새벽 2시에 일어나 분투노력한 보람이 있어서 〈한국일보〉에 '삼위일체 장수법'을 매주 연재하게 되었고, 서울 강남구와 서초구 의사회 공동 초청으로 강남세브란스병원 강당에서 의학박사 약 200명을 앉혀 놓고 강연도 하게 되었습니다.

제가 깨달은 건강 진리는 특별한 것이 아닙니다. 저는 현대인이 암, 심장병, 고혈압, 당뇨병, 신장병, 정신병 등 각종 문명병으로 고생하는 것을 보면서 옛날 우리 조상에게는 이런 병이 없었는데 현대인은 왜 이런 병으로 고생하는가 하고 곰곰이 연구해 본 결과, 현대인은 우리 조상이 먹지 않던 것을 먹기 때문에 우리 조상이 앓지 않던 병을 앓고 있다는 진리를 깨달았을 뿐입니다. 현대인이 겪고 있는 모든 문명병은 약으로 치유될 수 없는 식원병(食源病), 즉 음식을 잘못 먹어서 생긴 병이라는 사실을 깨달은 것입니다. 따라서 이 병을 예방, 치료하기 위해서는 옛날 우리 조상이 먹었던 것과 같은 것은 먹어야 합니다.

그럼 우리 조상은 어떤 방식으로 식사를 했을까요? 우리 조상은 오백 음식을 절대로 먹지 않았습니다. 다섯 가지 하얀 음식, 그것이 무엇입니까? 식품 가공 기술이 발달함에 따라 먹기 편하게 희도록 정제한 식품을 말합니다. 쌀의 경우를 말하면 쌀겨와 배아에 중요한 영양분이 총집결되어 있는데 희도록 정제하는 과정에서 이것들을 전부 깎아내 버립니다.

오백식품이란 흰쌀, 흰 밀가루, 흰 설탕, 흰 소금, 흰 화학 조미료를 말합니다. 이러한 오백 음식이 우리를 병들게 하는 근본 원인입니다. 또한 우리 조상은 명절, 제사 때 외에는 거의 육류를 먹지 않았는데 오늘날 우리는 거의 매일 고기를 먹고 있습니다. 우리가 먹는 가축은 인간에 의해 속박을 받기 때문에 운동할 자유도, 먹을 자유도 없이 배합된 사료만 먹기 때문에 병이 인간보다 몇 곱이나 심합니다. 이런 병든 가축 고기를 먹는다면 인간의 병에 가축의 병까지 합해져 몇 곱절의 병을 갖게 됩니다.

그러면 우리 현대인은 어떻게 해야 건강한 삶을 살 수 있을까요? 저의 삼위일체 건강법을 결론적으로 말하면, 첫째는 제독, 둘째는 자연식, 셋째는 운동입니다. 제독으로 몸속에 누적된 독을 빼내고, 자연식으로 피와 살을 맑게 하고, 운동으로 맑아진 피를 몸 전체로 보내는 것입니다. 이 세 가지를 종합적으로 꾸준히 실천하면 건강을 눈부시게 증진할 수 있고, 암을 위시한 각종 현대병도 고칠 수 있습니다.

최근에는 저의 삼위일체 건강법으로 항문암, 담낭암, 위암, 이렇게 세 가지 암을 수술한 사람이 완치되는, 세계적인 기적이 일어난 적도 있습니다.

제독은 몸속의 독을 빼내는 것을 말하는데 제독의 유일한 방법은 바로 단식입니다. 약으로는 절대로 안 됩니다. 단식을 해야 몸속의 독이 빠집니다. 그러나 장기간 단식을 하는 데는 여러 가지 곤란과 부작용이 수반되므로 저는 여러분 누구든지 하기 쉬운 아침 굶기를 제안합니다. 저녁을 하오 6시에 먹고 다음 날 아침을 굶은 후 12시에 점심을 먹으면 18시간을 단식하는 효과가 있습니다.

아침을 굶을 때 꼭 지켜야 할 일은 현미 또는 통보리, 콩 중심의 자연식을 하는 것입니다. 백미 중심의 가공식품을 먹으면서 단식하면 영양실조로 건강에 큰 문제가 생깁니다. 그리고 희도록 도정한 보리는 백미와 같으니 통보리를 먹어야 합니다. 1식 식사량은 현미 또는 통보리에 콩을 섞은 밥 한 공기가 원칙이고, 채소와 미역, 다시마, 김 같은 해조류는 식성대로 먹으면 됩니다.

처음 3일간은 머리가 어지럽고 다리가 휘청거리는 증세가 나타나는 분도 있으나 3일이 지나면 예사로 되어 버리는 게 보통입니다. 1~3주일, 40일, 3개월간 단식하는 사람도 있는데 아침 한 끼도 굶을 수 없는 의지박약자는 무슨 일에도 성공할 수 없습니다.

이 안 서방은 30여 년간 아침을 굶어 왔습니다. 이 82세 노인이 30대 이상의 능률과 정열로 일할 수 있는 원동력은 바로 자연식과 아침을 굶는 데서 발생하나이다. 아침을 굶으면 점심이 꿀맛 같고 저녁 먹기 전에 복부지압과 기타 운동을 하면 저녁밥도 꿀맛 같습니다. 나는 병이 없지만 예방하기 위해 1일에 1,000번 이상 복부지압을 하고 있습니다.

고 함석헌 선생님은 1일 1식을 하며 88세까지 정정하게 사셨고, 강연도 힘차게 하셨습니다. 만일 선생님께서 자연식을 하였더라면 150세 이상 살 수 있었을 텐데 아깝게도 요절하고 말았습니다. 저는 아침을 굶기 때문에 150세 이상 살 자신이 있습니다.

꿀맛같이 먹는 한 끼의 식사는 산삼 만 뿌리 이상의 값어치가 있습니다. 무공해의 현미 또는 통보리와 콩밥을 3개월 이상 꿀맛같이 먹으면 여하한 난치병도 정복할 수 있다는 것을 실제 경험으로 확신하고 있습니다.

이렇게 독을 제거하고 자연식을 통해 피와 살을 맑게 했다고 하더라도 이 피가 고이면 썩게 되고, 썩으면 다시 병이 생기므로 맑아진 피를 온몸으로 순환시키는 운동을 해야 합니다. 운동이라고 해서 어렵거나 특별한 것이 아니라 빨리 걷기, 달리기, 줄넘기, 계단 오르내리기 등입니다.

특히 우리 발바닥과 손바닥에는 온갖 경혈이 집중되어 있어 이것을 자극하면 내장이 강해집니다. 그 이유는 하느님께서 우리 인간을 창조하실 때 손발을 부지런히 움직이고, 이마에 땀을 흘리면서 일하게끔 만들었기 때문입니다. 따라서 일하지 않고 편히 먹고사는 부자들은 반드시 병이라는 천벌을 받게 됩니다. 현대인은 양말과 구두를 신고 차와 비행기를 타고 다니며, 주로 의자에 앉아서 생활하기 때문에 손바닥, 발바닥을 자극하는 운동을 하지 않습니다. 그 때문에 병으로 고생하고 있는 것입니다.

이 병을 예방하기 위해 저는 빨리 걷기, 조깅, 줄넘기, 계단 오르내리기 운동 외에도 목욕탕에서 복부지압, 자갈 밟기를 부지런히 합니다. 독서할 때는 양손에 지압기를 들고 하고, 글을 쓸 때도 한쪽 손으로 지압기 운동을 합니다. 발밑에도 항상 지압기를 두는데, 독서와 집필을 1시간 하면 15분간 지압기 위에서 조깅을 합니다. 이와 같은 노력을 하니까 82세 노인이 노망하지 않고 30세 청춘의 능률과 정열로 일할 수 있는 것입니다.

다음은 서울고등법원 대강당에서 강연한 내용으로, 서울고등법원, 서울민사지방법원, 서울형사지방법원, 서울가정법원의 법관과 직원 약 200명이 청강했습니다.

미국은 의학, 약학, 영양학이 세계에서 가장 발달한 나라로 알려져 있습니다. 그러면 환자 수가 세계에서 가장 적어야 하는데 그와는 정반대로 환자 수가 세계에서 가장 많습니다. 인구 2억 5,000만 명 중에서 중병으로 입원하고 있는 환자는 무려 2,500만 명이며, 입원하지 않은 환자는 인구의 3분의 2이고, 성한 사람은 300만 명에 불과한 실정입니다. 이에 놀란 미국 상원에서는 영양·의료문제 특별위원회를 설치하여 세계 최고의 권위 학자 300여 명, 조교까지 합치면 1,000여 명에게 현대 문명병을 예방, 치료하는 방법을 연구시켰는데, 그들이 약 3년간 연구한 결론은 다음과 같습니다.

'현대인의 암을 위시한 각종 문명병을 예방, 치료하기 위해서는 20세기 초의 식사로 되돌아가라.'

이 진리는 안현필의 연구 결론과 완전히 일치합니다. 미국 상원 보고서는 77년 1월에 완성되었고, 안현필은 그들보다 4년 앞선 73년 3월 1일에 발표했고, 현대 의학을 창시한 히포크라테스는 2,300년 전에 발표했습니다. 이처럼 진리는 만고불변인 것입니다.

미국인은 옛날 조상이 먹지 않던 가공식품을 많이 먹기 때문에, 옛날에는 명절이나 행사 때밖에 안 먹던 육류를 많이 먹기 때문에, 암, 고혈압, 심장병, 당뇨병, 간장병 등에 걸려 죽을 고생을 하고 있습니다. 우리 한국인도 미국인의 뒤를 부지런히 좇아가더니 드디어 병원마다 초만원이고, 종합병원, 대학병원에 입원하기는 마치 대학입시에 합격하는 것 이상으로 어렵게 되었습니다.

충고합니다. 이런 고생을 피하고 싶다면 반드시 현미를 먹으세요. 현미밥을 먹기 곤란한 분이나 치아가 성치 못한 노인은 현미밥을 드시지 말고 가루로 만들어서 드시면 됩니다. 저는 이것을 '안식보약가루'라고 하는데, 현미, 통보리, 깨, 콩, 율무를 같은 비율로 가루 내 먹으면 오히려 현미밥보다 영양가가 높습니다. 이때 주의해야 할 점은 현미와 통보리는 반드시 날것으로 갈아야 한다는 점입니다. 깨와 콩, 율무 등은 5분간 볶아 가루로 만들면 맛이 아주 고소합니다. 또한 씹는 맛을 좋게 하기 위해 땅콩이나 잣을 넣으면 더욱 좋습니다. 이 가루음식은 가루를 그대로 입에 넣고 침과 섞어 먹어야 하며, 물에 타서 먹으면 절대로 안 됩니다. 물에 타서 먹으면 침이 분비가 안 되기 때문입니다. 침은 천하제일의 소화제입니다. 씹는 운동은 머리, 귀, 눈, 목, 가슴을 운동하게 하는 중요한 운동이니 가루를 먹을 때도 밥 먹을 때와 같이 씹는 운동을 해야 합니다.

나 자신은 1식에 가루 반 공기, 되게 지은 현미밥 반 공기를 번갈아 먹고, 어쩌다가 외출해서 흰쌀밥을 먹을 때는 이 가루를 밥에다 비벼 먹습니다. 나는 외출할 때 가루를 작은 병에 담아 가지고 나갑니다.

나는 또 외손녀에게 현미 중심의 자연식과 아침 굶기를 어릴 때부터 엄격하게 실행시킨 결과, 몸은 보통보다 월등히 건강하게 되었고 성적도 좋아졌습니다. 나는 상장을 타 올 때마다 1만 원씩 상금으로 주는데, 이놈은 그 돈을 엄마에게 저축합니다. 그런데 이놈이 돈가스, 짜장면, 곰탕, 라면 등을 사 달라고 졸라 대는 일이 많습니다. 다음 토요일 저녁에 사 준다고 약속하면 그날이 오기를 손꼽아 기다립니다. 솔직히 말하면 이 팔순 노인 안 서방도 그날을 손꼽아 기다립니다.

돈가스를 먹을 때 나는 돈가스를 입에 넣고 초콩을 2개씩 먹는데, 애들도 초콩 1~2개를 꼭 먹도록 감시합니다. 된장국도 제독작용을 잘하므로 꼭 먹도록 합니다.

짜장면을 먹을 때는 생강과 마늘 다진 것, 식초, 깨 볶은 것, 고추장, 볶은 콩가루를 준비해 갑니다. 짜장면에 이것을 넣고 비벼 먹으면 맛이 희한합니다. 나는 식초를 많이 먹는데 짜장면 한 그릇에 밥숟가락으로 세 숟가락을 탑니다. 식초가 최고의 제독제입니다. 라면, 곰탕 등도 이런 식으로 먹습니다. 단, 불을 끄고 1분 후에 그것을 넣습니다. 고열은 영양분을 파괴합니다. 된장국을 끓일 때도 된장의 3분의 1은 미리 넣어서 끓이고, 불을 끄고 1분 후에 남은 3분의 2와 볶은 콩가루를 타면 맛 좋은 된장국이 탄생합니다.

식도락을 하다가 과식해 배탈이 나면 뒷날 하루는 생수만 마시면서 굶어 버립니다. 병이 나을 때까지 식도락도 엄금합니다. 다만 병이 나아서 식도락을 할 날이 빨리 오기를 손꼽아 기다릴 뿐입니다.

최고의 해장국은 된장국입니다. 보통 음식점에서 파는 해장국은 탁장국입니다. 그러나 탁장국에다 된장, 식초, 볶은 콩가루, 고추장, 마늘과 생강 다진 것을 첨가하면 진짜 해장국으로 변모합니다. 맛도 희한할뿐더러 이 모든 것은 제독작용을 합니다.

　위와 같은 방법으로 일단 몸속의 독을 제거했다고 하더라도 앞에서 말한 오백식품을 먹으면 다시 몸속에 독이 쌓이기 때문에 반드시 자연식을 해야 하고, 자연식으로는 현미, 통보리, 콩이 가장 좋습니다. 우리의 주식인 쌀을 올바르게 먹지 않으므로 현대인은 온갖 병을 앓고 있습니다. 쌀의 중요한 영양분은 씨눈과 쌀겨에 있는데 우리는 그 씨눈과 쌀겨를 다 깎아 버리고 흰 찌꺼기인 백미를 먹기 때문에 영양실조로 많은 병에 걸리는 것입니다.

　백미는 망국식, 조병식이라는 것을 부디 잊지 마세요. 백미를 먹는 한 건강 문제는 절대로 해결 안 된다는 것을 부디 명심하십시오. 따라서 우리는 쌀의 왕겨만 벗긴 현미를 먹어야 합니다. 현미의 영양분은 백미보다 100배는 더 풍부합니다. 또한 육식을 하면 순발력이 강해지나 지구력이 안 생기는데, 현미를 먹으면 지구력도 강해지므로 육체적인 활동을 많이 하는 사람과 운동선수는 반드시 현미를 먹어야 합니다.

　아침을 굶은 후 점심과 저녁은 현미와 통보리에 콩이나 기타 잡곡을 섞은 밥을 먹어야 모든 문명병을 치유할 수 있습니다. 이때 주의해야 할 점은 밥 한술이라도 반드시 100번 이상 씹어 먹어야 한다는 점입니다. 꼭꼭 씹어서 먹으면 맛이 좋을 뿐 아니라 침이 많이 분비되는데, 침은 소화작용은 물론이고 독마저 없애 줍니다. 또한 씹는 운동은 머리, 눈, 귀, 코, 목, 가슴 등에 아주 좋은 기초운동입니다. 이렇게 올바른 방법으로 현미를 먹으면 위장병이 근치되고 위암까지도 근치될 수 있습니다. 2개월만 잘 씹어 먹으면 위장병이 고쳐지니 그 후부터는 덜 씹어도 좋습니다.

이상 설명한 제독, 자연식, 운동, 이 세 가지를 종합적으로 실천하는 것이 바로 저의 건강법입니다. 저는 이러한 건강법으로 50세 때 앓았던 고혈압과 심장병을 치료했으며, 82세인 지금도 하루에 10시간 이상씩 책 읽기, 글쓰기, 강연을 할 정도로 건강을 유지하고 있습니다. 저의 건강법은 가장 가난한 사람도 행할 수 있는 건강법입니다. 운동도 안 하고 보약만 먹는 부자 건강법은 모두 가짜 건강법입니다. 그래서 천하의 갑부들이 천하제일의 약을 구해 먹었으나 결국은 병으로 죽고 마는 것입니다.

건강은 이 세상의 그 어느 것보다도 소중한 것입니다. 1조 원의 돈을 저축하느니보다 건강을 저축하는 자가 인생 최후의 승리자가 됩니다. 서양 속담에 '돈을 잃는 것은 조금 잃는 것이요. 명예를 잃는 것은 많이 잃는 것이며, 건강을 잃는 것은 모든 것을 잃는 것이다.'라는 말이 있습니다. 이 말은 천하를 얻어도 건강을 잃으면 아무 소용이 없다는 뜻입니다. 천하를 잃어도 건강만 있으면 70세에도 다시 일어서서 인생을 힘차게 달릴 수 있습니다. 그 산증인이 이 말을 하고 있는 것입니다.

'노력, 그리고 인내야말로 쓰라린 인생을 광명으로 이끄는 참된 안내자이다. 살아서 굴욕을 받느니보다 차라리 분투 중에 쓰러짐을 택하라!'

과거에 저는 영어책 속에 위의 격언을 썼더니 수많은 학생이 이 격언을 읽고 감동하여 분투노력 끝에 성공했습니다. 저 자신도 인생 60이라는 백발노인 시절에 부도가 나서 거지 이하로 몰락했다가 위의 정신으로 분투노력해서 인생 70에 다시 일어서는 기적을 행했고, 지금 82세까지 인생을 힘차게 달리고 있습니다. 그렇습니다.

'인명은 재천이 아니고 인명은 재인이다. 운명에 울지 말고 운명을 창조하라!'

중한 심장병으로 단 10보도 못 걸었던 미국의 칠순 노인 노엘 존슨(Noel Jonson)은 분투노력 끝에 미국의 노인 마라톤과 권투시합에서 1등을 하여 대통령과 의회로부터 표창을 받기도 했는데, 왜 그까짓 병으로 절망을 하시나요?

17. 일광과 건강

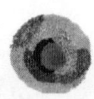

1) 햇빛은 무병장수의 기본

일광은 물, 공기와 더불어 모든 생명의 근원입니다. 일광이 안 비치는 곳에 생물은 존재할 수 없습니다. 만일 태양이 없어진다면 지구는 1~2일 안에 꽉 동결되어서 모든 생물이 사멸하고 맙니다. 교양 있는 선진 국민은 '남향집에 살면서 햇빛을 잘 받고 매일 사과를 먹으면 무병장수한다'고 생각합니다. 이처럼 소중한 일광 속에는 자외선이 있는데, 다음과 같은 영향을 줍니다.

① 신진대사를 왕성하게 하여서 성장을 촉진하는 데 지대한 역할을 합니다.

② 조혈기능을 활발하게 하기 때문에 빈혈 환자에게 지대한 효

과가 있습니다.

③ 몸속의 비타민 D를 만듭니다. 몸속에 비타민 D가 없으면 칼슘과 인의 대사가 안 되어 몸 전체의 건강이 위태롭게 됩니다. 또 비타민 D가 부족하면 감기의 도매상이 됩니다.

④ 살균력이 강해서 주변의 공기, 물, 주택, 의복 등을 소독, 정화합니다. 따라서 햇빛이 비치지 않는 곳은 병균의 소굴이 되고 맙니다.

⑤ 자외선은 피부병과 결핵 치료에 지대한 효과가 있습니다.

⑥ 자외선은 혈압을 내리는 작용을 합니다.

⑦ 자외선은 혈관을 확장하는 작용을 하므로 혈액순환을 하는 데 지대한 효과가 있습니다.

⑧ 진통작용을 합니다. 단, 급성염증, 화농성 질환, 뇌출혈 환자에게는 좋지 않습니다.

⑨ 자외선은 발모작용을 합니다.

다음은 햇빛과 집에 관한 이야기입니다. 알아두면 유용한 내용이니 머리에 꼭 넣어 두었다가 실생활에 활용하기 바랍니다.

① 자외선은 하루 중 정오께, 1년 중 여름에, 높은 지대일수록 많습니다. 따라서 높은 지대에 집을 짓고, 높은 지대로 등산하는 것이 좋습니다.

② 대기오염이 심할수록 자외선이 적고, 거실의 유리창은 자외선을 흡수하므로 창을 열어 놓아야 합니다. 단, 한지를 바른

창은 덜합니다. 그러나 방해를 받으니 가능한 한 열어 놓아야 합니다.

③ 채소를 재배할 경우에 햇빛을 받고 자란 것은 그늘에서 자란 것보다 중량이 곱 이상이나 됩니다. 닭도 매일 10분씩 10주간 자외선을 쪼이면 알을 곱 이상 낳습니다.

④ 늘 그늘에서만 일하는 사람들에게는 병이라는 손님이 찾아오니 꼭 일광욕을 하여야 합니다. 더군다나 백미 중심의 가공식품을 먹고, 운동마저 안 한다면 병에 안 걸리는 게 기적일 것입니다.

⑤ 구식 한옥과 같이 채광을 무시한 집의 경우가 문제입니다. 사람이 항상 기거하는 안방에는 햇빛이 안 비치고, 활동 시간이 적은 부엌이나 창고 같은 데 햇빛이 잘 비치는데, 그나마 남쪽에 창이 없는 경우도 많습니다. 우리 조상은 햇빛이 안 비치는 어두컴컴한 안방에 살아서 콜록콜록 기침을 하는 등 병으로 고생했던 것입니다. 사람이 항상 기거하는 안방은 햇빛이 늘 비치는 남향이어야 합니다. 그리고 반드시 북쪽에도 창을 내야 합니다. 바람이 남북으로 시원하게 통해야 천국으로 올라간 기분이 듭니다. 우리나라도 남북이 통일되면 그렇게 될 것이 틀림없습니다.

⑥ 현대식 냉난방 장치가 현대병의 주원인입니다. 동·서·북향으로 앉은 몇억짜리 고급 양옥집에 난방장치를 하고 사느니보다 하루 종일 안방에 햇빛이 잘 드는 남향의 오두막집이 만

곱 이상이나 건강에 좋습니다. 냉난방 장치 속에서만 살면 바깥 공기에 대한 피부의 저항력이 약해져서 병에 걸리기 쉽습니다. 현대인은 공기 소통이 잘 안 되는 화학섬유로 된 옷을 입기 때문에 피부의 저항력이 약해지고, 현대식 냉난방 장치가 피부의 저항력을 더욱 약화시킵니다. 게다가 아무 영양분이 없는 백미 중심의 가공식품을 먹고 운동마저 안 하니 병에 걸리지 않을 수 없습니다. 이 문제를 해결하기 위해서는 영양이 풍부한 현미 중심의 자연식을 하고 피부 단련을 해야 합니다. 이 팔순 노인 안 서방은 영하 10도 이하의 강추위에서도 냉수마찰과 냉수욕을 합니다. 젊은 구경꾼이 감탄하지만 이건 아무것도 아닙니다. 여름부터 시작해서 가을까지 계속하면 예사로 되어 버리니 올여름부터 시작하세요. 하다가 그만둘 바에는 아예 처음부터 시작하지 마세요. 연수를 받던 젊은 신부님이 '어떻게 하면 의지가 강해집니까?' 하고 묻기에 '냉수마찰 같은 것을 3년 이상 중단하지 말고 계속하십시오. 그러면 틀림없이 의지가 강해집니다.'라고 얘기해 주었습니다.

2) 일광욕에 관해서

선진국에는 해수욕장과 같은 일광욕장이 성행하고 있습니다. 해수욕은 여름철에 국한된 것이지만 일광욕은 사시사철 할 수 있기 때문입니다. 우리나라도 대도시 주변에 좋은 일광욕장이 있다면 대성황을 이룰 것으로 생각합니다. 소수 부자를 상대로 하는 사치성 일광욕장이 아니라 대중의 건강을 위한 일광욕장이 출현하기를 고대해 봅니다. 그때까지는 적당한 곳에 천막을 치고 하십시오. 지금의 대중목욕탕은 더러워진 몸을 씻는 구실만 하는데, 일광욕장에 목욕탕, 자연식당을 병설하면 삼위일체 대중탕이 될 것입니다.

다음은 일광과 밀접한 농민의 건강 문제에 관해 논의해 보겠습니다. 농민은 맑은 공기, 일광, 물의 천혜 속에 살면서도 쉬 늙고 병들어 죽는데 그 이유는 다음과 같습니다.

① 아무 영양분이 없는 흰쌀, 흰 보리, 삶은 채소 등으로 배를 가득 채운 채 고된 일을 하기 때문입니다. 게다가 담배도 피우고 술까지 과음하니 말입니다.

② 그러지 말고 현미, 현맥, 콩, 생된장에 생채소, 해조류, 생선 등을 먹고 술과 담배는 절제하기 바랍니다.

③ 맑은 공기, 물, 일광, 자연식을 하면서도 술과 담배를 하면 몸을 망쳐 버리나이다.

④ 직사광을 가리지 않고 일하는 사람이 많습니다. 머리에는 항상 챙이 넓은 모자를 쓰고 적어도 윗도리만은 흰옷을 입으세요. 좀 사치스러운 이야기지만 일광에 노출되는 얼굴과 손발에는 올리브유를 바르고 마사지를 하세요. 그러면 주름이 안 생기고 건강미를 자랑하게 될 것입니다. 특히 주의할 것은 음식물을 ②와 같이 안 먹으면 만사가 헛수고입니다.

이번에는 이상적인 주택을 소개하겠습니다. 참고 사항이라 생각해도 좋습니다. 다만 인간이란 모름지기 이렇게 살아야 한다는 평소의 내 철학을 밝히는 것이오니, 새겨서 들었으면 좋겠습니다.

① 먼저 공해 지대를 벗어나세요. 특히 차 소리가 안 들리는 곳이라야 합니다.

② 꼭 남향집이라야 합니다. 항상 기거하는 방에는 광선이 잘 비쳐야 합니다. 이것만은 어떤 경우라도 꼭 지키세요.

③ 가능하면 뒤에 산이 있고 약수터가 있으면 얼마나 좋을까요.

④ 가능하면 높은 지대가 좋습니다. 낮은 지대에는 유해가스와 병균이 우글거려서 못 씁니다.

⑤ 또 가능하면 수목 향기로 가득 찬 숲 속에 흙벽돌 초가를 짓고 양을 치며 산다면 그야말로 지상천국일 것입니다. 나무의 향기인 피톤치드는 병균을 죽이고 우리 몸속을 깨끗하게 하는 좋은 약입니다. 숲 속에서 자연식을 하면서 적당한 운동을 3개월가량 하면 어떤 난치병도 치유된다고 경험상 확신합니다.

⑥ 양젖은 모유에 가장 가깝기 때문에 유아와 환자의 영양 보급에 최고로 좋습니다. 양털로 만든 이불과 옷도 건강에 최고로 좋습니다. 마음도 양과 같은 사람이 최고로 행복하나이다. 비둘기집도 지어서 집 앞을 훨훨 날아다니게 하세요. 비둘기와 양은 평화의 상징입니다.

⑦ 무공해 채소를 가꿀 수 있는 밭이 100평 이상 있으면 참 좋습니다. 잡곡을 심어 먹을 수 있는 밭도 1,000평 이상 있으면

오죽이나 좋을까요.

⑧ 또 가능하면 앞에 푸른 바다가 있어서 헤엄도 치고, 고기도 낚을 수 있으면 오죽이나 좋을까요.

⑨ 이 팔순 노인은 이런 꿈을 꾸고 있습니다. 늙어도 마음은 청춘이랍니다. 이 안 늙은이가 90세 이후에 어디서 숨을 쉬고 있는지 찾아보세요. 아마 흙벽돌 초가에 살고 있을 겁니다. 또 앞에는 푸른 바다와 섬이 있을 겁니다. 그럼 함께 배를 타고 그 섬으로 놀러 오세요.

⑩ 건강하다면 이 모든 꿈을 실현할 수 있습니다. 건강이 모든 일의 최고 밑천입니다. 건강을 희생하면서 돈, 명예를 추구한다는 것은 일을 거꾸로 하는 것입니다. 건강만 있으면 인생 70세에도 다시 일어서서 활기차게 일할 수 있고, 꿈도 실현할 수 있습니다. 그 산증인이 이 글을 쓰고 있습니다.

마지막으로 직장인도 연휴에는 꼭 일광욕을 하세요. 몸이 수상하면 장기 휴가를 받아 떠나세요. 병은 예방이 최고입니다. 병에 걸리면 만 곱 이상의 고생과 돈이 필요합니다. 애써 모은 돈과 명예는 죽음과 함께 사라지고 맙니다.

18. 삼림욕

1) 숲이 바로 종합병원

산은 왜 좋을까요? 산에는 올라가기만 해도 기분이 상쾌해집니다. 우리는 '숲 속의 여인, 숲 속의 찻집'이라는 말만 들어도 환상적이고 낭만적인 기분이 드는데, 실지로 그런 곳에서 살면 얼마나 좋을까요? 마음이 상쾌한 것이 육신 건강에 최고의 약이랍니다.

같은 음식이라도 산속에서 먹으면 더 맛있습니다. 산속 생활을 3개월만 하면 사람의 육신과 정신은 일변합니다. 산은 공해로 시달리는 현대인에게 최고의 피난처이며 최고의 휴양소입니다. 왜 그럴까요?

산에는 공기, 물, 일광이 깨끗해서 건강에 관한 모든 요건이 구비되어 있기 때문입니다. 그러나 일반인이 거의 모르는 사실이 하나 있습니다. 그것은 초목이 풍기는 향기입니다. 향나무, 소나무, 깻잎과 같이 향기를 강하게 풍기는 것도 있고, 약하게 풍기는 것도 있습니다. 어쨌든 모든 초목은 냄새를 풍깁니다. 이처럼 산에는 초목의 냄새가 충만해 있기 때문에 상쾌한 기분이 드는 것입니다. 이 초목의 향기를 피톤치드라고 하는데, 상트페테르부르크 대학의 토킹 교수가 연구 끝에 명명한 것입니다.

초목은 자기를 죽이는 미생물의 접근을 막기 위해 공기 중에서, 또는 땅속에서 독특한 냄새를 발산합니다. 큰 나무는 가지가 많기 때문에 풀이나 작은 나무보다 피톤치드를 더 발산해 우리 기분을 상쾌하게 합니다. 따라서 숲은 완전 무공해 병실입니다. 공해병을 예방, 치료하는 특급 병실입니다. 암 같은 무서운 공해병은 종합병원 특실에 입원해 돈을 펑펑 써도 못 고치는데, 숲에서 3개월가량 살며 자연식과 운동을 하면 완치시킬 수 있습니다.

그리스어 피톤치드(Phytoncide)는 식물을 뜻하는 피톤(phyton)과 죽음을 뜻하는 치드(cide)의 합성어로, 이름 그대로 살균작용을 한다는 의미입니다. 그래서 숲 속의 공기가 맑아지는 것입니다.

피톤치드가 충만한 숲 속의 공기를 마시면 우리 몸속의 병균도 살균되기 때문에 살과 피가 맑아집니다. 따라서 몸의 신진대사도 왕성해집니다. 신진대사란 무슨 뜻인가요? 노폐물이 나가고 새것이 들어온다, 즉 묵은 것과 새것의 교체를 말합니다. 혈액에 백혈구와 적혈구가 있다는 것쯤은 이제 누구나 아는 사실입니다. 그럼 백혈구는 무슨 일을 하는가요? 병균을 잡아먹는 일을 합니다. 적혈구는 무슨 일을 하는가요? 영양분과 산소를 운반, 공급하고 노폐물을 배설하는 일을 합니다.

여러분의 몸은 이때까지 신진대사가 잘 안 되어서 병신이 된 것입니다. 왜 신진대사가 잘 안 되었을까요? 몸속에 병균이 있으니 피가 탁해져 돌지 못했기 때문입니다. 그럼 피톤치드를 마시면 식욕이 왕성해지는 까닭은 뭘까요? 묵은 것이 나갔기 때문에 새것을 필요로 하니까, 즉 신진대사가 잘되기 때문입니다. 피톤치드를 마시면 정신이 상쾌해지는 까닭은 뭘까요? 깨끗해진 피가 머리까지 돌기 때문입니다.

이제는 같은 음식이라도 숲에서 먹으면 더 맛있게 되는 까닭을 아시겠지요? 이제는 산으로 올라가면 기분이 상쾌해지는 까닭을 아시겠지요?

나쁜 음식물을 먹어 말귀를 알아듣지 못하는 사람이 많아서 어린애 다루듯 쉽게 설명했습니다. 이제 바보 아니면 모두 알아들었으리라 믿습니다. 하지만 머리가 맑은 분은 좀 지루했을 겁니다. 그런 분은 머리 나쁜 분을 위해 좀 참으세요. 복습해서 나쁜 점은 하나도 없으니까요. 그리고 이미 알고 있는 걸 또 얘기한다며 핀잔을 주는 분, 그런 분은 실행이나 하면서 잔소리를 하십니까? 아는 것이 문제가 아니라 실행하는 것이 문제입니다. 아는 것도 성경, 불경과 같이 매일 암송해서 제2의 천성으로 만들어야 합니다.

2) 삼림욕 조건

음식물을 반 이상 소화할 수 있는 사람과 100미터 이상을 쉬지 않고 걸을 수 있는 사람은 일단 삼림욕을 위한 육체적 조건을 갖추었다고 볼 수 있습니다. 게다가 육체적 조건을 갖춘 사람이 노력한다는 정신 자세마저 갖춘다면 정말 왕초 건강인이 됩니다. 이 자격에 미달하는 사람도 절망하지 말고 이 책을 정독하면서 최선의 노력을 기울이세요.

중한 심장병으로 단 10분도 못 걷던 미국인 노엘 존슨은 분투노력 끝에 노인 마라톤대회와 권투시합에서 1등을 했습니다. 노엘 존슨과 같이 마라톤과 권투에서 1등은 못할망정 위에서 말한 육체적 조건도 갖출 수 없다니, 그게 말이나 되는 소리입니까?

'내가 이대로 죽다니 말이나 되는 소리인가! 두고 봐라. 나를 멸시하는 족속들아! 나는 기어이 다시 일어서고야 말겠다! 살아서 굴욕을 받느니보다 차라리 분투 중에 쓰러짐을 택하겠노라!'

이 불요불굴의 의지로 분투노력하면 70세에도 다시 일어서 인생을 활기차게 달릴 수 있습니다. 나는 먼저 실천하고 난 다음에 글을 쓰고 말을 하는 사람입니다. 자기가 실천해 보지도 않고 아는 체하며 글을 쓰고 말하는 사람은 만인을 죽이는 중죄인입니다.

삼림욕의 환경 조건으로는 소나무가 있는 숲이 가장 좋고, 그다음이 잣나무, 은행나무, 삼나무, 아카시아 등으로 이뤄진 울창한 숲, 가능하면 멀리 바다를 볼 수 있는 지점, 필수 조건은 생수를 구할 수 있는 곳이라야 합니다.

숲 속에 천막을 치고 사는 것이 최고로 좋습니다. 잠자는 동안에도 피톤치드를 마실 수 있으니까요. 이 안 서방이 살고 있는 아파트도 뒤창을 열면 바로 산이라 아카시아가 풍기는 피톤치드를 마시며 콜콜 잔답니다. 그리고 새벽 2시에 일어나서 글을 씁니다. 맑은 공기가 건강에 최고로 중요하다는 것을 실감하면서 글을 씁니다. 오늘은 비가 온 탓인지 개구리가 요란스럽게 개골개골하고, 다섯 시쯤 되니까 온갖 잡새가 교향악을 연주하고, 저 멀리서는 뻐꾹새가 뻐꾹뻐꾹 하면서 장단을 칩니다. 이처럼 하느님의 음악을 들으면서 사는 것이 최고로 행복입니다.

이제 모두 알겠지만 이 안 서방은 지독한 건강 욕심쟁이입니다. 건강에는 피톤치드가 풍부한 숲이 최고라는 것을 알기 때문에 앞으로는 저 남쪽이나 동쪽에 있는 숲으로 가 초가를 짓고 살 생각입니다. 이곳은 서울과 가까워서 그런지 나쁜 공기가 들어와 못쓰겠습니다. 나는 서울의 몇십억 원짜리 호화주택에 사느니보다 숲 속에 있는 100만 원짜리 초가가 수십 배나 낫다고 확신합니다. 그런 집을 구하고 있으니 알려주시면 후사하겠습니다.

아무리 삼림욕을 잘해도 올바른 식생활을 하지 않으면 아무 소용이 없습니다. 올바른 식생활이 건강의 기초입니다. 자연식을 생식해야 100퍼센트의 영양분을 섭취할 수 있습니다. 야생동물은 병이 없습니다. 그런데 여러분은 식생활을 어떻게 하고 있습니까?

'생명이 없는 먹이는 생명의 양식이 될 수 없다.'

이것은 자연 건강의 철칙입니다. 자연식품을 가공함으로써 식품의 생명을 일차적으로 죽이고, 100도 이상으로 가열해 요리함으로써 식품의 생명을 완전히 죽여 버립니다. 가공하는 과정에서 중요한 영양분을 없애 버리고, 방부제, 조미료 등 화학물질을 투입함으로써 독성 식품을 만들어 버립니다.

　'야생동물은 자연식을 생식하기 때문에 병이 없다.'

　가공식품을 먹으면서 건강하겠다는 생각은 꿈에도 하지 마세요. 그럼 어떻게 해야 생식에 접근할 수 있을까요?

● 제1단계

　자연식의 반쯤은 화식을 하고, 반쯤은 생식하는 것입니다. 말 그대로 주식인 쌀을 반화식, 반생식하는 겁니다. 즉 현미 가루 25퍼센트, 통보리 가루 25퍼센트, 볶은 콩가루 30퍼센트, 볶은 깻가루 20퍼센트를 혼합한 것을 반으로 하고, 보통 먹는 밥을 반으로 해서 먹는 것입니다. 반찬도 반생식, 반화식을 하는 게 좋습니다. 안식보약 된장에 생채소와 된장국을 먹는 겁니다. 물도 야생동물과 같이 생수를 마시세요.

● 제2단계

　완전 생식을 하는 겁니다. 처음부터 완전 생식을 하면 여러 무리가 생기니 제1단계를 거친 다음 천천히 완전 생식을 하세요.

3) 삼림욕 방법

야생동물은 옷을 안 입기 때문에 무병 건강하고 인간은 옷을 입기 때문에 병으로 고생합니다. 피부에는 모래밭의 모래알과 같이 털구멍, 땀구멍이 많습니다. 이 많은 구멍을 통해 산소가 들어오고 노폐물이 배설되어야 하는데 현대인은 공기가 통하지 않는 화학섬유로 된 옷을 입기 때문에 병으로 고생하고 있는 것입니다. 야생동물에게는 털만 있기 때문에 공기 소통이 너무너무 잘됩니다. 그들의 피부는 찬 외기에 오랫동안 단련됐기 때문에 어떤 차가운 외기를 쐬어도 감기에 안 걸립니다. 그들은 자연식을 생식하기 때문에 영양분이 풍부해서 피부도 내장도 강한 것입니다.

인간 바보는 아무 영양분도 없는 가공식품을 먹고 공기 소통이 안 되는 화학섬유의 옷을 입기 때문에 피부가 약해져서 조금만 찬 바람을 쐬어도 감기에 걸려 콜록콜록하고, 끝내는 무덤으로 들어갑니다. 그럼 이 문제를 어떻게 해결해야 할까요?

우선 자연식을 해서 내장과 피부를 강하게 해야 합니다. 그리고 냉수마찰을 열심히 해서 피부를 단련해야 합니다. 그리고 공기 소통이 잘되는 면직물, 모직물 옷을 입으세요. 처음에는 포개어 입다가 서서히 줄여서 겨울철에도 면내의 한 겹만 입도록 하세요. 블루진 같은 청바지가 좋습니다. 이것은 팔순 노인 안 서방도 즐겨 입습니다. 때가 안 타고 젊어 보이니까요.

'몸은 늙어도 마음은 청춘이로다.'

이제 모든 준비가 되었다면 숲으로 떠납니다. 숲 속에 도착하면 먼저 100미터 거리의 시발점과 종착점을 정하고, 이 100미터 구간을 맨발로 걸어 다녀도 상처가 안 나도록 정리하세요. 100미터가 불가능하면 50미터도 무방합니다. 숲이 길 때는 200미터, 300미터로 하면 더욱 좋습니다. 길이를 늘여 환경 변화를 즐기면 몸도 빠르게 반응합니다.

● 제1단계

보통 걸음으로 쉬지 않고 걸을 수 있는 데까지 걷고, 더 이상 걷기 힘들면 앉아서 쉬세요. 몇 분 동안 몇 미터를 걸었는지 정확하게 기록하세요. 이 일을 면밀하게 실행 안 하는 사람은 진보가 없습니다. 걷거나 앉아서 쉴 때는 반드시 '안식 심호흡'을 하고, 회가 거듭할수록 차츰 속도를 높이도록 하세요. 복장은 앞에서 소개한 것을 될 수 있는 한 얇게 입고, 가능하면 팬티만 입고, 피부가 맑은 공기를 마실 수 있도록 하세요. 처음은 면양말 3겹, 2겹, 1겹, 나중에는 맨발 순으로 걸으세요.

● 제2단계

최고 속도로 걷는 연습을 하세요. 조깅을 하는 것입니다. 걷기와 달리기의 중간 속도입니다. 단련하기 전에 무리해서 달리면 위험하니 특히 심장병 환자는 주의하세요. 그리고 제1단계에서 말한 것을 엄밀히 실천하세요.

● 제3단계

마라톤입니다. 달리는 운동을 1단계와 2단계의 요령에 따라 실천하세요.

이상은 3개월 작전으로 하는 게 원칙입니다. 첫 달은 1단계, 2개월째는 2단계, 3개월째는 3단계를 실천하세요. 하루만 할 때는 자기 체력에 따라 1, 2, 3단계 중에서 택해 하세요. 첫 3시간은 1단계, 그다음 3시간은 2단계, 3단계 순으로 하면 됩니다.

앉아서 쉴 때는 발가락을 위로 젖히면서, 발목을 돌리면서 심호흡을 하면 다리의 피곤이 풀려 계속할 수 있습니다.

숲에서 벌거벗고 냉수마찰을 하는 것이 최고의 삼림욕인데, 별안간에 무리를 하면 감기에 걸리니 이것은 집에서 하세요. 그리고 일광욕은 그늘진 곳에서 하면 햇빛이 부족하니 숲 근방 햇빛이 잘 비치는 곳에서 하세요.

가난한 사람은 삼림욕을 마치 부자가 골프를 치는 것과 같은 호강 운동이라고 생각하기 쉬우나 비용을 따지면 삼림욕은 가난한 사람의 운동입니다. 돈은 있으나 시간이 없다고 생각하는 분은 이 안 서방의 말을 제발 좀 들으세요. 안 서방은 천신만고 끝에 돈도 벌고 명예도 얻었으나 고혈압과 심장병 놈들이 나를 막 죽이려고 덤벼들었습니다. 내가 계속해서 돈과 명예를 얻고자 바삐 뛰어다녔더라면 30년 전에 죽었을 것입니다. 사업을 중단하고 근 20년간 건강 연구와 단련에 열중한 결과 다행히 죽지 않고 인생 70에 다시 일어설 수 있었습니다.

그러나 천하의 갑부가 천하의 거지로 몰락하고 말았습니다. 왜 그렇게 되었을까요? 알아맞히면 머리 좋다고 칭찬해 드리겠습니다. 뭐, 건강 연구를 하느라고 사업을 부하 직원에게 맡겨 버렸기 때문이라고요? 일부는 맞지만 근본 원인은 따로 있습니다. 무엇일까요? 일을 거꾸로 했기 때문입니다. 그건 또 왜 그럴까요? 알아맞히면 단순히 머리 좋다가 아니라 천재라고 해드리겠습니다. 과연 왜 그럴까요? 건강 단련을 하고 난 다음에 일을 해야 했는데, 일을 하고 난 다음에 건강 단련을 했기 때문입니다.

예전에 원고를 쓰고 있노라니까 별안간 전화가 따르릉따르릉하고 울렸습니다. 가서 받았더니 어떤 할머니의 목소리였습니다. 나는 그 할머니가 누구인지 몰랐습니다. 알고 보니까 예전에 기차 여행을 할 때 내 옆자리에 앉았던, 콜록콜록 기침을 하던 할머니였습니다. 나중에 안 일이지만 할머니는 일자무식이었습니다. 나는 기차 여행을 하는 동안 심심하기도 해서 이 할머니의 선생이 되기로 했습니다. 그런데 할머니는 귀가 먹었는지 대화하기가 무척 힘들었습니다. 할머니 귀에다 입을 바짝 대고 무슨 말을 했는지 한 번 더 확인해 가며 대화를 시작했습니다.

"할머니, 집은 어디세요?"

"경기도 과천이에요."

"그럼 정부종합청사가 있는 곳이네요?"

"그래요. 우리 집은 거기서 30분가량 걸어가면 돼요."

"그럼 집 뒤에 산이 있나요?"

"있다마다. 좋은 약수도 있고요."

"그래요! 그럼 내 말대로 하면 할머니가 틀림없이 건강해질 것이니, 할머니 내 말 듣겠어요?"

"듣다마다. 그런데 영감님은 안색이 참 곱네요. 나이가 몇 살이에요?"

"77세입니다."

"한 쉰다섯쯤으로 보았는데 77세라니 그게 정말입니까?"

할머니는 내 말을 들으려고 했습니다. 나는 내 건강법을 시험하기 위해 이 할머니에게 최선을 다해 복부지압법, 조깅법 등을 가르쳐 주었습니다. 산에 올라가 약수를 한 대접 마신 후에 약 1시간 동안 체조, 조깅을 하고 다시 약수를 마시고는 물통에 약수를 담아서 집으로 오라고 했습니다. 집에 돌아와서는 배가 고파도 조반을 먹지 말고 그 대신 1시간마다 한 잔씩 약수를 마시고, 조반 겸 점심은 12시가 넘어서 먹으라고 했습니다. 딴 것은 다 좋은데 배가 고파도 먹지 말라는 말은 상당히 이해하기 힘든 모양이었습니다. 공복의 생리를 일자무식의 할머니에게 설명하기란 여간 어려운 게 아니어서 나는 정말 진땀을 뺐습니다. 다년간의 교수법을 총동원해서 겨우 설명을 했습니다.

"할머니, 배가 고프다고 아침을 먹거나 점심을 많이 먹으면 아무 효과가 없으니 꼭 명심하세요."

마지막에는 이렇게 몇 번씩 당부했습니다. 그리고 밥은 현미, 반찬은 생된장, 생채소, 된장국을 먹으라고 했습니다. 또 과일은 먹어도 되나 그 외의 것은 일절 먹지 말라고 했습니다.

"고기, 생선도 안 됩니까?"

"생선은 가끔 먹어도 좋으나 짐승 고기는 절대로 안 됩니다. 할머니 식구는 어떻게 되나요? 할머니는 낮에 무슨 일을 하죠?"

"아들, 며느리, 2살과 3살 되는 손자와 손녀가 있는데 나는 아이들을 돌보느라 바빠요."

"그럼 이렇게 하세요. 도시락을 싸서 아이들을 데리고 숲 속으로 가 하루 종일 노세요."

어느새 서울역에 도착했습니다. 할머니 덕분에 심심하지 않아서 좋았습니다. 할머니는 고맙다면서 전화번호를 알려 달라고 했습니다. 그 후 나는 까맣게 잊고 있었는데, 그 할머니에게 전화가 온 것입니다. 어디에 있는 무슨 다방으로 나오면 점심 대접을 하겠다고 했습니다. 나는 다방에 들어가기 싫으니 그 다방 앞으로 가겠다고 했습니다.

기차간에서는 할머니 얼굴이 누렇고 거무스름했는데 3개월 만에 보니 얼굴에 홍조마저 띠고 있어서 아주 딴 사람으로 보였습니다. 나는 내 눈을 의심할 수밖에 없었습니다.

"아니, 할머니. 나를 꼬이려고 화장을 하셨네요!"

"내 얼굴의 냄새를 맡아 보라우, 어디 화장을 했나 안 했나."

나는 신기해서 냄새를 맡아 봤더니 화장 냄새가 전혀 안 났습니다. 또 할머니는 내 말귀를 잘 알아들었습니다. 아니 단 3개월 만에 이렇게 변하다니! 육순 할머니가 40대 양귀비로 보이다니! 나는 내 눈을 의심했습니다. 적어도 1년 이상은 노력해야 되는데, 나는 그 순간 '산이라는 것이 이렇게 좋은 것일까?' 하고 감탄했습니다. 그 후 몇 년 동안 연구하고 연구한 끝에 이 글을 쓰게 되었습니다. 내가 이 놈의 원고 때문에 아침에 산을 못 올라가는 게 한입니다. 원고가 끝나면 무슨 일이 있어도 꼭 아침 등산을 하기로 굳게 결심했습니다.

독자 여러분! 내 말을 의심하지 말고 위의 할머니와 같이 3개월간 실행한 후 3개월 동안 만나지 못했던 사람을 만나 보세요. 그럼 이 안 서방이 거짓말쟁이가 아니라는 것을 바로 알게 될 것입니다. 그렇습니다. 이상 말한 대로 숲 속 생활을 3개월 이상 하면 틀림없이 왕초 건강인이 될 수 있으며, 틀림없이 암 같은 무서운 병도 근치시킬 수 있습니다. 요는 돈이 아니라 불요불굴의 의지입니다.

◉ 안식 심호흡

안식 심호흡은 삼림욕의 필수 기초입니다. 이 운동은 피톤치드를 포함해서 산의 맑은 공기를 될 수 있는 한 많이 마시는 게 목적입니다. 하는 방법은 지극히 간단하고 쉽습니다. 잔소리할 것 없이 지금 당장 숨을 약 30초가량 죽인 후 들이켜 보세요. 공기가 코를 통해 휙 들어오는 것을 실감할 것입니다. 동시에 옷을 벗거나 얇게 입으면 피부에서도 공기가 들어옵니다.

심호흡은 몸속의 나쁜 가스를 밖으로 배출하고 난 다음에 해야 합니다. 구체적인 방법은 아랫배의 중심인 단전에 양손을 포갠 채 뒤로 한껏 밀고, 항문을 힘껏 오므리고 윗몸을 앞으로 숙이면서 숨을 30초~1분 정도 내쉰 다음, 약 20초~1분간 숨을 죽이세요. 그러고 나서는 아랫배의 힘을 빼고 양팔과 가슴을 벌리면서 숨을 길게 들이켭니다.

삼림욕을 할 때뿐만 아니라 맑은 공기 속에 있을 때도 이 운동을 하세요. 걸을 때도 몇 걸음 걸으면서 숨을 내쉬고, 몇 걸음 걸으면서 숨을 죽이고, 몇 걸음 걸으면서 숨을 들이켜 하세요. 달릴 때는 아랫배를 내밀었다 들이밀었다 하면서, 궁둥이는 좌우로 흔들흔들하면서, 입으로는 숨을 내쉬고 코로는 숨을 들이켜세요.

19. 나의 천사, 나의 구세주

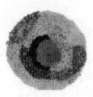

1) 일을 거꾸로 하면 죽는다

"우리가 행복하게 살기 위해서는 돈, 명예, 건강 중에서 어느 것이 가장 중요할까요?"

"싱거운 질문을 하네. 그것도 모르는 바보인 줄 알아? 물론 건강이지."

사람은 건강이 제일 중요하다는 걸 알지만 자신도 모르게 돈과 명예를 얻는 데만 열중하다가 병으로 죽거나 용케 살아남아도 죽을 고생을 하며 살고 있습니다. 이 안 서방도 그런 경험을 했기 때문에 다른 사람은 나의 전철을 밟지 않도록 이런 잔소리를 늘어놓는 것입니다. 그러니 이 책에 있는 말 한마디라도 허투루 듣지 말기 바랍니다.

내게는 과거에 K라는 동무가 있었습니다. 이 친구는 내가 입이 무겁다면서 어디로 놀러 갈 때 꼭 나를 대동하고 다녔습니다. 이 친구가 건강관리를 어찌나 열심히 하는지 추운 겨울날이나 비 오는 날에도 꼭 아침에 등산을 했습니다. 또 부자였기 때문에 매끼에 우유, 소고기, 계란은 물론이고 몸을 보한다면서 산삼, 녹용, 사슴피를 먹고, 심지어는 어린 사슴 고기를 반찬으로 먹었습니다.

그런데도 이 친구는 고혈압, 심장병, 간암에 걸려 종합병원에 입원하게 되었는데, 병원에서 주는 약을 먹어도 병세는 더욱 악화되기만 하여 주치의를 미국, 독일, 프랑스까지 보내 최고의 양약을 구해다 먹었습니다. 그러나 이 역시 효과가 없었습니다.

나중에는 중국과 대만에까지 사람을 보내 최고의 한약을 구해다 먹었으나 결국은 인생 일장춘몽으로 막을 내리고 말았습니다.

'돈을 잃는 것은 조금 잃는 것이고, 명예를 잃는 것은 많이 잃는 것이다. 그리고 건강을 잃는 것은 모든 것을 잃는 것이다. 천하를 얻고도 건강을 잃으면 무슨 소용이 있겠는가?'

그 당시 이 안 서방도 그 친구에 못지않게 큰 부자였습니다. 영어책이 1,000만 부나 나가고, 서울 한복판에 고층 빌딩을 지어 한국 제1의 학원인 이엠아이를 운영했습니다.

나는 30대 말까지 체중이 40킬로그램 미만의 말라깽이여서 제일 큰 소원이 볼품 좋은 뚱보가 되는 것이었습니다. 부자가 되자 친구 K와 함께 맛 좋은 것을 막 먹고 다니고, 몸을 보하는 식품과 보약도 K와 같은 것을 먹었더니, 소원 성취해서 일약 75킬로그램의 볼품 좋은 뚱뚱보가 되어 버렸습니다.

그런데 유감천만인 것은 뚱보가 되자 고혈압, 심장병, 당뇨병, 간장병, 신장병 놈들이 나를 죽이려고 막 덤벼들었습니다. 병을 치료하는 법도 K와 꼭 같은 방법을 취했는데, 나보다 세 살 아래인 그 친구는 먼저 가 버리고 나만 홀로 남게 되었습니다. 나는 그 친구처럼 매일 등산을 못 했습니다. 오전 중에는 천하 없는 일이 있어도 꼭 원고를 써야 했습니다. 그래도 내가 그 친구보다 오래 사는 이유를 곰곰이 생각했더니, 젊은 시절에 10여 년간 아침저녁으로 3시간씩 뛰어다니면서 신문 배달을 한 것이 그 원인이었습니다.

나는 친구 K가 죽자 천하의 갑부나 장관이나 대통령도 병이 든다면 건강한 거지보다 못하다는 것을 절실히 느꼈습니다.

'결국 모든 인간은 인생 일장춘몽을 연출하다가, 헛되고 헛된 일만 하다가 죽어 버리는 것이구나. 결국은 빈손으로 왔다가 빈손으로 가는 것이구나.'

현대 의학도, 세계 최고의 보약도, 매일 등산을 하여도 K의 병을 못 고쳤듯이 내 병도 못 고칠 것으로 생각했습니다. 그래서 내 병은 내가 연구해서 고쳐야겠다고 뼛속 깊이 느꼈고, 그 잘되는 사업을 부하 직원에게 맡겨 버리고 시골로 내려가 건강을 연구하고 몸을 단련하는 데 열중하게 되었습니다. 전화와 서신, 통신을 일절 끊고 주소도 알리지 않았습니다. 사업에 신경을 쓰면 병을 못 고친다고 확신했기 때문입니다.

거의 모든 인간은 돈과 명예에 집착하다가 죽어 버립니다. 이 안 서방이 인생 70에 다시 일어서 오늘 팔순까지 장수하고, 150세 이상 살아 보겠다고 꿈꾸게 된 것은 돈과 명예에 대한 집념을 일찍 끊어 버렸기 때문입니다. 죽으면 그 돈과 명예가 무슨 소용이 있느냐는 말입니다. 돈을 버는 데는 천재이면서도 건강을 버는 데는 낙제인 사람이 너무나 많습니다.

나는 51세부터 59세까지 1만여 권의 책을 읽으면서 건강을 연구했고, 59세에 비로소 건강, 치병의 최고 비결을 영감으로 깨닫게 되었습니다. 나는 13세 때 일본 동경으로 건너가 신문 배달을 하면서 고학을 했고, 15세 때는 사랑니가 생겨서 아파 죽는 줄 알았습니다. 치료받을 돈도 없었지만 사랑니를 빼면 죽는다는 말을 들었기 때문에 그냥 참고 참았습니다. 그때 뺐더라면 좋았을 건데 이것 때문에 평생을 고생했고, 59세까지 고생하다가 진찰을 받은즉, 당장 빼지 않으면 나중에는 이빨을 다 빼야 한다는 진단을 받았습니다.

"사랑니를 빼면 죽는다는 말을 들었는데요."

"그건 옛날 치과 기술이 발달 안 되었을 때 어떤 의사가 사랑니를 억지로 빼다가 환자가 죽었기 때문에 생긴 속설입니다. 지금은 치과 기술이 발달하여서 절대로 그런 일이 없습니다."

그래서 사랑니를 빼게 되었고, 옆에 있는 어금니까지도 빼야 했습니다. 아픈 것을 오래 참았기 때문에 어금니 치근에 염증이 생겨서 빼야 한다고 했습니다.

그 후 현미를 생으로 씹어 먹는 것이 건강, 치병에 최고로 좋다는 것을 깨닫게 되었습니다. 그런데 현미를 생으로 씹어 먹으려니까 어금니가 없어서 씹을 수가 없었습니다. 나는 인간에게 어금니는 필수 불가결의 존재라는 것을 깨달았습니다. 그래서 치과 의사에게 물었습니다.

"쌀 같은 곡식을 생으로 씹어 먹는 데 절대 필요로 하는 어금니의 수는 몇 개입니까."

"보통 사람은 좌우상하 각각 5개씩 20개인데, 씹을 필요가 없는 몰랑몰랑한 것만 오래 먹은 사람은 퇴화해서 좌우상하 각각 4개씩 16개로 된 사람도 있습니다."

"어금니 이외의 이빨에 관해서도 말해 주세요."

"과일이나 채소를 생으로 씹어 먹는 데 절대 필요로 하는 앞니의 수는 상하 각각 4개씩 8개, 소고기 같은 질긴 고기를 끊어 먹는 송곳니의 수는 좌우상하 각각 1개씩 4개, 결국 치아의 총수는 32개가 보통이고, 어금니가 퇴화한 사람은 28개인 사람도 있습니다."

여기서 나는 하느님이 인간을 창조하실 적에 32의 비율 중에서 곡식은 20의 비율로, 과일과 채소는 8의 비율로, 육류는 4의 비율로 먹도록 의도했다는 것을 깨달았습니다. 그리고 음식물을 소화, 흡수하는 생리기능도 이에 적합하도록 창조했다는 것을 깨달았습니다. 이를 배반하면 설사, 병, 죽음이라는 천벌을 받게 된다는 것도 절감했습니다.

친구 K와 나의 과거를 회고해 보면 짐승과 관계된 것을 제일 많이 먹었습니다. 우유, 소고기, 계란, 녹용, 사슴피, 사슴 고기, 닭고기,

돼지고기, 그다음으로 쌀밥, 채소, 과일, 즉 하느님이 정하신 것과는 정반대로 먹었기 때문에 병으로 죽을 고생을 한 것입니다.

하느님이 정하신 대로 실천하면 틀림없이 병은 고쳐집니다. 앞에서 치아 얘기를 했는데, 이는 물을 제외한 식품 가운데 곡식을 70퍼센트, 채소와 과일은 20퍼센트, 육류는 10퍼센트만 먹으라는 뜻입니다. 그런데 나와 K는 이와 반대로 육류를 70퍼센트, 채소와 과일은 20퍼센트, 곡식은 10퍼센트밖에 안 먹었기 때문에 병으로 죽을 고생을 한 것입니다. 참고로 정확한 비율은 곡식 62.5퍼센트, 채소와 과일은 25퍼센트, 육류는 12.5퍼센트입니다.

우리 한국인이 미국인보다 공해병 환자가 비교적 적은 것은 미국인보다 곡식과 채소를 더 많이 먹기 때문입니다. 미국인의 선조는 수렵 민족이고 우리 선조는 농경 민족입니다. 그러나 현재 한국인은 미국인의 식성을 부지런히 따라가고 있습니다. 미국인을 추월하는 것은 시간문제로 보입니다.

2) 나의 치병 경험

이상의 진리를 내가 통절하게 된 것은 59세 때 가을이었습니다. 육식을 금하고 곡식을 많이 먹자, 주식인 쌀은 하느님이 주신 그대로 먹자, 완전 무공해 현미를 먹자, 이런 생각으로 농촌을 돌아다녔습니다. 그날도 이 농촌 저 농촌으로 무공해 현미를 찾아 헤매는데, 갑자기 목이 말랐습니다. 지나가는 사람한테 근방에 약수터가 있는지를 물었더니 저 산 중턱에 있다고 말했습니다.

양쪽에 천수답이 있는 논둑길을 걸어 올라가는데, 메뚜기가 왼편 논에서 오른편 논으로 깡충깡충 뛰어 들어갔습니다. 신기해 벼를 헤쳐 보니까 메뚜기가 많고, 미꾸라지도 헤엄을 치고 있었습니다. 나는 그 논에서 생산되는 쌀은 완전 무공해라는 것을 직감했습니다. 때마침 마을 사람이 지나가기에 이 논임자가 누구이며 어디 사는지를 물었습니다. 그 논임자를 찾아갔더니 60세쯤 되는 노인이었습니다.

"댁에 빈방이 있으면 하숙하고 싶습니다."

"어서 오십시오."

"한 달에 하숙비를 얼마 드리면 됩니까?"

"10만 원 주시면 좋은 독방을 드리겠습니다."

"좋아요. 단, 나는 건강관리 때문에 현미를 먹겠는데, 생쌀을 주시면 내가 밥을 지어 먹겠으니 반찬만 주면 됩니다."

그래서 나는 현미로 반은 밥을 지어 먹고, 반은 물에 담갔다가 생으로 씹어 먹었습니다. 반찬으로는 메뚜기를 볶은 것과 미꾸라지 된장국, 김치 등이 나왔는데 무공해 논에서 잡은 메뚜기와 미꾸라지라서 그런지 맛은 천하의 진미였습니다. 나는 하숙비 10만 원이 처음엔 비싸다고 생각했으나 오히려 싸다고 생각했습니다. 집주인 영감과도 아주 친하게 되었습니다. 함께 바둑, 낚시, 산책 등을 하면서 아주 단짝이 되었습니다.

"영감님은 그 천수답 외에 평지에는 논밭을 얼마나 가지고 있습니까?"

"많아서 부자 소리도 들었지만 다 팔아먹어 버렸습니다. 남은 것은 그 천수답뿐인데 금비(화학비료)를 살 돈이 없어서 퇴비로 농사 지었더니 메뚜기가 막 뛰어놀게 되더군요."

"영감님은 무슨 병을 앓았습니까?"

"술과 돼지고기를 많이 먹은 탓인지 혈압이 높고 심장병이 심하고 간암까지 걸려 병원에 입원해 재산을 다 까먹었고, 병도 낫지 않아 겨우 연명하고 있습니다."

"나도 영감님과 같이 심장병, 고혈압, 신장병, 간장병, 당뇨병으로 죽을 고생을 하다가 마지막 수단으로 영감님 댁의 무공해 현미를 먹으러 오게 되었습니다. 영감님도 나와 함께 현미식을 하면 어떻습니까?"

"어디 맛 좀 봅시다."

내가 현미밥과 생쌀을 주었더니 먹어 보았습니다.

"난 죽으면 죽었지 못 먹겠어요. 일류 병원에서도 못 고친 병이 어찌 현미 따위로 고쳐집니까? 영감님, 좀 돌고 있지 않습니까?"

"좀 돌고 있는 것이 아니라 수십 번 돌고 돌았지요. 최고의 진리가 가장 가까운 곳에 있는 쌀인 줄 몰라서 이 약 저 약, 이 식품 저 식품, 이 방법 저 방법으로 돌고 돌다가 쌀로 돌아왔으니 말입니다."

나는 어릴 때 제주도의 한 어촌에서 자랐습니다. 1,000평 되는 밭 한구석에 초가 두 채가 있었는데, 사랑채에는 할머님이 사시고 안채에는 우리 식구가 살았습니다. 밭 주위에는 높은 버드나무가 병풍처럼 둘러서 있고, 남쪽으로는 한라산의 높은 봉우리가 그림처럼 우뚝 서 있고, 북쪽으로는 푸른 태평양이 한없이 펼쳐져 있었습니다. 지금 생각하면 천하 절경입니다. 앞뜰에서 가꾼 무공해 채소, 보리, 조도 천하제일의 보약이었습니다. 그런데 시골뜨기가 싫었는지 8세 때 고향에서 나와 타향에서 돌고 돌았고, 이제야 어릴 때 살았던 그곳이 지상 천국이라는 것을 절감했으니, 너무 오래 인생을 돌고 돌았습니다. 인생의 진리는 가장 가까운 곳에, 보통 사람이 미쳤다고 생각하는 그곳에 있었던 것입니다.

처음에 그 영감과 산책할 때는 내가 따라가기 힘들었습니다.

"웬 놈의 노인 영감 발걸음이 그리 빠릅니까? 좀 천천히 걸으세요. 따라갈 수 없으니 좀 쉬었다 갑시다."

이랬던 내가 한 달쯤 지나니까 거꾸로 되어 그 영감이 나를 따라오면서 쩔쩔맸습니다. 그래서 나는 장난기가 발동하기도 했고, 또 얄미워서 그 영감에게 이죽거렸습니다.

"나와 같이 현미를 잡수세요."

"안 영감님이 나보다 빨리 걷긴 하지만, 말라깽이라서 형편이 없군요."

"몸속의 독이 빠져서 말라깽이가 되었지만 머리는 개운하고 몸도 날아갈 듯 경쾌해졌습니다. 얼마 있으면 새살이 살살 올라오겠지요. 그러니 나하고 함께 현미를 먹읍시다."

그래도 그 영감은 고집을 부리며 안 먹었습니다. 2개월쯤 지나니까 이 안 서방 얼굴은 눈에 띄게 훤해져서 홍조마저 띠게 되었고, 걸음걸이는 더욱 빨라져서 그 영감님은 도저히 따라올 수 없게 되었습니다.

"안 선생, 나 다리가 아파서 더 이상 걸을 수 없으니 잠깐 쉬었다가 갑시다."

우리 둘은 풀밭에 나란히 앉아 건강 이야기를 하게 되었는데, 그제야 영감은 꼬리를 살랑살랑 흔들었습니다.

"나 이제부터 안 선생과 같이 현미를 먹겠으니 잘 부탁합니다. 그 대신 하숙비를 반으로 깎아서 5만 원으로 해드리죠."

"하숙비는 안 깎아도 좋습니다. 그 대신에 부탁할 일이 있습니다. 무공해 생채소를 매끼 된장에 찍어 먹고 싶은데 가능합니까?"

"제 친구가 농약은 한 번도 안 치고 퇴비로만 채소를 가꾸고 있으니 걱정하지 마십시오."

"또 하나 부탁이 있습니다. 저는 메뚜기 튀김과 미꾸라지 된장국을 지독하게 좋아하니 될 수 있는 한 자주 만들어 주시면 고맙겠습니다."

"저 자신도 좋아하니 앞으로 자주 해드리겠습니다."

완전 무공해 현미와 채소로 3개월간 식사를 하니까 현대 의학도, 한의학의 최고 의술도, 세계 최고의 약과 보약도 못 고쳤던 내 병이 드디어 완치되었습니다. 그때가 60세 되는 해 1월 말입니다.

가령 산삼이 이 세상 최고의 보약이라면, 완전 무공해 현미의 가치는 산삼의 만 곱 이상의 값어치가 있습니다. 뭐, 날보고 터무니없는 대포쟁이라고요? 여보슈, 산삼 만 뿌리로 암 같은 무서운 병을 고칠 수 있습니까? 완전 무공해 현미를 3개월간 먹으면서 나의 삼위일체 건강법을 실천하면 틀림없이 병이 낫습니다. 현미의 가치는 이미 설명했으니 됐고, 그래도 의심한다면 나는 그 사람에게 '바보는 죽지 않으면 못 고쳐!'라고 욕질하여 줄 것입니다.

이제는 집주인 영감과도 이별할 시간이었습니다.

"저의 병이 영감님 덕분에 다 고쳐졌기 때문에 서울로 올라가서 다시 사업을 하여야 되겠습니다."

"저의 병도 많이 나아졌습니다. 조금만 더 있으면 완치되겠으니 그때까지만 저의 집에 계셔 주세요. 그 대신 하숙비는 무료로 해드리겠습니다."

2개월쯤 후 영감의 병이 완치된 것을 본 나는 서울로 올라가겠다고 했습니다.

"안 선생님이 가 버리면 나는 적적해서 못 살아요. 그러면 병이 다시 도집니다. 안 선생님, 저는 3개월 후에 아들 따라 미국으로 이민 가니 그때까지만 제집에 계셔 주세요."

나는 한 달만 더 있겠다고 말하고 한 달 후인 60세 초에 상경했습니다.

그러면 물어봅시다. 이 글 제목을 '나의 천사, 나의 구세주'라고 했는데 무엇이 나의 천사이며, 무엇이 나의 구세주일까요? 알아맞히면 머리 좋다고 칭찬해드리겠습니다. 나의 천사는 바로 메뚜기입니다. 그때 메뚜기가 없었더라면 어떻게 되었을까요. 그리고 나의 구세주는 완전 무공해 현미입니다. 그때 완전 무공해 현미가 없었더라면 나의 역사도 바뀌었을 것입니다.

3) 인생 70에 다시 일어서다

그 잘되는 회사를 부하 직원에게 맡기고 10여 년 동안 돌보지 않았더니 빚투성이로 변해 부도가 났고, 천하의 갑부였던 60세 백발노인은 일약 왕거지로 전락해 버렸습니다. 결국 오늘의 삼위일체 건강법을 배우는 수업료로 전 재산을 바친 셈입니다. 그 당시 저작권과 부동산을 합치면 지금 돈으로 아마 수천억 원은 될 것입니다. 이것이 바로 건강 일을 거꾸로 한 대가입니다. 그러나 나는 결코 후회하지 않았습니다. 왜냐하면 그 재산의 몇억 곱이나 되는 건강을 되찾았고, 병고로 고생하고 있는 동포를 구제하는 국민운동도 할 수 있었으니까요. 나 혼자만의 행복은 돼지의 행복입니다. 진정한 행복은 남을 돕는 일에서 찾아야 합니다.

부도가 나자 나는 자포자기해 버렸고 방종 생활을 한 결과 완치된 병이 다시 도지고 말았습니다. 부도가 난 신세라 치료비는 고사하고 생활비마저 막연한 60세 백발노인의 가련한 신세를 상상해 보세요. 부도 때문에 취직도 못 하고 일할 기력도 없었으니 말입니다. 게다가 아내마저 저세상으로 떠나 버렸습니다.

'이대로 죽다니 말이나 되는 소리인가! 나는 기어코 다시 일어서고야 만다! 노력, 그리고 인내야말로 쓰라린 인생을 광명으로 이끄는 참된 안내자다. 살아서 굴욕을 받느니보다 차라리 분투 중에 쓰러짐을 택하자!'

나는 불요불굴의 의지로 70세까지 10여 년간 분투노력한 결과, 드디어 오늘의 삼위일체 건강법을 완성해 인생 70에 다시 일어서는 기적을 행하게 되었습니다.

'현미는 만 가지 약의 왕이다. 백미를 먹는 한 건강 문제는 영원히 해결되지 않는다.'

뭐, 믿을 수 없다고요? 벌써 까먹었습니까? 앞에서 말한 바와 같이 나는 60세 1월 말에 오랫동안 고생시켰던 심장병, 고혈압, 신장병, 간장병, 당뇨병 등을 완전 무공해 현미로 완치했습니다.

그런데 그 후 나는 건강 저서를 쓸 때 큰 문제에 부딪혔습니다. 다름이 아니라 내 병을 완치시킨, 완전 무공해 현미를 생산했던 노인은 아들을 따라 미국으로 이민 가 버렸고, 이민을 안 갔다고 할지라도 천수답 200평 정도밖에 없었으므로 일반 국민을 상대로 현미운동을 하기는 불가능했습니다.

나는 부득이하게 공해 현미로 병을 고치는 법을 연구하게 되었는데, 여러분 놀라지 마세요. 나 외에도 50여 명이 공해 현미를 먹고 병을 고쳤던 것입니다. 아시는 바와 같이 공해 현미는 화학비료와 농약으로 자랐습니다. 그럼 자연 비료와 무농약으로 생산된 무공해 현미의 값어치는 공해 현미의 몇 곱이나 될까요? 내가 몇 곱이라고 말하면 대포쟁이라는 소리를 할 것이므로 여러분이 상상해 보세요. 좌우간 완전 무공해 현미가 천하제일의 보약인 것만은 확실합니다.

지금 농민은 화학비료를 안 쓰고 농약을 안 치면 농사짓기가 불가능하다고 믿고 있습니다. 더군다나 채소, 과일의 경우 농약을 안 치면 벌레 먹은 자국이 생기고, 화학비료를 안 쓰면 발육이 나빠 볼품없기 때문에 팔리지 않는 실정입니다. 일반 사람은 벌레 먹은 자국이 있고 발육이 안 되어 꼴이 사나운 게 무공해 농산물이라는 것을 잘 모르기 때문입니다.

나는 인간의 경우 가공식품과 약을 일절 먹지 않고 3년간 현미 중심의 자연식을 하면 완전 건강체로 된다는 사실을 수없이 목격했습니다. 3년은 너무 길기 때문에 내 연구는 지금 3개월로 단축하는 단계에 도달하고 있습니다. 삼위일체 건강법을 철저히 실천하면 그렇게 됩니다. 즉 제독, 자연식, 운동을 합리적으로 꾸준히 실천하면 목적을 달성할 수 있습니다.

농토의 경우도 인간의 육체와 마찬가지입니다. 3년간 화학비료와 농약을 일절 금하고 퇴비로만 농사를 지으면 옥토가 되어 완전 무공해 농산물을 생산할 수 있습니다. 농토를 좋은 흙으로 바꾸고 부대시설도 철저히 무공해로 하면 1년 이내로 단축할 수 있지만, 인건비와 여타 사정이 있어 당분간은 3개년 작전으로 영농하는 것이 좋으리라는 생각입니다. 우선 주식인 쌀부터 시작해서 여타의 농산물로 차츰 확대해야겠습니다.

20. 공해식과 정신병

1) 공해식이 정신을 병들게 한다

다음은 미국 상원의 영양·의료문제 특별위원회에서 오하이오 주 지방재판소 수석보호감찰관 바바라 리드(Barbara J. Reed) 씨가 증언한 내용입니다.

'나는 수년간 감기를 앓았고 정신은 언제나 불안하고 우울해 밤에 잠이 안 왔습니다. 일을 시작하자마자 골치가 띵하고 쉬 싫증이 나서 계속할 수가 없었습니다. 다리는 조금만 걸어도 아프고 몸도 언제나 나른해서 삶의 의욕이 나지 않았습니다. 그동안 병원 신세도 많이 지고 갖은 약을 먹어 봤지만 더욱 증세가 악화될 따름이었습니다. 드디어 정신이상까지 생겨서 2층 사무실에서 일하다가 별안간 지하실로 내려가 엘리베이터를 타고 9층 판사실로 갔고, 판사에게 미친 사람같이 중얼중얼하다가 별안간 방으로 돌아오곤 했습니다. 여러 정신병원에도 다녔으나 그들이 주는 신경안정제는 더욱 증세를 악화시킬 따름이었습니다. 어느 날 친지로부터 자연식으로 식사 개선을 하면 나아질 것이라는 권고의 말을 들었습니다. 나는 무진장 돈을 써 가면서 좋다는 약은 다 써 봤지만 증세가 악화될 뿐이어서 약 외의 다른 방법을 써 봐야 되겠다고 생각하던 중이라 무조건 그의 권고대로 실천했습니다. 즉 음식을 자연식으로 개선했던 것입니다. 그런데 놀랍게도 병이 완치되어 인생을 다시 살게 되었습니다. 더욱 놀라운 것은 우리가 흔히 먹는 음식물이 그 원인이었다는 점입니다.'

이상의 증언을 들은 상원의원은 깜짝 놀랐습니다. 우리가 흔히 먹는 공해 식품이 사람을 미치게 한다는 말을 들었기 때문입니다. 이런 상황에서 사업, 학습, 신앙을 제대로 할 수 있겠습니까? 늘 골치가 땡하고 나중에는 암 같은 무서운 병에 걸려 인생이 끝장나 버리는데, 이 얼마나 무서운 일입니까? 나는 이 모든 병을 공해병이라고 부릅니다.

현재 리드 씨와 같거나 비슷한 증상이 있는 분이 몸을 그대로 방치한다면 틀림없이 무서운 공해병으로 죽을 고생을 하니 시급히 자연식으로 개선하기를 간절히 충고합니다. 공해병의 원인으로는 생활환경, 음식물, 운동, 이렇게 세 가지 측면에서 고찰해야 하는데 여기서는 음식물에 관해서만 설명하겠습니다.

야생동물은 무공해의 자연식품을 생식하기 때문에 병이 없는데 인간은 자연식에 가공을 해서 화식하기 때문에 병으로 고생합니다. 그럼 음식물 중에서 제일 중요한 것은 무엇일까요? 인체의 약 70퍼센트가 수분이기 때문에 물이 제일 중요합니다. 다른 것은 안 먹고 물만 먹어도 3개월 이상 살 수 있습니다. 야생동물은 자연수를 생으로 마시는데 인간은 물에 소독제를 첨가하고, 또 물을 끓여 생명을 완전히 죽여서 먹습니다. 이 소독제는 물의 생명을 완전히 죽일 뿐만 아니라 몸속에 오래 축적되면 암을 위시한 각종 공해병을 유발합니다. 그리고 물에 방부제 등을 넣고 끓여서 만든 음료수도 공해병을 유발하는 중요 요인입니다.

지금의 농산물은 생산과정에서 자연 비료가 아니라 화학비료를 먹고 자라기 때문에 몸이 약해서 해충이 극성을 부립니다. 그래서 해충을 제거하는 농약을 뿌립니다. 또 잡초가 무성해서 농산물이 자라지 못하기 때문에 제초제를 뿌립니다. 이와 같이 화학비료, 농약으로 인해 불쌍하게 자라는 농산물의 말로를 좀 생각해 보세요. 게다가 주식인 쌀의 경우 영양분이 가장 많이 들어 있는 쌀겨와 배아를 없애 버리고 시체의 몸뚱이 같은 백미를 먹고 있습니다.

다음은 축산물의 공해를 얘기하겠습니다. 축산물 공해는 가축을 좁은 장소에 가둬 운동을 안 시키고, 자연 사료가 아니라 인공사료를 먹이며 사육하기 때문에 문제가 생깁니다. 이 인공사료에는 성장촉진 호르몬제, 항생제 등이 들어 있어서 연용하면 무서운 공해병이 유발된다는 것은 뻔한 이치입니다. 인간도 가축과 같은 것을 먹고 공해병에 걸려 죽을 고생을 하고 있지만, 그래도 운동하는 자유나 먹는 자유는 있습니다. 하지만 가축은 그런 자유가 없습니다.

현재 말 못 하는 가축은 인간보다 몇 곱 이상이나 더 심한 공해병에 걸려 죽을 고생을 하고 있습니다. 그런 병신 가축을 죽여서 인간이 먹고, 가축의 병독이 인간의 병독과 합작해서 인간을 죽입니다. 그래서 우리는 병 없는 무공해 고기를 먹어야 합니다.

이런 축산물의 피해는 어제오늘의 이야기가 아닙니다. 내가 수년 전부터 강조해 왔으나 모두 귓등으로 들었는지 아무 변화가 없습니다. 이곳에서 공해병의 증상을 다시 얘기하겠으니, 정신 바짝 차리고 읽기를 바랍니다. 자신과 같은 증상이 나타나면 동그라미를 치고, 어떻게 하면 고칠까를 고민하고 또 고민하기를 바랍니다.

① 감기와 불면증의 도매상이 되었습니다. 약을 먹으면 약간 나은 듯하다가 다시 도집니다. 감기약이라도 연용하면 습관이 되어서 끝내는 암 같은 무서운 공해병을 유발합니다.

② 항시 두통, 정신불안, 건망증, 오판, 집중력 부족, 잡념이 심합니다.

③ 빈혈, 변비, 설사, 편두통, 생리통, 관절염, 류머티즘 증세가 많이 나타납니다.

④ 침이 잘 안 나와서 입이 마르는 일이 많고, 심하면 언어장애가 와서 말을 더듬거나 못 하는 경우도 있습니다.

⑤ 식욕이 없고 소화가 안 되어 정력이 부족합니다. 무슨 일을 해도 쉬이 권태감을 느끼고 만사에 소극적이고 적극성이 없

습니다. 이 증세가 심하게 되면 근육이 굳어지고 잘 때 식은 땀을 흘립니다.

⑥ 이따금 눈이 희미해지고 물건이 이중으로 보입니다.

⑦ 햇볕을 쬐면 머리가 어지러워집니다.

⑧ 흥분하면 손에 땀이 배고 심장의 고동이 빨라집니다.

⑨ 운동을 하면 머리가 흔들흔들하고 눈앞이 캄캄해집니다.

⑩ 식사 중에 속이 메스껍고 배가 아픕니다.

⑪ 원형탈모증이 생기고 어깨가 무거워집니다.

⑫ 아무리 자도 머리가 무겁습니다. 수면 시간이 길어져 10~15시간을 자는 경우도 있습니다. 그러나 자연식을 하면 보통은 4~5시간, 무공해 자연식을 생식하면 단 3시간을 자도 머리가 수정같이 맑아집니다.

⑬ 아이와 젊은이는 과운동(過運動) 증상이 생겨서 막 뛰고 야단들입니다. 5명만 모여도 보통 아이 50명이 모인 것과 같습니다.

⑭ 젊은이는 요란스러운 음악을 들으면서 미치광이같이 춤을 춥니다. 조용한 클래식 음악은 노인 음악이라면서 상대를 안 합니다. 그들이 노는 곳을 한번 구경해 보세요. 정신이 아득해져서 단 1분도 못 있을 겁니다.

⑮ 신경질을 잘 부리고 노하기를 잘합니다. 걸핏하면 남편은 아내에게 폭행을 하고 아내도 남편에게 질세라 대들고 싸웁니다. 미국 여자는 한국 여자보다 더합니다. 우리는 곡식을 많이 먹고 미국은 육식을 많이 하기 때문입니다.

⑯ 증세가 아주 심해지면 정신이 이상해져서 끝내는 흉기를 휘둘러 사람을 죽입니다. 요즘 끔찍한 살인사건이 많이 일어나는 것도 바로 공해병이 원인입니다. 미국에서는 정신분열증 환자의 약 67퍼센트가 심한 공해병 환자라고 합니다. 정신병원에서 쓰는 정신안정제, 향정신성의약품 같은 것은 병의 증세를 악화시킬 따름이고 다만 자연식으로 식사 개선을 하면 간단히 나아집니다. 앞으로 정신병원은 '자연식 요양소'로 개칭해 약과 주사를 일절 금하고, 자연식 지도를 철저히 하기 바랍니다. 특히 주의할 점은 가난한 사람도 쉽게 입원할 수 있어야 합니다. 돈을 벌 목적에서가 아니라 순수한 사회사업을 목적으로 해야 합니다. 돈을 벌 때는 부자를 상대로 하고, 그렇게 해서 번 돈은 가난한 사람을 위해 써야 복을 받습니다. 가난한 사람을 상대로 돈을 버는 자는 인간이 아니라 악마입니다.

⑰ 요즘 학생은 거의 다 공해식을 하기 때문에 공해병의 초기 증상을 갖고 있습니다. 감기, 두통, 피로, 권태감이 그런 증상입니다. 이러니 학업 능률이 올라갈 리가 있겠습니까? 합격은 해야 되겠고, 커피와 각성제를 먹어 가면서 강행군을 합니다. 사태는 더욱 악화되어 결국 낙방하고 맙니다.

⑱ 내가 아는 학생이 하나 있습니다. 그는 법대를 수석으로 졸업하고 8년간 고시에 응시했으나 결국 뜻을 못 이루었습니다. 자기보다 성적이 아래인 사람은 거의 합격했는데 자기만 낙방한 이유를 알아본즉, 수석으로 졸업했기 때문에 교수는 틀

림없이 고시에도 수석으로 합격하리라고 촉망했습니다. 그 교수의 기대에 어긋나지 않기 위해 소고기, 우유, 계란 등 영양식을 매끼에 취하고, 온갖 보약, 커피, 각성제를 먹으며 주야로 강행군한 것이 원인이었습니다. 그도 앞에서 말한 바바라 리드 방식으로 식사를 개선해 새로운 생을 향해 가고 있습니다.

2) 식생활 개선이 범죄를 줄인다

여러분에게 다음 증상이 있습니까? 뭐, 또 반복할 예정이냐고요? 반복보다 더 좋은 스승은 세상에 없습니다. 그러니 아무 소리도 하지 말고 들으세요. 대체 세상에 건강보다 더 소중한 게 뭐가 있습니까?

① 감기, 변비, 설사, 두통, 불면증이 있다.
② 일 또는 공부를 시작하자마자 골치가 아프고 싫증이 나서 계속할 수가 없다.
③ 몸이 언제나 나른해서 드러눕고만 싶고 10시간을 자도 또 자고 싶다.
④ 조금만 걸어도 다리가 아프다.

이와 같은 증세가 심해지면 정신병과 암 같은 무서운 공해병이 유발합니다. 이 모든 증상을 예방, 치료하는 방법에 관한 글을 쓰고 있으니 수험생은 꼭 읽기를 바랍니다.

앞에서 말한 바바라 리드는 미국의 오하이오 주 지방재판소 수석보호감찰관으로, 정신병에 걸려 오랫동안 번 돈을 다 까먹으면서 병원과 약의 신세를 졌으나 결국 못 고쳤습니다. 그러나 간단한 자연식으로 병을 완전히 고친 뒤 자기가 담당하는 범죄자에게 자기의 방법을 적용한 결과, 모두 눈부신 효과를 거두게 되었습니다. 그들은 다시 범죄를 저지르는 일이 없게 되었고, 한결같이 다음과 같이 외쳤습니다.

"인생이 이처럼 밝고 즐거운 것인 줄은 미처 몰랐습니다. 선생님, 감사합니다."

그 결과 지금 미국의 100여 개 재판소에서는 리드의 식사개선 방법을 소위 '리드식 보호감찰법'이라 부르며 채택하고 있고, 판결문에도 '리드식 보호감찰법에 따를 것'으로 명시하고 있습니다. 다음은 리드식 보호감찰법의 구체적인 내용입니다.

① 빵, 국수, 케이크, 과자 등 흰 밀가루로 만든 식품은 금한다.
② 흰 설탕, 흰 정제염, 흰 화학조미료 같은 화학성분이 들어 있는 가공식품은 금한다.
③ 공해 낙농 제품은 금한다.
④ 자연식품을 그때그때 손수 만들어준다.
⑤ 도정하지 않은 현맥과 현미, 비타민, 미네랄이 풍부한 생채소를 급식하는 데 최선을 다한다.

위에서 밝힌 리드식 보호감찰법의 식사 내용은 미국 상원의 영양·의료문제 특별위원회의 촉탁을 받은 세계 최고의 권위 학자 300여 명, 조수까지 합치면 1,000여 명이 인정한 것입니다. 그리고 나 안현필도 과거 10여 년간 경험한 결과 위 사실이 완전무결한 진리임을 확인해 줄 수 있습니다.

어떤 이는 리드식대로 하다간 먹을 것이 없다며 한탄합니다. 그러나 진짜 맛은 자연식에 있습니다, 잘만 요리하면 공해식보다 월등하게 맛있다고 자부할 수 있습니다. 백미와 흰 밀가루 음식에 익숙해 있는 현대인, 특히 젊은이에게 현미밥, 보리밥을 먹으라고 하면 반발할 것입니다.

'너나 잘 먹고 오래 살아라. 나는 죽으면 죽었지 못 먹겠어. 나는 굵고 짧게 살고 싶어!'

그러나 조, 조, 조금만 기다리세요. 방법이 있습니다. 볶은 콩과 삶은 콩은 어느 쪽이 더 맛있습니까? 물론 볶은 콩이 고소해서 더 맛있습니다. 그럼 어느 쪽이 영양분이 더 있고 소화도 잘될까요? 100도 이상으로 삶으면 영양분이 거의 파괴되기 때문에 맛이 없고, 소화효소까지 소멸하기 때문에 소화가 안 됩니다.

그럼 왜 쌀은 볶아 먹지 않고 삶아서 먹을까요? 삶기 위해서는 연료도 더 많이 드는데? 조상 대대로 내려온 비합리적인 식습관이기 때문에 그렇습니다. 생쌀하고 볶은 쌀 가운데 어느 쪽에 더 영양분이 있을까요? 물론 생쌀입니다.

이상은 원칙입니다. 우리는 몇천 년 동안 밥을 먹어 왔기 때문에 밥을 안 먹으면 안 되는 식습관이 있습니다. 생쌀과 볶은 쌀은 빨리빨리 소화가 되므로 허기가 져서 또 먹고 싶은데 밥은 소화가 더디기 때문에 배 속이 늘 듬직합니다. 그래서 나는 현미밥 반, 생쌀 반으로 먹는 주의가 되었습니다.

그럼 앞에서 말한 리드식 식생활을 합리적으로 개선하기 위해 어떻게 하면 좋을까요? 잘 생각하고 생각하다가 다음을 보세요. 생각하지 않고 답을 보는 사람은 바보입니다. 독서를 하되 스쳐 지나가는 방식으로 하면 설사를 하고, 피와 살이 되지 않습니다.

● 방법 1

현미가 싫어 백미만 고집하는 분은 흰쌀밥이 다 되면 불을 끄고, 뜨거울 때 볶은 현미, 볶은 콩, 볶은 깨, 굵은소금 약간, 이렇게 넣고 잘 비빈 다음 보온밥통에 약 10분간 두었다가 먹으세요. 이 비빔밥을 고온으로 가열하면 영양분이 파괴되니 주의하세요. 그리고 현미는 뻥튀기하거나 물에 하룻밤 담갔다가 볶으세요.

● 방법 2

백미에 현미를 조금씩 섞다가 나중에는 모두 현미로 밥을 하세요.

● 방법 3

볶은 곡식을 물엿으로 버무려 강정을 만들면 아이들이 참 좋아합니다. 이 늙은이도 이걸 지독하게 좋아합니다.

● 방법 4

현미떡이 흰 쌀떡보다 월등하게 맛이 좋습니다. 떡가래를 만들어 떡볶이, 떡국을 끓여 먹으면 아이뿐만 아니라 늙은이도 아주 좋아합니다.

● 방법 5

치아가 성하지 못한 노인은 곡식을 가루로 내 잡수세요. 옛날부터 보리를 볶아 가루 낸 것을 미숫가루라 해서 물로 개어 먹었는데, 아주 비합리적인 식사법입니다. 물기가 있으면 침이 작용을 못 하기 때문에 소화가 안 됩니다. 침은 약 50~70퍼센트의 소화작용을 합니다. 가루를 물로 개지 말고 가루 그대로를 입에 담아 침으로 개서 삼키세요. 현미식은 한 공기 이내가 원칙이고, 밥을 되게 지어서 100번 이상 꼭꼭 씹어야 합니다. 가루는 반 공기 이내가 원칙입니다. 밥을 하면 한 공기가 됩니다. 떡은 밥을 압축한 것이므로 자칫하면 과식하기 쉽습니다. 그리고 떡국 또는 국수를 먹으면 소화가 안 되는 사람이 있습니다. 이것도 물기가 있어 침이 작용을 못 하기 때문입니다. 비율은 꼭 현미 멥쌀 70퍼센트, 현미 찹쌀 30퍼센트를 지키세요. 찹쌀만 먹으면 몸에 나쁩니다. 희도록 도정한 보리도 나쁘니 도정하지 않은 통보리를 먹으세요.

이상의 방법 1~5는 내가 터득한 것을 그대로 기록한 내용입니다. 단군 역사 이래 처음으로 개발한 식사법입니다. 혹시 나 이전에 이와 같은 내용으로 쓴 책이 있으면 복사한 것을 보내 주세요. 정가의 10배 이상을 사례금으로 드리겠습니다. 자랑하기 위해서가 아니라 확인하기 위해서입니다.

다음은 리드식 보호감찰법의 치료 실례입니다.

① 인질극

요즘 미국에서는 전에 없던 인질극이 빈발하는데, 이것도 공해병이 발작해서 그렇습니다. 30세의 남자가 자기 처를 인질로 삼고 거리의 사람에게 총을 난사해서 잡혀 들어왔습니다. 이 남자는 리드식 식사 개선 4개월 만에 완치되었습니다. 완치된 후 그는 리드 감찰관에게 "선생님, 인생이 이처럼 즐거운 것인 줄은 미처 몰랐습니다. 진심으로 감사하고 감사합니다."라고 말했습니다.

② 소매치기, 난폭운전 사건

51세 여자는 가끔 정신이 혼란해져서 소매치기, 난폭운전으로 체포돼 구금되는 일이 잦았습니다. 그녀는 늘 우울하고 피로를 느끼며 사람에게 막 대들며 싸우기를 잘했습니다. 그녀도 리드식으로 완전히 구제되었습니다.

이번에는 지금까지 말한 내용의 확실성을 뒷받침하기 위해 미국의 상원 특별위원회에 참석한 학자들이 증언한 내용을 옮겨 보겠습니다.

로체스터 대학 의학부 환경센터 교수 버나드 위스는 사람이 술에 취하면 행동이 달라지듯이 식품에 첨가된 화학물질도 몸에 들어가 축적되면 정신과 행동이 이상해진다고 증언했습니다.

캐나다의 브라운 박사는 식품에 첨가된 화학물질이 몸에 축적되면 과운동, 집중력 결핍, 등교 거부, 반항심 조장, 지력 둔화, 학습 불능 등 소위 문제아가 된다고 했습니다. 캐나다의 어느 초등학교에서 가공식품을 엄금하고 어머니가 손수 만든 자연식품만 먹게 했더니 위의 모든 증상이 없어졌습니다. 특히 아이들이 침착하게 되었습니다. 브라운 박사는 캐나다에서 문제아 교정학원을 운영하다가 지금은 샌프란시스코에서 3개를 운영하고 있는데, 인근 초등학교를 지도한 결과 믿기 어려울 정도로 성과를 거두었습니다.

샌프란시스코의 벤 페인골드 박사는 비둘기, 고양이, 쥐를 시험한 결과 어린아이는 어른보다 식품에 첨가된 화학물질에 대한 저항력이 지극히 약하고, 어머니가 손수 만든 식품을 아이에게 먹이면 전과 아주 다르게 바뀐다고 증언했습니다.

스웨덴은 세계 제일의 복지국가입니다. 그러나 자살자와 알코올 중독자 수는 가난한 나라보다 월등하게 많습니다. 이것도 공해병의 공로입니다. 미국의 중병 환자 가운데 그중 반수가 정신병 환자입니다. 실로 위대하고 위대하도다. 공해병의 공로가!

우리나라 현실도 한번 보세요. 예전에는 살인공장을 차려 놓고 사람을 붙잡아다가 토막토막 자르고 불살라 버리는 잔인한 짓까지 한 경우가 있지 않습니까? 지금도 여성은 밤길을 마음 놓고 다닐 수 없는 실정입니다.

가공식품과 공해병의 왕국인 미국에는 택시 운전기사와 승객의 좌석 사이에 방탄벽이 있어서 작은 구멍을 통해 요금을 주고받습니다. 개인이 총포를 자유롭게 가질 수 있는 나라이기 때문입니다.

그에 비하면 우리나라는 아직 천국입니다. 그런데 국민 다수가 미국인이 먹는 것과 같은 가공식품을 즐겨 먹기 때문에 급기야 병원마다 초만원 사례를 이루고, 날이 갈수록 흉포한 범죄도 늘어나고 있는 추세입니다.

교육자가 훈계하면 막을 수 있다고요? 훈계를 수억 번 해보세요. 아무 소용이 없습니다. 훈계를 한다면 그들은 오히려 반발을 일으킬 뿐입니다. 그럼 약으로? 정신병원으로? 교도소로? 교도소 수만 개를 더 증설해 보세요. 범죄는 날이 갈수록 늘어날 것입니다. 오직 해결책은 리드식과 같은 식사 개선뿐입니다. 식사 개선으로 그들의 정신을 맑게 해놓고, 그다음 윤리와 도덕을 훈계하는 것이 지당한 순서입니다.

3) 건강은 주부 손에 달렸다

독자 여러분! 여러분이 탄 버스, 기차, 비행기, 택시를 운전하는 사람이 공해병으로 사고를 일으키면 여러분의 생명은 어떻게 될까요? 아니, 그동안 몇 번이나 교통사고가 일어났습니까? 아니, 여러분이나 그 운전기사는 공해병이 무언인지 알기나 합니까? 더군다나 더운 날에는 청량음료를 안 마시면 살 수가 없지요? 자기 전에 청량음료를 마시면 잠이 오나요? 당장 그 효과가 증명되지 않습니까?

게다가 흰쌀밥, 흰 밀국수를 먹고 몸까지 피곤한 상태이니 사고가 안 날 도리가 있느냐 말입니다. 흰 설탕은 칼슘 도둑입니다. 칼슘은 신경을 안정시키는 작용을 합니다. 비타민 B₁은 신경안정제인데, 흰 밀가루와 흰쌀에는 비타민 B₁이 거의 없습니다. 그래서 정신이 이상해지는 것입니다. 경험이 있는 비행기 조종사는 운항 직전이나 운항 중에 흰 설탕이 든 음식물을 절대로 안 먹습니다. 승객의 생명과 직결된 문제이기 때문입니다. 하루빨리 운전기사를 계몽해야 합니다.

주부는 가족 건강의 열쇠를 쥐고 있습니다. 나아가 다음 세대의 건강과 생명을 좌우하는 중책을 짊어지고 있습니다. 자연식이 아무리 건강에 좋다고 해도 맛이 없으면 실천이 안 됩니다. 자연식을 맛있게 요리하는 법을 적극적으로 연구하길 바랍니다. 여러분 주변에는 화학조미료를 안 쓰고도 자연식을 맛있게 요리하는 할머니 선생님이 많습니다. 또 나도 미력하나마 연수 때 자연식 요리법을 적극적으로 지도하고 있습니다.

보통은 자연식을 엄중히 실천하고, 1주일에 한 번만 가족과 함께 식도락을 즐기세요. 환자는 불쌍하지만 병이 나을 때까지 엄금입니다. 병은 게으른 자에 대한 천벌입니다. 가족에게 걱정을 끼쳐 죄송하다는 마음을 늘 가져야 합니다.

식당의 맛있는 음식은 예외 없이 리드식과 정반대의 것입니다. 과부가 되고 싶지 않다면, 병원 신세를 지지 않고 건강하게 아이들을 키우고 싶다면, 주부가 손수 요리한 것만 먹이고 외식은 삼가세요. 그런데 주부가 아무리 이렇게 해도 항상 남편이 말썽을 피웁니다. 그럼 조금 귀찮더라도 남편의 직장 근처에서 망을 보다가 남편이 퇴근하면 손을 꼭 잡고 집으로 오세요. 감시할 시간이 없다면 남편이 올 때까지 먹지 않고 기다린다고 미리 경고해 놓으세요. 그러면 남편은 꼼짝 못 할 겁니다. 말을 안 들을 때는 바가지를 사정없이 막 긁어 버리세요.

남편은 업무, 사교 관계로 외식하지 않을 수 없다는 핑계를 댈 겁니다. 그 핑계라는 악마가 남편을 무덤까지 끌고 갑니다. 그리고 남편은 외식을 안 하고도 업무, 사교하는 방법을 연구하십시오. 상대방을 자기 집으로 초대해 자연식을 대접하는 등 여러 방법이 있습니다. 성심이 통하면 만사가 형통하는 법입니다.

나는 건강 연구와 단련을 하느라 부도까지 났습니다. 이것은 결국 누구를 위하여 울리는 종입니까? 왜 이 팔순 노인 혼자 해야 합니까? 왜 강 건너 불구경만 하고 있습니까? 이 일은 국가에서 해야 할 일인데, 왜 나 혼자 하고 있습니까? 모두 몰라서 그렇습니다. 독자 여러분은 이 팔순 노인 혼자 힘겹게 끌고 가는 손수레의 뒤를 힘껏 밀어주십시오.

나는 그간 27평 아파트를 은행에 저당하고 돈을 마련해 건강연수를 인도해 왔는데, 좁은 아파트의 좁은 방이라 운동 시범을 할 수가 없었습니다. 그래서 연수 장소를 건설할 자금을 마련하기 위해 새벽 2시부터 영어 원고를 필사적으로 쓰고 있었습니다.

그런데 어느 날 돌연히 천사가 나타나서 〈한국일보〉에 글을 쓰도록 인도해 주었습니다. 신문에 건강 글을 쓴다면 보통 한 귀퉁이를 차지하기 마련인데, 나는 한 면 전체에 걸쳐서, 그것도 한 번이 아니라 여러 회에 걸쳐 쓰고 있습니다. 이것은 유례가 없는 일입니다.

〈한국일보〉에 글을 쓰느라 눈코 뜰 새 없이 바빠서 영어 원고는 중단해 버렸습니다. 영어책을 써서 연수장을 차리는 것보다 〈한국일보〉에 글을 쓰는 것이 국민운동에 더 효과적이라고 생각했기 때문입니다. 내가 건강연수를 인도하는 주목적은 국민운동의 역군, 즉 조수를 양성하는 데 있었습니다. 팔순 노인 혼자 이 엄청난 국민운동을 하려니 너무 힘겹습니다. 그런데 〈한국일보〉에 글을 쓰고 나니까 전국의 교육자, 목사님, 신부님, 스님 등이 열렬하게 호응해서 나는 깜짝 놀라고 말았습니다.

선생님, 목사, 신부, 스님은 학교, 교회, 성당, 사찰에서 저마다 열심히 교수하고 설교하지만, 학생과 신도는 공해 식품으로 인해 몸이 아파 죽을 지경입니다. 그러니 강의, 설교가 귀에 들어오겠습니까? 졸지 않은 것만도 감사하다고 해야 할 일입니다.

'육신은 성령이 깃드는 성전이다(고린도 3:16).'

성령이 깃드는 성전, 즉 육신을 정화하는 일을 먼저 강연해 병을 고치고 정신을 맑게 한 연후에 철학을 강의하는 게 지당한 순서 아닙니까? 공해병은 약이나 주사로 치료하면 오히려 악화되고, 다만 식사 개선으로 고쳐지는 병입니다. 따라서 교사, 목사, 신부, 스님이 공해병을 고치는 최고의 의사입니다. 왜냐하면 그분들은 보통 사람보다 사람을 감동시키는 힘이 월등하기 때문입니다.

또 회사를 운영하는 분께도 부탁합니다. 직원이 공해 식품을 먹어서 몸이 나른한데 일을 제대로 할 수 있겠습니까? 자연식으로 식사를 개선하면 능률을 몇 배 이상 증진할 수 있습니다. 직원의 건강관리, 특히 식생활 개선에 최선의 노력을 기울여 주십시오. 직장 식당에서 공해병을 유발하는 음식물을 먹이다니, 그게 말이나 되는 소리입니까?

군인에게도 진심으로 충고합니다. 군인이 공해 식품을 먹으면 정신병이 유발되어 사기가 극도로 저하되고 체력도 극도로 약화됩니다. 군 당국에서는 군인에게 자연식을 급식하도록 최선의 노력을 기울여 주십시오. 국가의 간성(干城)이 공해식으로 정신병에 걸린다면 나라가 망한다는 것을 부디 주목해 주십시오.

지난번에 육군사관학교에서 강연해 달라는 요청이 들어왔기에 나는 승낙하면서 이렇게 생각했습니다.

'옳다, 잘되었다. 육군사관학교만 모범적으로 현미식을 해서 좋은 효과를 거둔다면 전 국군이 현미식을 하게 될 것이다.'

그날 내 얘기가 솔깃했는지 반응도 아주 좋았습니다. 교관 중에 몇 분은 이미 현미식을 하고 있었고 건강도 아주 좋다고 했습니다. 얼마 후 육사 교관과 함께 저녁 식사를 하면서 사정을 알아봤더니, 백미밖에 공급받지 못해 현미식을 할 수 없으니 나한테 군의 고위층을 설득해 달라고 했습니다.

4) 공해병을 막는 근본 대책

우리는 국토의 3분의 1도 안 되는 좁은 곳에서 가축과 함께 공해 식품을 먹고 공해병으로 죽어 가고 있는데, 국토의 3분의 2는 쓸모없는 잡목으로 덮여 있습니다. 그곳에는 무공해 물, 공기, 일광, 초목의 향기가 있고, 공간도 무공해 농축산물을 생산하기에 충분합니다. 극심한 공해 시대에는 이런 야산이 최고의 피난처입니다. 앞으로 야산을 개발하는 정책이 수립되기를 기대합니다.

정치인이 할 일은 태산같이 많습니다. 그러나 공해병으로 죽어가는 동포를 구제하는 정책이 제일 급선무이니 다른 일에 앞서서 전력투구하여 주기를 간절히 부탁합니다. 우선 현시점, 현 위치에서 가장 시급한 일은 무공해 농산물을 생산하는 일입니다.

나는 어릴 때 농사를 짓고 고생하면서 살았습니다. 밭에서 김을 매고 지게를 졌는데, 보리, 조, 거름 등을 지게에 지고 다녔습니다. 그래서 농민의 설움을 너무너무 잘 알고 있습니다. 지금 농민은 피땀 흘려 추수한 농작물을 제값도 못 받고 팝니다. 게다가 값싼 외국 농산물에 대항하느라 더욱 힘을 쏟고 있습니다.

이대로 가다간 무공해 영농은 고사하고 전 농민이 이농할 것으로 보이는데, 현재도 농촌에는 힘없는 노인밖에 남아 있지 않습니다. 그들에게는 사느냐 죽느냐의 문제이기 때문입니다. 농자천하지대본이라고 했습니다. 뿌리가 없는 나라는 기어이 망하고 맙니다. 이 팔순 노인의 간절한 소원은 우리 조국이 옛날과 같이 완전 무공해 농산물을 생산하는 것입니다. 농가 마당마다 병아리가 어미 닭의 뒤를 졸졸 따라다니던 그 아름다운 광경을 잊을 수가 없습니다.

잔소리할 것 없이 무조건 첫 2년간은 무공해 농민을 도와줍시다. 공해 농산물보다 몇 곱이나 값을 더 쳐줍시다. 그래야 자유무역의 피해도 막고, 국민도 건강하게 됩니다. 소비자는 너무 걱정하지 않아도 됩니다. 생산량이 증가하면 값은 자연히 내려가기 마련입니다. 그리고 도시의 공장에서 공해병으로 고생하는 농민도 하루빨리 귀농하여 행복하게 살기를 바랍니다.

이 세상에 이 일보다 더 중요한 일은 없습니다. 현재 모든 사람은 돈을 버느라 열중하고 있는데, 공해병으로 앓다가 죽으면 그 돈을 어떻게 하시렵니까? 모두 헛되고 헛된 일입니다.

친애하는 동포 여러분! 옛날에 모유가 부족한 산모는 남의 젖을 동냥해서 아기를 키웠습니다. 나도 그렇게 자랐습니다. 그래서 이 팔순 노인은 동냥을 해서라도 기부금을 모아 불쌍한 농부를 돕고 싶습니다. 내가 안 해도 남이 하겠지 하며 강 건너 불구경만 하지 말고 이 팔순 노인이 힘겹게 끌고 가는 손수레의 뒤를 힘껏 밀어주세요.

21. 손발 운동

'현대인은 발부터 늙는다.'
'비틀거리는 발걸음은 인생의 종말을 신호하는 것이다.'
'손발을 운동하면 전신이 건강해진다.'

 손발의 운동은 왜 중요할까요? 기(氣)란 무엇입니까? '기가 막혀서 말이 안 나온다', '기절하다', '기운이 없다'는 말이 있는데 도대체 기란 무엇을 말하는 것일까요? 이 기란 동양의학에서 말하는 것이고 서양의학에서는 취급을 안 합니다. 동양의학에서는 인간의 몸 속에 있는 피뿐만 아니라 생명을 유지하는 힘에도 기가 흐르고 있다고 봅니다. 이 기의 흐름이 중단되면 죽음이 되고, 약하게 흐르면 병이 생깁니다. 이 약하게 흐르는 부위에 침과 뜸으로 자극을 주면 기가 통해서 병이 일시적으로 낫습니다. 그러나 병의 원인이 되는 일을 계속하면 병은 반드시 도집니다. 내가 주장하는 삼위일체, 즉 '제독, 자연식, 운동'의 건강법을 실행 안 하면 병이 근치되지 않습니다.

피가 흐르는 통로를 혈관이라고 하듯이 기가 흐르는 통로를 우리는 경락(經絡)이라는 어려운 말을 씁니다. 이 경락에는 14종이 있고 그중 12종은 손발이 시발역임과 동시에 종착역으로 되어 있습니다. 철도에 경부선, 중앙선, 호남선 등이 있듯이 경락에도 위장이면 위경, 간장이면 간경, 심장이면 심경이 있습니다. 또 경부선에 수원, 천안, 대전, 대구 등 통과하는 역이 있듯이 각 경락에도 통과하는 수많은 요소가 있는데, 이것을 경혈(經穴)이라고 합니다. 침과 뜸으로 이 경혈에 자극을 주면 그 부위에 기가 통해서 병이 고쳐지고, 또 경락의 시발역 겸 종착역인 손발에 자극을 주거나 운동을 시키면 기가 인체의 각 부위로 통하여 치병, 건강할 수 있다는 것입니다.

그러나 이와 같이 해서 병이 일시적으로 낫기는 하지만 다시 도지는 것은 병의 원인이 되는 일이 계속 발생하기 때문입니다. 즉 내가 주장하는 삼위일체 건강법을 실행 안 하기 때문입니다.

하느님은 인간을 창조하실 때 손발을 부지런히 움직이고 이마에 땀이 흐르도록 일을 해야 살 수 있도록 의도하셨습니다. 손발을 부지런히 움직이면서 일하는 사람은 건강하고, 가만히 있거나 놀고 먹는 사람은 누구를 막론하고 병으로 고생한다는 말입니다. 또 손발을 움직이는 일은 자신이 해야 하지 돈을 주고 남을 시키거나 기계로 하면 병으로 고생하게 됩니다.

야생동물은 맨발로 걷고 뛰기 때문에 피와 기가 잘 통해서 병이 없는데 인간은 구두를 신고 차를 타서 병이 생기는 것입니다. 구두를 신으면 발바닥 자극을 적게 받고 차를 타면 기계가 운동하기 때문입니다. 신발을 신으면 맨발로 걷거나 뛰는 것에 비해 발바닥 자극이 100분의 1도 안 됩니다. 심지어 집 안에 있을 때도 양말을 신고 있으니 병에 안 걸릴 도리가 없습니다.

이 팔순 노인은 독서하거나 글을 쓰면서도 반드시 다음과 같은 손발 운동을 합니다. 쉽고 효과도 아주 좋으니 학생이나 정신노동자는 꼭 따라 하기를 바랍니다.

처음에는 왼손으로 오른발 발가락을 하나하나 위로 힘차게 젖힙니다. 다음은 발가락 전부를 한꺼번에, 그다음은 발목을 뱅뱅 돌린 다음 발밑 오목하게 파인 곳을 망치로 두들겨 패듯 주먹으로 여러 번 사정없이 두들겨 팹니다. 또 엄지손가락 손톱 끝으로 피가 안 날 정도로 세게 꼭꼭 누릅니다. 다음은 오른손으로 왼발을 위에서 설명한 것과 똑같이 합니다. 이런 식으로 좌우 손발을 번갈아가면서 반복합니다. 이 운동을 계속하면 기가 전신으로 돌기 때문에 피로가 덜 옵니다.

심장은 무슨 일을 합니까? 피를 펌프질해서 곳곳으로 보냅니다. 그럼 위와 같은 운동을 하면 피가 어디로 갈까요? 손발 끝까지 돌게 됩니다. 그럼 덤으로 어떻게 될까요? 손발 끝은 물론이고 인체의 모든 기관, 즉 전신으로 피가 돌게 됩니다.

일어나서 운동할 수 없는 환자는 이 운동만이라도 열심히 해야 합니다. 게으른 자는 결국 죽을 도리밖에 없습니다. 산에 올라가다가 다리가 아파서 더 이상 못 올라갈 때 앉아서 이 운동을 2~3분간 하면 기운차게 올라갈 수 있습니다. 실행해 보고 과연 효과가 있으면 이제 안 서방 말을 믿을 것입니다.

텔레비전 시청, 사람과 좌담하는 동안에도 이 운동을 하세요. 결국 노력하는 자, 건강한 자가 인생 최후 승리자가 됩니다. 이렇게 열심히 하면 인생 70에도 다시 일어설 수 있습니다. 미국의 노엘 존슨이 그 산증인이고 한국의 안 서방도 인생 70에 다시 일어서서 그걸 증명하고 있습니다.

또 껌을 씹으면서 공부, 사무, 운전 등을 해보세요. 씹는 운동과 사고하는 운동은 머리가 기가 막히게 돌도록 합니다. 특히 씹는 운동은 머리, 눈, 귀, 코, 목, 가슴, 배, 등, 즉 윗몸 전체를 운동시키는 기가 막힌 기초 운동입니다.

음식물을 먹을 때도 잘 씹어 먹으면 위와 같은 운동이 될 뿐만 아니라 침도 잘 분비됩니다. 침은 음식물을 반 이상 소화시킬 뿐만 아니라 음식물의 독을 없애고, 심지어 암과 에이즈도 90퍼센트 이상 살균한다는 사실이 과학자에 의해 밝혀졌습니다. 실로 씹는 운동이야말로 필수 불가결의 운동입니다.

나는 앞으로 이런 것도 실천하려고 합니다. 운동장에 흙, 모래, 왕모래, 바둑 자갈을 각각 4개 코스로 50~100미터를 설치한 다음 맨발로 뛰어다니는 것입니다. 눈부신 효과가 있을 것이 틀림없으니 여러분도 실천해 보세요. 이것이 바로 야생동물을 흉내 낸 운동법입니다. 나중에는 맨발로 자갈밭을 1,000미터 이상 달릴 예정입니다.

◉ 자갈 밟기 운동법

맨발로 흙 위, 모래 위, 왕모래 위, 바둑 자갈 위를 순서대로 걸어 다니면 좋을 건데 그런 시설이 없어서 처음에는 목욕탕의 자갈밭을 걸어 다녔습니다. 처음은 발바닥이 어찌나 아픈지 죽을 지경이었습니다. 3개월 동안 꾸준히 했더니 덜 아팠습니다.

일단 시작한 일은 끝까지 하는 것이 성공의 비결입니다. 의지가 강해지기 때문입니다. 그다음부터는 본격적인 자갈 밟기 운동을 하게 되었습니다. 어떻게 하는지 가르쳐 주겠습니다.

① 왼쪽 손바닥을 아랫배 단전에 밀착시키세요.
② 오른쪽 팔과 다리를 위로 올리세요. 오른쪽 발로 자갈을 힘차게 밟음과 동시에 팔도 힘차게 내리세요.
③ 이어서 오른발로 서서 왼발로 자갈을 밟으세요. 오른발이 했으니까 왼발도 장단을 맞추는 것입니다. 음악의 반주라고 생각하면 됩니다.
④ 왼발로 서서 아랫배를 힘차게 내미는 동시에 단전에 밀착시킨 왼쪽 손바닥으로 아랫배를 등 쪽으로 힘차게 미세요. 오른쪽 다리가 내려감과 동시에 힘을 빼세요. 알기 쉽게 말하면 자갈을 밟는 동안 아랫배를 내밀었다 놓았다 하는 운동입니다. 한편 아랫배에는 최대한 힘을 주고 나가지도 들어가지도 못하도록 온 힘을 다하세요. 그런 다음 앞으로 내밀

었다 등 쪽으로 들이밀었다 하세요.
⑤ 오른발로 자갈을 밟음과 동시에 단전에 힘을 주면서 '하나, 둘, 셋' 하면서 구령을 붙이세요. 소리를 내지 말고 속으로 해도 됩니다.
⑥ 오른발로 50번 자갈을 밟았으면 다음은 왼발을 중심으로 위와 같은 운동을 50번 하세요.
⑦ 앉아 쉬면서 위에 말한 발가락, 발목 돌리기 운동을 2~3분간 하세요. 이 운동은 아주 중요합니다.
⑥ 다른 운동을 하다가 위의 운동을 계속하고, 나중에는 나처럼 한 번 목욕탕에 가면 1,000번 이상 할 수 있도록 단련해 가세요.

　위와 같이 1,000번을 하면 10킬로미터 마라톤 이상의 운동량인데, 마라톤은 운동화를 신고 하기 때문에, 또 허약한 사람과 노인에게는 과격한 운동이기 때문에 권장할 수 없습니다.
　산속에 흙, 모래, 왕모래, 바둑 자갈 시설을 하는 것이 나의 꿈입니다. 운동에는 맑은 공기, 물, 일광과 수목의 향기가 수반되어야 최고의 효과를 거둘 수 있기 때문입니다. 길을 걷거나 등산을 할 때도 위와 같은 운동을 하도록 노력하세요. 양손에 지압기 또는 호두알을 쥐고 짜그락짜그락 장단을 맞추면서 하면 손발 양쪽 운동을 하는 것입니다.
　이 안 서방에게는 목욕탕이 위대한 운동장입니다. 꼭 자갈밭이 있는 목욕탕이라야 되고, 될 수 있으면 수돗물이 아니라 지하수가 있는 탕을 선택합니다.

나는 저녁 식사 2시간 전에 목욕탕으로 가서 자갈 밟기 1,000회 이상, 복부지압 1,000회 이상, 기타 운동까지 약 2시간을 합니다. 구경꾼이 팔순 노인의 그런 모습을 보고 묻습니다.

"피곤하지 않습니까?"

"피곤한 것이 아니라 피곤이 풀립니다."

내가 이렇게 대답하면 사람들은 팔순 노인이 저런다면서 깔깔 웃습니다. 나는 이미 150세 이상 살 자신이 있다고 말했습니다. 말을 하고 꿈을 꾸는 일은 누구나 자유로이 할 수 있습니다. 그러나 나는 말과 꿈뿐 아니라 그렇게 되려고 최선의 노력을 하는 사람입니다. 인명재천이라는데 나에게는 인명재인(人命在人)입니다.

몇 년 전 볼일이 있어서 영등포에 간 적이 있습니다. 돌아오는 길에 일용품을 사러 어떤 구멍가게에 들어갔더니 주인아줌마가 어찌나 뚱뚱한지 한 80킬로그램은 되어 보였습니다. 숨을 헐떡거리며 왔다 갔다 하기에 참지 못하고 말을 걸었습니다. 이런 사람을 보고 그냥 있으면 천하의 안현필이 아니겠죠.

"아줌마, 심장이 약해 보이는데요?"

"네, 그래요."

"또 무슨 병이 있나요?"

"고혈압과 당뇨병으로 죽을 고생을 하고 있습니다."

"아줌마의 병을 고쳐드리겠으니, 내 말을 잘 듣고 꼭 그대로 실천하면 병이 틀림없이 낫습니다. 병이 나았다고 해서 돈 달라는 소리는 절대로 안 하겠으니, 그리고 내 방법은 약을 먹을 필요가 없으니 돈 걱정은 아예 하지 마세요. 첫째로 손님이 없을 때는 하는 일 없이 우두커니 앉아 있지 말고 발 주무르기 운동을 하세요. 특별히 주의할 것은 아침을 굶고 점심과 저녁 두 끼만 먹어야 합니다. 상오 중엔 생수를 1시간에 1잔 마시고 점심 1시간 전에는 마시지 마세요. 식사는 현미 콩밥을 한 끼에 한 공기 이내만 먹되 100번 이상 잘 씹어서 먹으세요. 한 공기를 먹는 데 1시간 이상이 소요됩니다. 2개월만 철저히 실행하면 위장병이 치유되니까 그 후부터는 덜 씹어도 됩니다. 반찬으로는 생채소를 된장에 찍어 먹고 된장국을 많이 먹으세요. 그리고 매끼에 멸새콩 볶음을 먹고, 가끔 기름기 없는 생선도 먹으세요."

"나는 소고기, 돼지고기를 안 먹으면 못 견디는데 어떻게 하죠?"

"그런 걸 먹으니까 그 꼴로 되었습니다. 앞으로는 절대로 그런 고기를 먹어서는 안 됩니다. 그리고 아주머니는 아침 몇 시에 가게 문을 엽니까?"

"8시쯤에 열지요."

"그럼 내일부터는 7시에 나와 운동을 하세요."

사실은 산속 또는 산 밑이 좋지만 근방에 산이 없기 때문에 여의도의 샛강 연변에서 운동하라고 했습니다.

"아줌마는 몇 미터가량 쉬지 않고 걸을 수 있나요?"

"30미터 이상은 숨이 차서 못 걸어요."

뚱보들! 지금 금덩어리 같은 소리를 하고 있으니 졸지 말고 정신 차려 들으세요. 이 30미터도 못 걷던 80킬로그램 뚱보 아줌마가 불과 3개월 만에 50킬로그램으로 감량되었고, 심장병, 고혈압, 당뇨병도 완치되었다는 소리를 하고 있는데 졸면서 듣다니, 그게 말이나 되는 소리인가요?

운동할 때는 시계, 노트, 볼펜, 운동화, 10미터 길이의 노끈, 깔고 앉을 방석이나 신문지를 준비하고, 100미터 거리의 시발점과 종착점을 확정하세요.

30미터를 걷고 그 이상 못 걸으면 앉아서 3분간 발 주무르기 운동을 한 다음 계속 걸으세요. 첫날은 1시간 동안 몇 미터 걸었는지 노트에 꼭 기록하세요. 그다음 날은 몇 미터, 또 그다음 날은 몇 미터, 매일 전날보다 더 빨리 걷도록 애쓰세요. 앞에서 말한 자연식을 철저히 하면 피가 맑아지니까 자연히 빠르게 걸을 수 있고, 나중에는 뛸 수도 있게 됩니다. 위와 같이 1개월 동안 철저히 하면 100미터를 쉬지 않고 걸을 수 있습니다.

2개월째는 최고의 속도로 걸으세요. 걷는 것과 뛰는 것의 중간 속도로 달리는 운동을 조깅이라고 합니다. 궁둥이를 흔들흔들, 아랫배를 앞으로 내밀었다 들이밀었다, 양손에는 호두알이나 지압기를 쥐고 쥠쥠 하면서, 이렇게 하기를 1개월간 하면 100미터를 쉬지 않고 속보할 수 있습니다. 그러면 병은 3분의 2 이상 치유됩니다. 설마라고요? 실행도 안 해보고 의심하고 비판하는 바보가 있습니다. 이 안 서방은 그런 바보를 보고 '바보는 죽지 않으면 못 고쳐!'라고 욕질해 줍니다.

그럼 3개월째는 무슨 운동을 합니까? 뛰는 운동을 하는 겁니다. 한 달 동안 꾸준히 노력하면 100미터를 쉬지 않고 뛸 수 있습니다. 그러면 아무리 뚱뚱한 아줌마라도 비만증, 심장병, 당뇨병이 물러가게 됩니다.

"아줌마, 3개월 후에 찾아오겠으니 꼭 병을 다 고쳐 놓으세요. 병이 다 고쳐져도 돈은 한사코 안 받을 것이니 돈 걱정은 절대로 하지 마세요."

3개월 후에 찾아갔더니 아줌마는 나를 보자마자 눈물을 흘리면서 양팔로 끌어안았습니다.

"선생님 덕분에 병이 다 나았습니다."

그러고는 감사하다면서 무슨 봉투를 주기에 열어본즉, 만 원짜리 돈뭉치였습니다.

"돈을 안 받는다고 몇 번이고 다짐했는데 왜 이 돈을 주십니까?"

"선생님 말씀대로 1개월간 열심히 하니까 눈부신 효과를 느끼게 되었습니다. 그때 저는 앞으로 두 달만 더 노력하면 완치된다고 확신하게 되었습니다. 그 후부터 만 원짜리가 들어오면 따로 모아놓고, 전에 저금했던 돈을 보태 이 돈을 만들었습니다. 이 돈으로 작은 책을 만들어 주시면 물건 사러 오는 손님에게 나눠 주겠습니다. 이 돈은 선생님께 드리는 것이 아니라 하느님의 은총에 보답하기 위한 것이니 부디 받아서 작은 책을 만들어 주시면 고맙겠습니다."

이렇게 말하며 눈물로 사정하기에 받아서 작은 책을 만들어 주었습니다.

여러분! 이 아줌마가 병을 고치는 데 돈을 얼마나 썼습니까? 돈을 쓴 것이 아니라 오히려 돈을 저축하면서 병을 고치지 않았습니까? 여러분이 이때까지 건강 때문에 쓴 약값과 병원비를 계산해 보세요. 그것만으로도 부자가 될 수 있지 않습니까. 바보는 돈을 쓰는 게 진짜 건강법인 줄 압니다. 세계적인 갑부는 돈이 없어서 죽었습니까? 모두 헛되고 헛된 일만 하다가, 모두 인생 일장춘몽을 연출하다가, 모두 빈손으로 왔다가 빈손으로 가 버렸습니다.

부자만이 행할 수 있는 건강법은 모두 가짜 건강법입니다. 가난한 사람도 행할 수 있는 것이 세계 제일의 진정한 건강법입니다. 이 글을 수백 번이고 반복 숙독한 후 꼭 실천해 건강을 되찾기 바랍니다. 그런 다음 병들어 고생하고 있는 불쌍한 동포를 구제하십시오. 하느님께 감사할 줄 모르는 사람은 반드시 천벌을 받습니다.

그리고 약은 자연식의 효과를 말살하고 인체의 자연생리기능, 특히 소화기능을 약화시킵니다. 약을 먹는 한 일생 약의 노예로 살다가 죽어 버리고 맙니다. 무슨 일이든 자기 고집대로 하지 말고 경험자의 충고에 좀 순종하세요.

22. 섬유 식품

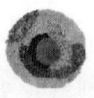

1) 섬유식이 현대병의 치유 명약

지난번에 서울 강남구와 서초구 의사회 공동 초청으로 의학박사 약 200명 앞에서 강연했다는 얘기는 했을 겁니다. 그때 나는 하고 싶은 말을 서슴지 않고 했습니다. 단, 바보 멍청이라는 소리만은 하지 않았습니다. 약과 병원에 대해 그토록 비판하면 당연히 쫓겨날 줄 알았는데 다행히도 무사했습니다. 강연이 끝난 후 나를 초청하신 박사님께 조심스럽게 청중의 반응을 물어본즉, '왜 시간을 그렇게 짧게 잡았느냐.'라며 불평하더라는 것입니다. 미국 같은 나라에서 그런 강연을 의사 앞에서 했다가는 혼이 났을 겁니다. 역시 우리 의사님은 청순 무구한 배달민족의 자손입니다. 이상은 독자 여러분이 나를 믿도록 하기 위해 자랑 비슷하게 한 이야기니 양해하기 바랍니다.

미국 상원 특별위원회 보고서가 완성된 후 선진국에서는 섬유식 연구가 한창이었습니다. 섬유라는 뜻조차 모르는 사람이 있을 텐데, '섬유(纖維, Fiber)'는 식물의 섬유로 옷감을 짜다, 나무의 섬유로 종이를 만든다는 그 섬유를 말합니다. 예를 들어 배추를 찢으면 나타나는 질긴 실 부분, 삶은 고구마를 반으로 쪼개면 보이는 실 모양의 가느다란 부분이 바로 섬유입니다. 옥수수, 밀, 현미 등의 껍질은 실 모양이 아니지만 일종의 덩어리 섬유입니다.

아프리카의 우간다라는 나라는 1962년에 독립국이 되었지만 1929년에는 영국 식민지라서 영국 총독이 통치했습니다. 영국의 왕립의학조사회 연구위원 휴 트로웰(Hugh Trowell) 박사가 영국 총독의 고문 의사로 우간다에 간 것은 1929년이고, 그 후 30년간 근무하면서 많은 흑인 환자를 진료했습니다.

박사는 재임 26년 만에 처음으로 흑인 고혈압 환자 한 명을 만났는데, 이 환자는 우간다 고등법원 판사로 유럽 사람과 같은 식생활을 하고 있었습니다. 그 당시 우간다 인구는 150만 명이었고 이 판사가 흑인으로는 처음이자 유일한 고혈압 환자였습니다.

여기에서 트로웰 박사는 우간다 흑인의 음식과 유럽인의 음식을 비교 연구하고, 심지어는 변까지 비교하며 연구했습니다. 그 결과 유럽인은 주로 동물성 지방과 단백질, 달걀, 우유, 커피, 설탕, 흰 밀가루로 만든 빵 같은 섬유질이 없는 것을 먹고, 우간다 흑인은 주로 옥수수 같은 섬유질이 풍부한 곡물을 먹는다는 것을 알게 되었습니다. 그래서 박사는 섬유질에 관해서 연구하기 시작했습니다.

트로웰 박사는 사막의 쥐로 시험하기로 하고 비슷한 쥐를 2개 조로 나눠 각각의 상자에 넣었습니다. A 상자의 쥐에게는 유럽 사람이 먹는 섬유질이 없는 식품, 즉 소고기, 우유, 계란 등 칼로리가 높은 것을 주었습니다. B 상자의 쥐에게는 우간다 흑인이 먹는 것과 같은 섬유질이 많은 식품, 즉 칼로리가 낮은 곡·채식을 주었습니다. 박사는 A, B 상자의 쥐가 배설하는 변과 신체의 변화를 자세히 관찰했습니다.

그 결과 A 상자의 쥐는 변비가 심하고 이따금 변을 봐도 양이 적었고, 몸도 차츰 비만해지더니 암, 당뇨병, 고혈압 등 유럽 사람과 같은 증세가 나타났습니다. B 상자의 쥐는 하루에 몇 번이나 변을 봤는데, 변의 양이 많고 섬유도 그대로 보였습니다. 게다가 과잉 섭취한 영양분, 노폐물 따위도 잔뜩 들어 있었습니다. 또 살도 안 찌고 아무런 병이 없었습니다. 뚱보들, 잘 읽고 있습니까? 지금 금덩어리 같은 소리를 하고 있는데 졸고 있다니, 그게 말이나 되는 소리입니까?

박사는 여기서 섬유질의 위대성을 알게 되었습니다. 알고 보면 아무것도 아닌 평범한 사실인데 이것이 세계의 의학·영양학에 크나큰 혁명을 일으키게 될 줄은 박사도 몰랐을 겁니다. 트로웰 박사가 우간다에서 발견한 흑인 고혈압 환자가 이와 같은 혁명을 가능케 했습니다. 이는 뉴턴이 사과가 나무에서 떨어지는 것을 보고 만

유인력의 법칙을 발견한 것 이상의 동기였습니다. 사과가 나무에서 떨어지는 것은 누구나 흔히 볼 수 있지만, 트로웰 박사 같은 처지가 아니고서는 그런 경우를 발견하기란 어렵기 때문입니다. 박사는 다시 동물원에서 키우는 동물과 야생동물을 비교 연구했는데, 똑같은 결론을 얻었습니다. 그가 연구 끝에 알게 된 섬유의 특성과 작용은 다음과 같습니다.

가) 섬유의 특성

① 섬유는 소화가 안 됩니다. 섬유는 영양분이 아니고 다만 영양분의 흡수를 조절하고 변의 배설을 돕는 역할을 합니다. 목공으로 말하면 대패, 톱, 망치 같은 도구에 해당하며, 목수가 일을 끝내면 도구가 그대로 남듯이 섬유도 일이 끝나면 변이 되어 몸 밖으로 나와 버립니다.

② 섬유는 다른 것을 자기 몸에 흡착하는 특성이 있습니다.

나) 섬유의 작용

침은 우리 입안에서 우리가 먹는 음식물을 반 이상, 곡식인 경우 70퍼센트 이상을 소화하는 위대한 작용을 합니다. 침은 우리가 배가 고파서 무언가를 먹고 싶거나 음식물을 씹을 때 잘 나옵니다.

몰랑몰랑한 백미, 국수 등은 씹지 않고 훌렁 넘기기 때문에 위장은 침이 안 섞인 음식물을 소화하느라 지쳐 버리고, 그래서 위장병에 걸려 죽을 고생을 합니다. 위장병에 걸리면 영양분이 흡수되지 않기 때문에 만병을 유발합니다. 이 위장병을 고치기 위해서는 되게 지은 현미밥이나 통보리밥을 잘 씹어 먹으면 되는데, 이렇게 하면 심지어 위암까지도 고쳐집니다.

우리가 먹은 것이 소화가 되면 소장으로 넘어가 소장 벽에서 흡수돼 간장으로 들어갑니다. 현미밥을 먹으면 현미의 섬유가 그 소화된 영양물을 자기 몸에 흡착해서 간장으로 서서히 올려 보내고, 백미를 먹으면 섬유가 없기 때문에 영양물이 간장으로 빨리 들이닥칩니다. 간장은 이렇게 빨리 들어온 영양물을 처리하느라 지쳐서 간장병에 걸려 버립니다. 그래서 현대인에게 첫째로 위장병, 그 다음으로 간장병이 많은 것입니다.

◉ 간장이 하는 일

간장병을 고치는 최고의 방법은 섬유가 많은 현미, 통보리 등을 먹고 백미, 국수 같은 몰랑몰랑한 음식은 먹지 말아야 합니다. 그럼 간장은 무슨 일을 하는지 알아보겠습니다.

① 음식물의 독을 없앤다.
② 각종 영양분을 고체로 만들어 놓는다.

액체로는 영양분을 많이 저장하지 못하기 때문에 고체로 만듭니다. 영양분은 몸의 각 조직에서 요구가 있으면 조금씩 내보내는데, 혈액이 이것을 몸의 세포까지 운반해 줍니다.

피는 영양분의 수송 기관이고 동시에 세포에서 나오는 노폐물을 몸 밖으로 운반합니다. 피의 양이 부족하거나 짐승 고기의 기름

찌꺼기로 인해 탁해지면 순환이 안 됩니다. 그 찌꺼기가 쌓이고 쌓여 혈관이 막혀 버리면 '안녕' 하면서 저세상으로 떠나게 됩니다. 짐승 고기를 좋아하는 부자님들! 오래 살고 싶은 생각이 간절하다면 정신 좀 차려서 읽으세요.

그런데 참으로 신기한 것은 그 고체로 된 영양분을 피가 운반하기 편리하게, 세포가 흡수하기 편리하게, 그 고체를 다시 액체(포도당)로 만들어 핏속으로 보낸다는 점입니다. 참으로 감탄하지 않을 수 없습니다.

2) 모든 음식은 오래 씹어라

섬유는 몸속에서 흡수가 안 되고 대장으로 넘어와 그 대장에 들어 있는, 온갖 독소가 들어 있는 변을 자기 몸에 흡착해서 몸 밖으로 나와 버립니다. 섬유가 없으면 그놈의 변이 쌓이고 쌓여서 위대한 독소를 조성해 다시 몸으로 들어가는데, 그놈이 들어가서 뭘 할까요?

만병의 근원이 되는 것입니다. 그런 사람의 꼬락서니를 구경해 보세요. 처음에는 핏기가 없는 창백한 꼴을 보이다가 차츰 누레지고, 점점 검어지다가 나중에는 아주 시커메져서 그만 떠나 버리고 맙니다. 요즘 젊은이의 얼굴을 좀 보세요. 얼굴색이 고운 사람은 기적적인 존재입니다. 그럼 이 팔순 노인의 얼굴을 구경해 보세요. 아직도 꽃이 피고 있지 않은가요?

며칠 전에 손자와 손녀를 거느리고 오랜만에 명동 거리로 나가 두리번거렸더니, 문득 이런 생각이 들었습니다.

'내가 젊었을 때 아가씨들은 예뻐서 뽀뽀도 하고 싶고 연애도 걸고 싶었는데, 요즘 명동 아가씨를 보면 연예는 고사하고 천 리 길을 도망가고 싶다.'

팔순 노인도 이런 생각을 할 때가 있습니다. 몸은 늙어도 마음은 청춘입니다. 건강하니까 그런데, 꼬부랑 늙다리라면 이런 생각을 할 수 있겠습니까?

요즘 명동 아가씨들은 한결같이 핏기가 없고 누르스름합니다. 그걸 속이느라고 더덕더덕 분칠을 하고, 입술에는 루주인가 나발인가를 더덕더덕 칠해서 뽀뽀는 고사하고 천 리 길을 도망가 버리고 싶습니다.

모두 섬유가 없는 몰랑몰랑한 가공식품을 먹기 때문입니다. 아가씨들! 예뻐지고 싶은 생각이 간절하시면 이 글을 수백 번 읽고 그대로 실천하면 틀림없이 소원 성취합니다. 화장한 가짜 미인 말고 화장을 안 한 진짜 미인이 되기를 간절히 바랍니다. 아니, 아니, 이거 어디에서 어디로 탈선해 버렸지요?

그래, 간장에 저장된 고체 영양분이 세포가 잘 흡수하도록 액체인 포도당으로 만들어준다고 했습니다. 그 포도당이라는 영양분이 흡수될 때 췌장에서 분비되는 인슐린이 없으면 흡수가 안 됩니다. 인슐린은 혈당을 조절해서 세포가 잘 흡수하게 하는 구실을 합니다.

만일 포도당이 한꺼번에 많이 들이닥치면 이것을 흡수하기 위해 인슐린을 많이 분비해야 합니다. 췌장이 약한 사람은 인슐린을 분비하다, 분비하다 지쳐서 인슐린을 분비하지 못하게 됩니다. 그래서 포도당은 흡수가 안 돼 핏속에 가득 차 있다가 진한 소변이 되어 나옵니다. 이것이 바로 당뇨병입니다. 당뇨병에 걸리면 포도당이라는 영양분을 흡수하지 못하기 때문에 영양실조가 되어 온갖 병이 발생하는 것입니다.

흰 설탕, 흰 밀가루, 흰쌀밥은 너무 빨리 소화되어 소장을 거쳐 간장으로 들이닥칩니다. 간장은 한꺼번에 많이 들이닥친 영양분을 처리하느라 지치고, 결국 간염, 간경화, 간암을 유발해 사람을 죽이고 맙니다.

그런데 섬유가 많이 들어 있는 현미, 현맥 등을 잘 씹어 먹으면 침이 잘 나와서 위장에 무리가 가지 않습니다. 또 섬유가 소장 안에서 영양물을 자기 몸에 흡착해 서서히 흡수하게 하면 간장과 췌장에도 무리가 가지 않아 간장병과 당뇨병에 걸릴 하등의 이유가 없습니다.

① 위장병, 간장병, 당뇨병은 현대병의 기초로 이 병에만 안 걸리면 다른 병은 거의 생기지 않습니다.

② 이 병을 예방, 치료하는 최고의 약은 섬유가 많은 현미, 현맥, 기타 현곡입니다. 따라서 한 말의 현미와 현맥은 산삼 만 뿌리 이상의 가치가 있습니다.

내가 만일 위장병, 간장병, 당뇨병에 걸려 다 죽어 가는 백만장자 환자에게 세계 제일의 약을 걷어치우고 현미, 현맥을 먹으라고 하면 날보고 미친놈이라며 욕질할 겁니다. 돈과 명예라는 색안경을 쓰고 있으면 눈이 어두워서 인생의 진리를 깨달을 수 없습니다. 그래서 나는 입버릇처럼 가장 가난한 사람도 행할 수 있는 것이 세계 최고의 건강법이라고 외치는 것입니다. 그래도 깨닫지 못하고 비싼 약, 비싼 건강식품을 찾는 자에게 나는 '바보는 죽지 않으면 못 고쳐!'라고 욕질을 해줍니다.

쌀을 사람에 비유하면, 백미는 옷과 피부와 머리가 없으니까 죽은 쌀, 현미는 피부와 머리가 있으니까 산 쌀, 따라서 백미는 쌀의 죽은 송장을 말린 것이라 영양분이 거의 없습니다. 쌀의 영양분은 배아에 66퍼센트, 쌀겨에 29퍼센트, 백미에는 단 5퍼센트가 들어 있고, 쌀의 섬유는 현미에 1.3그램, 백미에는 0.4그램이 있습니다. 그래서 백미만 먹는 사람은 영양실조와 섬유 부족으로 병에 걸립니다.

백미로 밥을 짓기 전에 쌀을 물로 씻는데, 무슨 색의 물이 나옵니까? 흰색입니다. 왜 그런지 생각해본 적 있습니까? 인간은 모두 공통적으로 바보입니다. 쌀의 속껍질이 제거되니까 물이 쌀 속까지 침투해 속의 것을 녹여내기 때문입니다. 그래서 얼마 안 남은 쌀의 영양분이 도망가 버리고 쌀의 양도 줄어듭니다.

그리고 밥할 때 밥물이 넘는데, 그 넘치는 물에 얼마나 많은 영양분이 들어 있는지, 쌀의 양이 얼마나 줄어드는지 생각이나 해봤습니까? 밥물이 안 넘치는 압력밥솥으로 밥을 지어 보세요. 찹쌀밥마냥 쫄깃쫄깃한 맛이 있습니다. 이제는 넘치는 밥물에 얼마나 많은 영양분이 들어 있으며, 얼마나 많은 양이 줄어드는지를 알겠지요?

흰쌀밥이 다 되었습니다. 누룽지가 구수합니다. 왜 그렇습니까? 쌀의 남은 영양분이 누룽지에 집결되어 있기 때문입니다. 그거는 누가 먹습니까? 부엌둥이가 먹어서 얼굴색이 발그스름합니다. 주인은 뭘 먹습니까? 공대하느라 맨 위의 것을 떠서 줍니다. 고놈의 밥에 영양분이 있을까요? 이제 현미 한 공기의 영양가가 백미 100공기 이상의 영양가가 있다는 것을 깨달을 수 있겠지요? 뭐, 설마라고요?

'바보는 죽지 않으면 못 고쳐!'

23. 현미식으로 새 삶

　공해가 날로 심해감에 따라 공해병 환자가 놀라울 정도로 늘어나고 있습니다. 특히 간장병 환자가 눈에 띄도록 증가하고 있습니다. 간장병 환자 중에서도 간염 환자가 제일 많은데, 이 간염이 악화되면 간경화, 간암으로 진전합니다. 간염은 공해병의 대표 병이기 때문에 이 병만 예방, 치료할 수 있다면 여타 공해병도 예방, 치료할 수 있습니다.

　다음은 이창성 님의 간염 투병기로 병으로 고생하고 있는 모든 동포에게 도움이 되기를 바라며 소개하니, 숙독, 실천해 건강해지기를 바랍니다. 건강에 관한 진리는 성경, 불경처럼 매일 숙독해서 제2의 천성으로 만들어야 합니다. 건강은 인생 만사의, 신앙의 기초입니다. 건강한 육신과 건전한 정신이 있어야 올바른 생활을 할 수 있습니다. 건강한 분이라도 예방을 위해 꼭 읽기를 바랍니다.

하늘 아래 땅 위에서 가장 위대한 저의 스승이시여, 먼저 감사의 인사를 올립니다. 진즉에 인사드리려 했는데 못 드렸습니다. 저 혼자 고마워하고 감사하면 저 혼자의 것이 되고 말 것 같아서 이렇게 감사의 글을 올리오며, 저로 인해 많은 분이 용기와 자신을 얻는 데 도움이 되기를 바랍니다.

선생님은 멀고 먼 곳에 있어서 글로만 만났지만, 그 인연으로 저는 다시 태어났습니다. 저는 선생님께 손자뻘이 될 만한 31세 청년이고, 현재 병원에 근무하고 있는 한 아이의 아빠입니다. 저는 선생님의 말씀을 읽자마자 받아들여 실행했기에 오늘의 이 은혜롭고 고마운 생활을 하게 된 것입니다.

저는 군대를 마치고 직장을 얻기 위해 학원에 다녔습니다. 가정 형편이 어려웠기에 어떻게든 좋은 직장에 들어가 홀로 계신 어머님께 효도하고자 했습니다. 그런데 병원으로 실습을 나가서 거의 마칠 무렵, 몸은 천근만근이 되고 말았습니다. 검사해 보니 급성 간염이라고 했습니다. 내과 선생님께 진찰을 받으니 당장 입원하라는 것이었습니다. 어렴풋이 간염에 대해 배운 이론이 있었기에 앞이 캄캄하고 모든 게 와르르 무너지는 것 같았습니다. 그때 알고 있던 간염 지식은 정말 얕은 이론에 불과했습니다.

그 당시 우리는 영세민 혜택을 받고 있어서 부득이 도립 병원에 입원했습니다. 제가 장남이라 큰 기대를 걸고 있던 어머님은 우시면서 매일 소고기를 장만해 그 먼 길을 오셨습니다. 아무리 맛있는 걸 해 오셨어도 입에 들어가지 않았습니다.

한 달이 넘어도 검사 결과가 신통치 않은지 내과 선생님은 고개만 갸우뚱갸우뚱하더니 일단 퇴원해서 안정하라고 했습니다. 집에 와서는 국가고시를 공부하기 시작했습니다.

'나의 간장은 새롭게 태어난다!'
'나의 간장은 반드시 재생한다!'
'나는 반드시 국가고시에 합격한다!'

이렇게 써 붙여 놓고 매일 규칙적으로 공부하며 운동했습니다. 실습 병원에 있을 때 검사실에 근무하던 어느 여자 선생님이 우리 몸 중에서 간장의 재생력이 가장 강하다고 일러주었기에 위의 표어를 써 붙여 놓고 매일 눈만 뜨면 마음속으로 외치고 외쳤습니다.

틈틈이 이 약국, 저 약국을 다니며 약사님과 상담도 했지만 특별한 약이 없다며 안정하라고만 했고, 또 약이 너무 비싸서 그냥 돌아오곤 했습니다. 시험에 합격하고 기다리던 중 먼저 취직이 된 친구로부터 병원 약국에 자리가 있다는 연락을 받고는 조심스럽게 취직을 했습니다.

그때는 간장약만 눈에 띄었습니다. 그러나 내게는 없는 거나 마찬가지였습니다. 그렇게 몇 개월 근무하다 다시 두어 달 입원하게 되었습니다. 눈물만 나왔습니다. 어떻게든 건강해져서 홀로 계신 어머님께 효도해야 하는데……. 다시 퇴원하고 어느 일요일, 친구 녀석 자취방에 놀러 갔다가 드디어 선생님의 건강 책자를 보게 되었습니다. 그때 현미와 건강의 진리를 알게 되었고, 또 생명의 이치도 조금이나마 알게 되었습니다.

'아하! 바로 이거다!'

선생님의 말씀 하나하나는 제 마음에 와 닿았으며, 우레처럼, 섬광처럼 뒤흔들고 깨웠습니다. 저의 무지와 어리석음은 단번에 도망가 버렸습니다. 친구의 책을 빌려 와서는 단숨에 읽었고, 소책자도 읽었습니다. 그러고는 시내에 나가 압력밥솥을 샀습니다. 농사를 지으시는 작은아버지께 연락해서 쌀을 현미로 찧어 달라고 부탁했고, 바로 현미식으로 들어갔습니다.

첫날 하오에 압력밥솥에 된 밥을 보니까 노란 현미가 그렇게도 예쁘게 보이고, 콩을 넣어서 그런지 구수한 냄새도 진동했습니다. 한 입 한 입 씹고 또 씹으니 우러나는 그 달콤한 맛은 하늘에서 내려준 꿀과 같았습니다. 씹을 때마다 병이 낫고 생명이 새록새록 돋아나고 살이 뒤룩뒤룩 찌는 느낌이었습니다. 그런데 문제에 부딪히게 됐습니다.

　식구들과 전쟁을 치르게 된 것입니다. 할머니는 아침을 먹어야겠다며, 현미는 치아가 없어 못 먹겠다며 서운해하셨고, 어머니는 어떻게 밥을 120번씩 씹느냐며 불평하셨고, 직장과 학교에 다니는 두 여동생은 바쁘다고 투덜댔고, 참 난감하기 짝이 없었습니다. 저는 책을 펴놓고 선생님 말씀을 하나하나 설명하며 설득했습니다만 날이 갈수록 불평은 더해 갔습니다. 할 수 없이 현미로만 짓던 밥을 할머니가 드시도록 일반 쌀을 넣었습니다. 그래도 나는 이유 여하를 막론하고 현미밥만 먹었고, 또한 도시락까지 싸 가서 먹었습니다.

　한 공기 먹는 데 1시간, 한 술에 120번씩 씹고 또 씹었습니다. 식사 시간이 아까워 책을 읽어 가며 먹었습니다. 어떤 땐 씹고 씹다가 그만 졸려서 먹던 밥을 옆으로 밀어놓고 잠을 잤습니다. 집에 오면 세 들어 사는 2층 옥상에 올라가 아침저녁으로 선생님께서 일러주신 운동을 했습니다.

　복부지압, 풍욕, 또 내가 개발한 체조로 체력 단련을 마음껏 했습니다. 의사들은 안정하라, 고기 많이 먹어라, 약 꾸준히 먹으라는 등 생명의 이치도 모르면서 가르치고 있다는 것도 알게 되었습니다. 그놈의 고기는 왜 그리 먹으라고 하는지, 가만히 있으면 더 약해지는데 왜 안정만 하라고 하는지, 나는 왜 맹물만도 못한 현대 의학에 그리 목을 맸는지.

현미식을 하며 약은 모두 버렸고, 약 살 돈으로 오로지 생명 있는 현미와 과일을 사는 데 투자했습니다. 현미식 이틀 후 대변을 보는데 어찌 그리 시원하게 나오는지, 한참 들여다보며 신기해했습니다. 꼭꼭 씹어 먹었는데도 현미 알이 보였습니다. 대변이 잘 나오는 걸 보고는 확신하게 되었습니다.

'아! 진짜 현미가 좋기는 좋은 거구나.'

그 후로 하얀 밥만 보면 정이 뚝뚝 떨어졌고, 어떤 땐 화도 났습니다. 안현필 선생님이 내 가족에게 그렇게 뜨거운 염원으로 잔소리를 하는데도, 온 국민을 위해 귀가 따갑도록 말씀을 하는데도, 그것도 모르고 죽은 시체를 먹고 있으니 한심하기 짝이 없었습니다. 분통이 터졌습니다. 식당 같은 데 가도 저는 도시락을 싸 가지고 갔습니다. 직장을 두 번 옮기면서 제일 애로 사항은 식사 문제였습니다. 어쩌면 그렇게도 흰쌀로만 밥을 해 먹는지 웬만하면 굶었습니다.

그러다가 결혼을 하게 되었습니다. 집사람과 첫째로 한 약속은 안현필 선생님의 말씀처럼 자연식을 열심히 하자는 것이었습니다. 집사람은 대찬성이었고 선생님의 뜻에 존경의 마음을 표했습니다.

선생님의 소책자도 10권 구해서 저와 인연이 닿은 사람에게 주며 입이 닳도록 설명했고, 꼭 실천한다는 분과는 손가락을 걸며 약속했습니다. 실천을 해야만 선생님의 뜻이 이루어지겠고, 저도 작은 보람을 느끼고 싶었습니다.

그럼 저의 현재 생활을 얘기하겠습니다. 저는 충북대병원 정형외과 깁스실에 있습니다. 봄과 가을에는 아침 5시에 기상해서 운동 겸 취미로 사진을 찍기도 하고, 약초와 나물을 캐서 술을 담그기도 하고 그냥 먹기도 합니다. 식사는 물론 현미와 콩과 보리쌀입니다. 반찬은 제철에 나는 걸 한껏 살립니다. 여름에는 식초를 친 오이와 양파를 고추장으로 버무리고, 풋고추와 애호박을 넣은 된장찌개면 그만입니다.

제가 아침을 한동안 안 먹었더니 어머니와 할머니의 성화가 빗발쳤고, 저는 아침을 두어 술 뜨고는 도망치듯 출근합니다. 먹기 싫은 밥을 어떻게 먹느냐며 어머니와 말다툼도 했지만 자식을 걱정하는 어머니의 마음을 아프게 할 수 없어서 먹는 시늉을 하고 나갑니다. 출근은 약 3킬로미터 되는 거리를 주로 걸어서 하고 궂은 날은 통근 버스를 탑니다.

아침저녁이면 복부지압을 하고 겨울에도 건포마찰을 온몸이 붉어지도록 합니다. 출근해서는 근처에 있는 산수를 떠다 놓고 1시간에 1잔씩 마시고, 규칙적으로 운동 15분, 공부 45분을 합니다.

아기에게도 이유식이라는 걸 없앴습니다. 대신 현미 볶음, 콩 볶음, 찹쌀 볶음으로 미숫가루를 만들어 먹입니다. 15개월 된 남자아이는 아주 예쁘고 건강해서 병원에는 두 번밖에 안 갔습니다. 아기를 볼 때마다 그지없이 고맙고 사랑스럽습니다. 시집간 여동생에게도 위의 방법을 단단히 일러놓았습니다. 젊은 엄마들에게도 이 방법을 열심히 권하고 있습니다마는 아직도 분유밖에 모르는 경우가 많은 것 같아 안타깝습니다.

마지막으로 병이 낫기를 원하거나 건강해지기를 바라시는 분께 나이는 어리지만 몇 가지 말씀드릴 게 있습니다.

첫째, 정신 자세가 중요합니다. 곧바로 실천하는 것도 중요합니다. 저는 잠자기 전과 잠자리에서 일어나면 무릎 꿇고 합장한 채 '이 세상 모든 사람이 다 같이 행복하게 하여 주시옵소서. 건강하게 하여 주시옵소서. 아름답게 하여 주시옵소서.'라는 기도를 합니다.

둘째, 우리 생명은 강인하므로 어떤 병이라도 고칠 수 있다는 강인한 정신력을 가져야 합니다.

셋째, 지난날의 생활이나 나쁜 습관은 싹 버리고 진리와 광명의 세계에 안주하며 살아야 합니다. 술, 담배도 못 끊으면서 어떻게 병이 낫기를 바랍니까?

넷째, 바로 즉시 실천하기입니다. 현미식은 이 세상 최고의 보약이고 우리 인간이 행하는 가장 자연적인 방법입니다.

다섯째, 한시도 쉬지 말고 움직이며 일해야 합니다. 우리 생명은 움직이면 움직일수록, 일하면 일할수록 건강하고 씩씩하게 자랍니다.

여섯째, 우리 삶은 한없이 축복받고 은혜롭고 아름다운 것임을 깨닫고 착하디착한 본래의 마음으로 살아야 합니다. 성질부리지 말고 욕심부리지 말고, 그러면 모든 좋은 것이 내게로 옵니다.

저는 간 검사에서 이렇게 판명되었습니다.

'이상 무(無)! 정상! 항체 생김!'

현재도 최상의 상태로 저의 길을 달려가고 있습니다. 그리고 저는 안현필 선생님이 인류의 건강을 위해 동분서주하듯이 이곳에서 그렇게 뛰겠습니다. 혹 제게 물어볼 것이 있거나 궁금한 것이 있으면 연락해 주시기 바랍니다. 도울 수 있는 것은 적극적으로 돕겠습니다. 감사합니다.

* 추신: 현재 저희가 먹고 있는 현미는 공기 좋고 물 맑은 충북 음성군 맹동면에 살고 계신 장모님 댁에서 농사지은 것입니다. 처형께서 농사를 많이 짓기 때문에 정미기도 있습니다. 저희 부부는 토요일과 일요일에 농사를 지으러 가는데,

작은집과 장모님 댁을 번갈아 가며 도와드리고 있습니다. 남들처럼 일요일에 마음 놓고 놀러 다니고 싶지만 농사일로 고생하시는 작은아버님과 장모님, 처형을 생각하면 도저히 놀 수가 없습니다. 일요일 오후에 돌아오기 전에는 우리 할머니와 어머니가 드시기 좋게 푸른 현미를 한 번 더 찧어 누런 현미로 만들어 옵니다. 저는 너무 부드러워서 싫지만 치아가 없는 할머님을 생각하면 마음이 편합니다.

올해는 처형이 수박과 고추 재배도 합니다. 수박은 6월 하순에 수확합니다. 저도 농촌에서 자라며 일을 해봤기에 흙이 그렇게도 좋습니다. 여건만 된다면 농촌에서 흙과 함께 살고 싶습니다.

이창성 님의 편지를 세 번 이상 읽은 후에 다음을 읽어 주시기 바랍니다. 나는 이 편지를 읽고 이창성 님은 천사와 같이 아름다운 마음씨를 가진 분이라고 느꼈습니다. 나 자신과 독자 여러분도 원래는 이창성 님과 같이 아름다운 마음을 가졌으나 세파에 시달리다 보니 나도 모르게 오염된 것입니다. 가장 중요한 것은 이창성 님과 같이 아름다운 마음으로 돌아가려는 노력입니다. 그러기 위해 매일 잠들기 전에 반성의 기도를 올리십시오.

이창성 님의 병을 고친 사람은 안현필이 아니고 하느님입니다. 나의 건강 저서도 안현필이 쓴 것이 아니고 하느님이 안현필의 육신을 빌려 쓴 것입니다. 하느님이 안현필의 육신을 빌려서 쓴 것이기 때문에 안현필이도 자기가 쓴 글을 수백 번 읽으며 감탄합니다.

이창성 님에게 닥친 간염은 음식물을 잘못 먹어서 생긴 병이므로 올바른 음식을 먹어 독을 없애고 적당한 운동을 하면 고칠 수 있습니다. 이창성 님도 현미 중심의 자연식과 운동을 했기 때문에 간염이 완치되고 시험에도 합격한 것입니다. 만일 이창성 님이 병원에서 버림받은 뒤 간염으로 죽는다며 실망과 낙담으로 생활했더라면 틀림없이 이 세상을 떠났을 것입니다.

미국의 큰 병원 원장인 사틸라로 박사도 말기 전립선암을 현미식으로 고쳤습니다. 그는 부하 직원이 있는 병원 식당에서, 심지어 의학의 대가가 있는 학회 석상에서도 정정당당하게 현미 도시락을 꺼내 먹었습니다. 그때 부하 직원과 학회에 참석했던 의학박사는 얼마나 비웃었는지 모릅니다.

"돌팔이에게 속아 넘어가 저따위 짓을 한다."

그러나 그는 굳센 의지로 끝까지 감행한 결과, 드디어 말기 암을 정복하고 미국의 유명한 자연식 대가로 비약했습니다.

'허영심이 너를 죽인다! 인생 최후의 승리자는 건강한 자이니라!'

직장 식당에서도 보란 듯이 정정당당하게 현미 도시락을 꺼내 먹으세요. 체면을 차리기 위해 집보다 승용차를 먼저 사는 바보가 있습니다. 체면을 차리기 위해 남 앞에서 현미밥을 못 먹는 바보가 있습니다. 병에 걸리면 그 사람들이 동정할 줄 아십니까? 다 소용없습니다. 남들 앞에서 정정당당하게 현미밥을 먹는 용사가 되어야 합니다. 승용차를 멸시하고 버스를 타거나 걸어 다니는 용사가 되어야 합니다. 그리고 건강해져서 비웃던 바보들을 가르쳐 주십시오.

이 팔순 노인은 지금도 버스를 타거나 전철을 타고, 2킬로미터 이하 거리는 걸어서 다닙니다. 승용차를 살 돈이 없어서 그런 것이 아닙니다. 버스를 타거나 전철을 탈 때는 낚시 의자를 들고 다닙니다. 그러고는 그 위에 앉아 책을 읽습니다. 한 번은 70세쯤 된 노인이 낚시 의자에 앉아 책을 읽는 나를 보고 감탄했는지 의자를 사고 싶다고 하더군요. 마침 차가 정거장에 도착하기에 의자를 그 노인에게 선사하고 내렸습니다. 차 안에서 그 노인이 손을 흔들면서 고맙다고 하더군요. 나는 눈물이 나도록 인생의 행복을 느꼈습니다.

이창성 님은 집사람과 결혼하면서 첫째 약속으로 자연식을 하자고 다짐했습니다. 애인이 미인이라 덮어놓고 결혼해서 아기를 낳았고, 불행하게도 아기나 아기 엄마가 몸이 약해 병으로 고생한다면, 이창성 님은 쥐꼬리만 한 월급으로 얼마나 고생을 했겠습니까. 지금은 극심한 공해 시대이므로 병 없이 산다는 것은 기적입니다. 쥐꼬리만 한 이창성 님의 월급은 병원과 약값으로 탕진하고 매일 한숨으로 살았을 겁니다.

아기 엄마가 건강해야 건강한 아기를 낳을 수 있습니다. 자연식 위주의 건강 지침을 결혼의 첫 조건으로 삼은 이창성 님은 너무 현명한 분입니다.

솔직히 나 자신도 먹는 즐거움을 취하는 범인이라서 1일 2식 주의자입니다. 아침을 왕처럼 먹어야 된다고 주장하는 학자님은 2개월간 아침을 굶어 보고 난 다음에 시야비야하기를 바랍니다. 나는 30년 이상 아침을 굶는 경험을 했기 때문에 남에게도 아침을 굶으라고 권하는 것입니다.

'굶으면 죽는다'는 말은 우리 민족의 요지부동한 국민성입니다. 우리 국민은 외침을 많이 받다 보니 굶어서 죽은 사람이 많았습니다. 피란길에 용케 밥이라도 구하면 물에 말아서 빨리 배 속에 담았고, 용케 막걸리라도 대접받으면 큰 대접에 가득 담아 꿀꺽꿀꺽 마시고는 피란길을 재촉했습니다. 세계에서 밥을 물에 말아 먹거나 대폿술을 꿀꺽꿀꺽 삼키는 인종은 우리 민족뿐입니다. 일본 사람은 우리나라 소주잔의 3분의 1 정도 크기의 작은 술잔으로 청주를 홀짝홀짝 마십니다. 대폿술을 꿀꺽꿀꺽 들이켜는 민족성, 밥을 물에 말아 먹는 민족성을 나는 지극히 증오합니다.

오늘 나는 새벽 1시에 일어났습니다. 어제 점심 직전에 귀한 손님이 찾아오셔서 나는 이 손님을 모시고 메밀국숫집으로 갔습니다. 메밀국수가 어찌나 맛있든지 그만 석 장이나 먹고 말았습니다. 거기다 저녁까지 먹으면 과식이 될 것 같아 저녁을 굶고 잤는데, 보통보다 1시간 일찍 일어나게 되었습니다. 2시에 일어날 때보다 머리가 더 맑았습니다. 많이 먹으면 머리가 흐려지고 몸이 약해집니다.

이창성 님은 편지에서 아기의 이유식을 없애고 현미 볶음, 콩 볶음, 찹쌀 볶음으로 미숫가루를 만들어 먹인다고 했습니다. 병원에도 두 번밖에 안 갔다고 해서 전화로 물었습니다.

"미숫가루를 먹이기 전에 모유만 먹였습니까? 모유가 부족하지는 않던가요?"

"모유로만 키웠습니다. 모유가 남아돌아서 짜낼 정도였습니다."

자연식을 했기 때문에 모유가 남아돌기까지 한 것입니다. 아기는 모유로 키워야 건강해지고 우유로 키우면 허약해진다는 사실을 나는 직접 눈으로 겪었습니다.

"미숫가루는 어떻게 먹였습니까?"

"꿀을 탄 생수에 개어서 먹였습니다."

아기가 이것을 먹고도 설사를 안 했다면 위장기능이 강하다는 증거입니다. 이창성 님의 아기는 순전히 모유로만 컸기 때문에 위장기능이 강해서 설사를 안 한 것입니다. 설사를 할 경우에는 엄마가 침을 섞어 잘 씹은 다음 입으로 먹여야 합니다. 모유가 부족한 엄마도 이렇게 해야 합니다.

"병원에 두 번밖에 안 갔다고 했는데 무슨 병 때문에 갔습니까?"

"처음에는 조카가 놀리는 통에 놀랐는데, 잠잘 때도 자꾸 놀라는 표정을 지어서 병원에 데리고 갔습니다. 또 한 번은 여름철에 찬물로 목욕시킨 것이 화근이 되었는지 감기에 걸려 병원에 갔습니다."

아기의 그 깨끗한 몸에 주사를 맞히고 약을 먹인다면 아주 큰 잘못입니다. 어릴 때부터 약과 주사로 병을 다스리면 몸이 허약해져서 평생 약과 주사의 노예로 살아야 합니다. 그럴 경우에는 그 증세가 없어질 때까지 굶기고 생수 이외에는 음식을 먹이지 말아야 합니다. 이건 내가 손녀와 손자를 키운 경험입니다. 이놈들이 너무 많이 먹어서 그런지 설사를 자꾸 했습니다. 굶겨 놓으니까 먹을 것을 달라고 어찌나 보채는지. 무정하지만 작은 방에 가둬 놓고 생수만 먹게 했습니다. 방 안에서 문을 열어 달라고 발버둥을 치더니 결국 지쳐 잠들어 버렸습니다. 한참 있으니까 엄마를 불러서 엄마가 방 안으로 들어가 안아 주고 뽀뽀해 주면서 데리고 나왔습니다.

아기가 울고 보챌 때 음식을 주는 것은 아기를 사랑하는 것이 아니라 죽이는 것입니다. 아기가 울면 아기의 심장과 폐는 힘차게 운동을 합니다. 어릴 때부터 먹을 것에는 폭군처럼 제지하십시오. 동시에 안아 주고 뽀뽀해 주고 업어 주는 애정도 보여 주세요.

나는 인생 팔순을 살아오는 동안 이창성 님과 같은 역경을 수없이 겪었습니다. 그때마다 불요불굴의 의지로 역경을 극복해 왔습니다. 인생은 강한 정신과 굳건한 의지로 살아야 합니다.

마음이 깨끗하지 못한 사람은 이 글을 읽고서도 고개를 갸우뚱갸우뚱하며 의심을 합니다. 의심하는 것까지는 좋으나 미친놈이라고 욕설도 합니다. 나는 이런 인간 바보를 설득하느라 10여 년간 고생해 왔습니다. 실로 낙타가 바늘구멍을 통과하는 것 이상의 고행이었고, 앞으로도 이 가시밭길을 헤쳐 갈 것입니다.

진정한 건강법을 행하는 데는 보통 식비 이상의 돈이 필요하지 않습니다. 가난한 사람은 못 하고 부자만이 행할 수 있는 건강법은 예외 없이 가짜입니다.

24. 공해 시대 단백질

1) 단백질은 왜 필요한가

인체는 수분이 약 70퍼센트, 나머지 약 30퍼센트 중에서 75퍼센트가 단백질이라 물과 단백질이 우리 몸의 주성분입니다. 따라서 물과 단백질을 연구하는 것이 최고로 중요합니다. 물에 관해서는 이미 얘기했습니다. 벌써 까먹은 바보는 빨리 뒤로 돌아가 10번씩 읽고 오세요.

현대 의학과 영양학은 무공해 시대에 시발해서 공해독으로 생기는 병에 관해서는 전혀 연구가 안 되어 있습니다. 따라서 공해에 대처하는 새로운 의학과 영양학이 개발되어야 합니다. 무공해 시대의 의학과 영양학에서 좋다고 권장한 음식물은 지금 공해독의 덩어리가 되어 있습니다. 따라서 공해독으로 생기는 공해병 환자에게 공해독 덩어리를 먹이면 병을 고치는 것이 아니라 반대로 죽이는 것입니다.

공해병을 고치는 방법은 이미 얘기했지만, 가장 중요하기 때문에 한 번 더 반복하겠습니다.

① 제독: 몸속에 쌓여 있는 공해독을 없앱니다.
② 자연식: 살과 피를 깨끗하게 하는 자연식을 해야 합니다.
③ 운동: 깨끗한 피를 잘 돌게 하는 운동을 해야 합니다.

공해독 덩어리인 육류와 낙농 제품에 관해 재미있는 이야기가 하나 있어 소개하겠습니다. 이탈리아의 어떤 피서지에서 일어난 일인데, 남성들은 모이기만 하면 수군거렸습니다.

"여기 와서는 그 일이 영 안 된다."

그중 어떤 의학박사가 여기서 제일 많이 먹는 음식인 닭고기를 철저히 연구 분석한 결과, 닭고기 안에 일종의 여성 호르몬인 성장촉진제가 들어 있는 사실을 알게 되었습니다. 닭은 보통 6~7개월 되어야 큰 닭이 되는데 성장촉진제를 주면 불과 47일 만에 큰 닭이 되어 시장으로 내보낼 수 있습니다.

요즘 닭이 먹는 배합사료에는 병 예방을 위한 여러 화학성분이 들어 있습니다. 또 요즘 닭은 햇빛이 안 비치는 어두운 닭장 안에서 살고, 알도 수컷 없이 깝니다. 운동을 하면 살이 안 찌니까 일생 동안 뒤돌아보는 운동도 못 합니다. 사람도 닭처럼 공해 식품을 먹고 운동을 안 하기 때문에 병으로 죽을 고생을 하고 있기는 하지만, 운동을 하는 자유와 음식물을 골라 먹는 자유는 있습니다. 그래서 닭들은 사람보다 몇 곱이나 더 심한 병고로 죽을 고생을 하고 있습니다. 이 닭들이 극심한 병으로 알을 못 까면 통닭집이라는 사형장으로 압송되고, 그 불쌍한 시체를 사람이 먹습니다. 알을 못 까는 닭을 야산에 방목하면 다시 알을 까게 된다는 이야기는 나중에 하겠습니다.

남성이 이런 닭고기를 먹으면 성 불능이 되는 것은 당연한 귀결입니다. 어디 성 불능뿐이겠습니까? 암을 위시한 각종 공해병이 유발된다는 점도 주목해야 합니다. 어디 이탈리아뿐이겠습니까? 전 세계 공통입니다. 어디 닭뿐이겠습니까? 소, 돼지, 기타 가축도 마찬가지입니다. 옛날 자연 사료를 먹은 소의 수명은 약 30년이었는데 지금 인공사료를 먹는 소의 수명은 약 15년입니다.

이번에는 시골에서 개를 사육하는 사람의 경험담입니다. 개는 돼지의 뼈를 가장 좋아하는데, 이 뼈와 식당에서 버린 음식물로 키웠더니 무럭무럭 잘 자라 크게 기뻤습니다. 그런데 어느 시기에 개들이 병으로 다 죽어 버려 큰 손해를 보았습니다. 그래서 돼지 뼈를 금하고 자연식으로만 키웠더니 무병장수하더라는 것입니다. 인간뿐만이 아니라 짐승도 공해독으로 죽는 이 엄연한 사실을 똑똑히 기억하세요.

빨리 죽는 가장 신속하고 정확한 방법은 이것을 매일 매끼에 잔뜩 먹는 것입니다. 나는 지난번 연수 때 토종닭을 먹었다가 설사, 복통이 일어나 아주 혼이 났습니다. 2일간 단식과 생수로 큰불은 껐으나 두통 등 기타 후유증은 2주간이나 계속되었습니다. 알고 보니 가짜 토종닭이었습니다. 방사해서 키우기는 했으나 빨리 크라고 배합사료를 주고, 좁은 장소에서 키웠기 때문입니다.

어떤 양반이 자연식과 운동으로 병을 고친 뒤 확인받기 위해 다녔던 의원에 가서 진찰을 받았더니 의사가 묻더랍니다.

"당신 왜 그렇게 수척해졌소?"

"자연식을 했습니다."

"그따위 구식 할아버지의 케케묵은 짓을 하니까 단백질이 모자라 그 꼴로 된 것이오. 그대로 가다간 큰일 나니 소고기, 우유, 계란 같은 고단백 식품을 많이 섭취하시오."

환자 자신도 이런 것을 먹고 싶은 생각이 간절했고, 몸이 수척해지자 마음이 불안했고, 그래서 고기를 사정없이 먹은 결과, 저세상으로 가 버리고 말았습니다.

자연식을 하면 독이 빠져 병이 고쳐지고, 약 3~6개월 후에는 새살과 새 머리털이 솟아 나오는데, 그동안을 못 참고 발광하기 때문에 그 꼴이 되는 것입니다. 책만 읽고 자연식을 하는 사람은 부디 주의하기 바랍니다. 독이 빠져야 병이 낫고 새살이 올라옵니다.

부산의 자연건강연구원 길신근 원장은 나의 건강연수를 2회 받고 20년간 앓던 당뇨병과 간경화를 고쳤고, 빠졌던 살과 머리털은 6개월 후부터 솟아올랐습니다. 20년 동안이나 앓은 병이었으므로 보통보다 곱이나 늦었던 것입니다.

내가 부산 연수를 인도할 때 이야기입니다. 어떤 초로의 부인이 딸을 데리고 왔습니다. 그 딸은 영양학과를 졸업한 영양사로 밥을 단 한 숟가락도 소화하지 못하는 극단적 위무력증 환자였습니다. 연수받는 중에 딸이 자꾸 쓰러지자 어머니는 딸을 붙잡고 강의를 끝까지 들었습니다. 어머니와 딸이 강의에서 들은 대로 실천했더니 딸의 체중은 30킬로그램까지 격감했고, 어머니는 걱정이 되어 딸에게 중단하자고 했습니다.

"아야, 세상에 살이 빠져도 분수가 있지 30킬로그램까지 빠지다니, 그야말로 피골이 상접하구나. 암만해도 안 선생이 잘못 가르친 것 같으니 딴 방법을 취해 보자."

"죽으면 죽었지 끝까지 안 선생님 말씀대로 실행하겠습니다. 병원에 몇 번이나 입원해도 병세는 더욱 악화되었고, 이제는 밥을 한 숟가락도 소화할 수 없습니다. 최후 수단으로 안 선생님의 연수를 받지 않았습니까? 안 선생님은 독이 다 빠져야 병이 고쳐지고 새살이 올라온다고 했습니다. 안 선생님의 말씀을 믿고 끝까지 실행해 보겠습니다."

그래도 친정어머니는 시집간 딸네 집에 매일 와서 딴 방법을 취하자며 성화를 부렸습니다. 급기야 딸은 신경질을 내며 차갑게 말대꾸를 했습니다.

"병이 나을 때까지 오지 마세요."

그래도 친정어머니는 자꾸만 찾아왔습니다. 얼마 있으니까 새살이 살살 올라와 정상 체중으로 되었고, 뜻밖에도 임신까지 하게 되었습니다. 그다음 연수 때는 귀여운 옥동자를 안고 친정어머니와 함께 왔습니다.

자연에서 단백질의 대표자는 콩입니다. 소는 콩을 제일 좋아합니다. 우리는 콩을 소를 통해 간접적으로 먹어 단백질을 공급합니다. 소는 콩과 풀만 먹고도 3년이 지나면 큰 소가 되어 버립니다. 따라서 우유, 소고기 본위로 자란 이는 뚱뚱하고 크기 때문에 우량아 취급을 받습니다. 그러나 유감천만인 것은 소의 수명은 고작 15년입니다. 따라서 빨리 커서 빨리 죽고 싶으면 소고기, 우유를 사정없이 막 먹어 버리세요. 그럼 소원 성취할 것입니다.

2) 공해 시대의 음주

술고래들, 건강하고 오래 살고 싶다면 다음을 숙독해 열심히 실천하세요. 빨리 죽고 싶으면 본체만체해 버려도 무방합니다.

감사원에서 강연할 때 일입니다. 강연장으로 들어가기 직전에 교육실장께서 건강 음주에 관해 특강을 해달라고 부탁했습니다. 술은 곡주를 적당히 마시면 몸에 좋지만 적당하게 안 되는 것이 인간의 약점입니다. 그래서 나는 술을 마시지 말라고는 하지 않습니다. 다만 술을 마시고 몸이 약해진 사람은 금주하라고 합니다. 그렇지 않으면 몸이 망해 버립니다. 금주할 수 없는 분은 다음을 주의하고 주의해서 읽으세요.

① 세계 최고로 장수하는 일본인은 작은 술잔, 우리나라 소주잔의 3분의 1 정도 크기의 잔에 청주 3분의 2쯤 따라서 조금씩 마시고 생선이나 채소를 안주로 먹습니다. 술을 마실 때는 한참 이야기하다가 마시고, 또 한참 이야기하다 마시므로 작은

잔 하나를 비우는 데 약 5분이 걸립니다. 술을 양으로 마시는 게 아니라 맛으로 먹습니다.

② 우리나라 사람은 대폿잔에 가득 채워 단숨에 벌컥 삼켜 버립니다. 세계에서 대폿잔 술을 꿀꺽해 버리는 민족은 우리 민족뿐입니다. 대폿잔으로 꿀꺽해 버리는 폭주가 사람을 죽인다는 사실을 부디 잊지 마세요.

③ 일본 사람과 같이 도수가 약한 청주를 조금씩 마시세요. 만일 어쩌다가 독한 술을 마실 때는 꿀을 타서 조금씩 마시세요.

④ 음주할 때 제일 중요한 것은 안주로 육류나 낙농 제품을 금하는 것입니다. 그 대신 콩으로 만든 음식, 즉 된장, 청국장, 두부, 볶은 콩, 초콩을 먹으세요. 두부를 많이 넣고 끓인 된장국과 청국장이 최고로 좋고, 생선 요리, 생된장과 생채소도 좋습니다. 일본 사람은 식초에 절인 음식을 많이 먹습니다. 특히 염교를 좋아합니다. 식초는 피와 살을 맑게 하는 놀라운 구실을 합니다. 초콩도 좋습니다. 콩과 식초는 식품의 독을 제거하고 살과 피를 맑게 합니다. 나는 미꾸라지를 바삭바삭하게 튀긴 것을 초콩과 함께 먹는 것을 좋아합니다.

그리고 술고래는 가방 안에 생수병을 꼭 챙기세요. 술 마시기 직전에 물로 배를 채워 두면 술 먹고 싶은 욕망과 음주량은 감소합니다. 빈속에 술을 마시는 것이 몸에 제일 해롭습니다. 음주 중과 후에도 될 수 있는 한 생수를 많이 마시세요. 아침에 일어나면 생수를 사정없이 퍼마셔 버리고, 위장을 아예 물로 세척해 버리세요.

어쩌다가 실수로 과음해서 뒷날 골치가 아프고 설사를 한다면 그 증세가 사라질 때까지 생수만 사정없이 퍼마시고 밥은 굶어 버리세요. 참을 수 없으면 된장과 두부를 넣은 국만 먹고 다른 것은 먹지 마세요. 시중 음식점에서 파는 해장국은 몸을 더 해롭게 합니다.

3) 콩이 소고기보다 단백질 많아

제1차 세계대전 당시 덴마크는 식량난을 겪었습니다. 그래서 사람들은 가축이 먹는 곡·채식을 먹고, 가축을 죽여 외국으로 수출해 일용품을 수입했습니다. 덴마크 사람이 육식을 못 하게 되자 놀랍게도 사망률은 40퍼센트나 격감하게 되었습니다. 완전 무공해 시대인 그때도 그랬는데, 공해 시대에 공해병 환자에게 고칼로리 식품을 권장한다면 그야말로 살인 처방입니다.

미국 뉴욕에 있는 슬론 케터링 암센터 소장 로버트 굿 박사가 연구한 바에 의하면, 저칼로리 식사를 하면 저항력이 강해지고 암, 심장병, 고혈압 등 문명병을 예방해 장수할 수가 있다고 했습니다. 로버트 박사가 10년간 동물시험을 한 결과, 어린 동물이 젖을 뗄 때부터 저칼로리 먹이를 먹이면 수명이 2배, 때로는 6배가 되고, 보통 5~7개월밖에 못 사는 동물도 3년 이상이나 장수했습니다. 이런 동물에게 칼로리가 높은 먹이를 먹이면 암, 심장병, 고혈압 등에 걸려 빨리 죽었습니다.

로버트 박사는 동물시험을 몇 번이고 거듭해서 이 사실을 확인했고, 사람에게 적용한 결과 동물과 똑같다는 사실도 알게 되었습니다. 그래서 인간도 젖을 뗄 때부터 저칼로리 식사로 키워야 한다고 주장했습니다. 이 시험은 누구든지 할 수 있으니 의심이 가면 쥐, 가축 등으로 시험해 보면 됩니다. 나는 손자, 손녀를 상대로 출생 시부터 근 10년간 시험해 봤고, 틀림없기에 이 불멸의 건강 진리를 알립니다.

콩은 100그램당 단백질 함유량이 41.8그램, 소고기는 22.8그램, 우유는 3.0그램, 계란은 12.3그램입니다. 이처럼 단백질은 콩에 월등하게 많은데 왜 현대 영양학자는 콩보다 소고기, 우유, 계란을 우수한 식품으로 볼까요? 주로 쥐로 시험했기 때문입니다. 후술하겠지만 쥐는 사람의 생리와 다르다는 것이 이미 판명되었습니다. 그러나 의사와 영양학자는 이 사실을 간과하기 때문인지 모르기 때문인지 고정관념을 포기하지 않고 있습니다.

미국 상원의 지도층 의원 에드워드 케네디는 세계의 권위 학자 300여 명이 영양·의료문제 특별위원회에 보고한 자료를 보고 다음과 같이 개탄했습니다.

"우리는 바보였다. 정말 눈뜬장님이었다!"

미국의 의학, 약학, 영양학이 세계 제일인 줄 알았는데 알고 보니 모두 거꾸로 되었다는 말입니다.

이번에는 콩, 소고기, 우유, 계란의 단백질에 관해 좀 어려운 설명을 하겠으니 정신 차려 읽기를 바랍니다. 우리가 먹는 식품 속에 들어 있는 단백질이 소화, 분해가 되면 각종 아미노산으로 됩니다. 이 아미노산은 다시 인체에 필요로 하는 단백질로 전환합니다. 즉 식품 속에 들어 있는 단백질과 몸이 필요로 하는 단백질에는 차이가 있다는 말입니다. 아미노산 20여 종 가운데 몸속에서는 만들지 못하고 먹는 음식물로만 만들어지는 것이 있는데, 이것을 필수아미노산, 또는 불가결아미노산이라고 부릅니다. 이 필수아미노산이 균형 있게 들어 있는 식품을 우수식품으로 보고 그 표준을 단백가로 표시합니다. 단백가 만점은 100으로 하고 점수가 높을수록 우수식품이 됩니다.

종전에는 콩의 단백질이 필수아미노산 중 함유 아미노산과 트레오닌이 부족해서 소고기, 우유, 계란보다 열등한 식품이라고 생각했습니다. 소고기, 우유, 계란을 콩보다 우수한 식품이라고 단정한 이유는 순전히 쥐 시험을 한 결과인데, 그 후 연구한 바에 의하면 인간은 쥐와 생리가 달라서 필수아미노산 중 함유 아미노산과 트레오닌이 쥐보다 덜 필요하다는 사실이 판명되었습니다. 그래서 콩의 단백가는 종전에 68점이었는데 일약 89~100점으로 비약하게 되었습니다.

그래서 새로운 영양학에서는 콩이 소고기, 우유, 계란보다 월등하게 우수하다는 결론이 났습니다. 콩을 많이 먹는 일본인이 장수하는 것도 이런 과학적인 근거가 있는 것입니다. 나도 인간이 콩, 현미, 채소를 먹는 한 영양실조는 있을 수 없다고 단언합니다.

콩이라는 놈은 참으로 신통하고 신통합니다. 이놈이 썩으면 된장, 청국장으로 되는데, 영양분이 감소하지 않고도 생콩보다 소화가 월등하게 잘됩니다. 100그램당 1,000억 마리 이상의 좋은 소화효소가 있어서 우리 몸속에 들어가면 독을 청소하는 청소원 노릇을 합니다.

이와 반대로 소고기, 우유, 계란은 시일이 좀 지나면 지독한 냄새가 나서 옆에 가는 것도 고통스럽습니다. 신선한 것이 몸에 들어가도 몸속의 균과 합작해서 쉽게 부패해 버리고, 진득진득한 성질이 있어서 피와 살을 탁하게 합니다. 그리고 그 진득진득한 것이 혈관벽에 달라붙으면 혈관이 좁아져 혈액순환이 둔화됩니다.

그럼 콩을 보세요. 썩어서 된장, 청국장이 되면 사람의 살과 피를 맑게 하는 천하제일의 보약이 되고, 생콩을 먹으면 몸속에서 된장, 청국장이 되어 살과 피를 맑게 하고 영양을 공급합니다. 다시 말하면 콩이 살과 피를 맑게 해 병을 고친다는 말입니다.

콩은 정말로 신기한 놈입니다. 콩나물이 되면 비타민 C가 많이 생깁니다. 두부를 만들어 동결하면 단백질이 곱 가까이 증가합니다. 학자들 중에 된장을 먹으면 암에 걸린다고 공갈치는 사람이 있는데, 생거짓말입니다. 우리 민족은 과거 수천 년간, 일본인은 매일 매끼에 된장국을 먹어도 끄떡없는데 왜 이제 와서 그런 소리를 하십니까? 안 그래도 이것저것 먹지 말라는 것이 많아서 신경질 나 죽겠는데 된장까지 먹지 말라니!

나는 일본 생활 18년 동안 매일 매끼에 된장국을 걸러본 적이 없습니다. 모든 식품에는 독이 있는 반면에 그 독을 해소하는 요소도 들어 있습니다. 그 독만 뽑아서 많이 먹으면 탈이 생기지만, 독만 뽑아서 처먹는 바보 멍청이가 어디에 있단 말입니까? 또 식초를 먹으면 어떻다는 학자도 있는데 그 학자는 어떤 연구를 해서 어떤 상을 탔기에 그런 말을 합니까?

일본 사람을 또 얘기해서 그렇지만, 일본 사람은 매일 매끼에 식초를 먹습니다. 심지어는 밥에까지 식초를 쳐서 초밥을 만들어 먹습니다. 무엇이 나쁘다고 말하려면 스스로 체험하고 연구해서 발표해야 하는데 그러지 않고 남이 하는 말을 덮어놓고 믿고, 그걸 옮기면서 자신의 것인 양 말합니다. 이것은 생명을 좌우하는 일이라 아주 큰 죄악입니다. 나는 책에서나 연수할 때 된장, 식초, 마늘, 멸치가 건강에 매우 좋다며, 이처럼 과학적으로 증명해 가며 강조합니다. 그런데 독자나 연수받는 사람 가운데 그런 것이 몸에 나쁘다는 말을 어디서 들었는지 자꾸 떠들어대서 정말 전화통에 불이 날 지경입니다. 나는 다른 학자가 말하는 것을 꼬집어서 싸우는 것을 지극히 싫어하는 성미입니다.

그러나 된장, 청국장, 식초, 마늘, 멸치가 나쁘다는 말에는 도저히 참을 수가 없습니다. 국민의 건강을 좌우하는 일이기 때문입니다. 이 식품은 우리 민족의 건강을 수천 년간 지켜 온 전통적인 민족 식품입니다. 나도 15세부터 오늘 팔순까지 자그마치 60여 년간의 연구와 체험으로 장담하는 것입니다. 백문불여일견입니다. 오직 독자가 체험해야 진실을 알게 됩니다.

그런 학자는 또 아침을 잘 먹어야 한다고 주장합니다. 나는 그와 정반대로 적게 먹어야 한다가 아니라 아예 굶어야 한다고 주장합니다. 참 안 서방은 고생 팔자입니다. 남들이 좋아하는 것을 고르고 골라서 반대하니 말입니다. 약을 좋아하는 사람보고 약 먹지 말라고 하고, 씹기 싫어하는 사람보고 100번 이상 씹으라고 하고, 다리가 아파 죽겠는 사람한테 걸으라고 외쳐 대니, 내 팔자가 왜 이리 생겨 먹었는지 모르겠습니다.

4) 고기도 야생이면 독이 아니다.

나는 몇 년 전 부산에서 일본 텔레비전을 시청한 적이 있습니다. 자연 건강에 관심이 많은 사람이 알을 못 까서 통닭집으로 가는 폐계 약 2,000마리를 구해 야산에 방목했더니, 얼마 안 돼 알을 다시 까게 되었고 그 닭을 잡아서 먹었더니 맛도 기가 막히게 좋았습니다. 전국에서 온 구경꾼으로 인산인해, 그 양계장 주인은 근처에 닭집을 차려서 닭고기, 계란을 팔았고, 대도시에도 닭집을 내서 큰 부자가 되었습니다. 만일 서울, 부산 같은 대도시 주변에 이런 곳이 있다면 주말과 공휴일에는 손님으로 초만원일 것입니다. 자유 천지에서 방목하는 닭과 주변의 경치를 구경하면서 닭고기 요리를 먹는 광경을 상상해 보세요.

뉴질랜드도 우리나라와 같이 쓸모없는 잡목으로 덮인 야산이 많습니다. 잡목을 제거하고 목초지를 조성해 목축한 결과, 세계 굴지의 낙농 국가로 발전해 잘살게 되었습니다. 우리나라도 국토의 70퍼센트는 쓸모없는 잡목으로 덮여 있는 야산입니다.

지금 우리는 농사짓고 살 수 없다면서 남의 나라 원자재를 수입해 가공하는 공업을 중시하고 있습니다. 만일 외국에서 수입하는 원자잿값이 석유 파동 때와 같이 비싸게 되거나 전쟁 때문에 원자재를 도입할 수 없게 된다면 우리는 어디로 가야 합니까? 남의 것에 의존해서 사는 개인이나 국가는 풍전등화의 불안한 생활을 하게 마련입니다.

공업을 하는 것은 좋습니다. 그러나 만일에 대비하지 않는다면 개인이나 국가는 망합니다. 우리는 공업을 하면서도 얼마든지 그에 대비하는 농·축산업을 할 수 있지 않습니까? 야산을 개발한다면 세계에 자랑할 만한 관광자원도 많습니다. 또 자유 천지에 방목해서 자연 사료를 먹인 동물 고기는 우리 몸에도 좋습니다.

우리는 닭뿐만 아니라 소, 돼지 등 모든 가축을 자유 천지에 방목해서 사육해야 합니다. 그 농장에서 나온 동물 분뇨로 퇴비를 만들어 콩, 밀, 보리, 옥수수 등 잡곡을 재배해야 합니다. 잡곡을 수입하는 데도 엄청난 돈이 들어가고 있습니다. 야산을 개발한다면 자급자족은 물론이고 남을 도울 수도 있습니다. 환경을 오염시키지 않으면서도 얼마든지 개발할 수 있습니다.

공업만 부흥하면 건강을 심하게 해치고 환경을 극도로 오염시켜서 국민 모두 불쾌, 불행한 생활을 하게 합니다. 인생 모든 일의 기초와 밑천은 건강에 있습니다. 돈과 명예라는 높은 탑은 건강이라는 확고한 기초가 없으면 와르르 무너지고 맙니다. 지금은 개인도 국가도 건강이라는 기초를 무시하고 돈과 명예를 얻는 데만 열중하고 있습니다. 국민과 국가 모두 일을 거꾸로 하고 있습니다. 일을 거꾸로 하면 망한다는 것을 부디 명심하세요.

조국의 운명을 어깨에 걸머지고 갈 어린이 또한 공해 축산물을 먹고 공해병으로 시들시들하고 있습니다. 이 무서운 현실을 본체만

체하고 왜 다른 일에만 열중하고 있습니까?

정치의 목적은 국민을 건강하고 행복하게 하는 데 최고의 중점을 두어야 합니다. 그런데 요즘 신문 기사를 보세요. 지금 떠들고 있는 문제보다 국민의 건강과 행복이 더 중요하지 않습니까? 왜 이렇게 중요한 문제를 본체만체하고 2차, 3차적인 문제에만 열중하고 있습니까? 아니, 떠들고 있는 그 문제를 해결하면서도 국민의 건강과 행복을 위한 일을 얼마든지 할 수 있지 않습니까?

우리는 무공해 물, 공기, 그리고 무공해 농축산물을 생산할 수 있는 충분한 공간이 있습니다. 이 야산을 개발하는 일이 최고의, 최선의 정책이고, 야산은 최고의 피난처입니다. 이렇게 귀중한 야산이 지금 일부 부유층의 치부 수단이 되어 낮잠이나 자고 있습니다. 이 82세 노인은 가슴을 치고 통곡합니다.

25. 양파

1) 인체와 양파

중국 사람은 기름기가 많은 음식을 우리보다 많이 먹는데도 고혈압, 동맥경화, 심장병, 뇌졸중, 당뇨병 환자가 우리보다 월등하게 적습니다. 그 이유를 관찰해 본즉, 그들은 우리가 김치를 먹듯이 음식을 먹을 때마다 양파를 먹었습니다. 그래서 나는 양파를 연구하기 시작했고, 여러 중국인을 찾아다니며 물었습니다.

"우리 사람 몰라 해요."

이번에는 요리에 일가견이 있는 중국인 요리사를 찾아갔습니다.

"우리 사람은 양파를 많이 먹어 해서 그래해요."

"양파를 먹으면 왜 그런 병이 적어집니까?"

"우리 사람 그런 어려운 것 몰라 해요."

나는 과학적으로 완전히 규명되기 전에는 실행을 안 할 뿐만 아니라 건강 책에도 절대로 좋다고 권장하지 않습니다. 책에다 거짓말을 하면 만인을 죽이는 중죄인이 되기 때문입니다.

미국의 무역업자가 배를 타고 터키의 이스탄불 항구에 도착했습니다. 그의 트렁크에는 미국산 기계 부속품이 가득 차 있어서 무게는 쌀 두 가마 이상이었습니다. 두 사람 힘으로도 겨우 운반할 정도였습니다. 그런데 어떤 부두 노동자가 오더니 가볍게 들고 갔습니다. 그 엄청난 힘에 놀란 무역업자는 그의 나이가 162세라는 사실에 또다시 놀라 자빠졌습니다. 호기심에 그를 조사해 본 결과, 틀림없는 사실이었습니다.

그의 이름은 자로이카이고 가난하고 자녀도 많았습니다. 더 놀라운 것은 그가 하루에 한 끼밖에 못 먹는다는 사실이었습니다. 그 한 끼도 주로 현맥빵과 양파였습니다. 무역업자는 이 노인을 미국으로 데려가 지방을 순회했고, 인기가 폭발해 굉장한 돈을 벌었습니다.

노인은 호화로운 호텔에서 맛 좋은 음식을 마음껏 먹었습니다. 소고기, 돼지고기, 맥주, 위스키, 과자 따위를 닥치는 대로 먹어 버렸습니다. 그런데 그는 병에 걸려 2년 후에 죽고 말았습니다.

저쪽 나라 사람들 체질에는 밀이 적합하고, 우리나라 사람에게는 쌀이 적합합니다. 밀이든 쌀이든 양쪽 다 영양분이 골고루 들어 있기 때문에 우리 인간이 주식으로 삼고 있는 것입니다.

이 162세 노인은 영양분이 많은 속껍질과 씨눈이 있는 통밀로 만든 빵을 먹으며 162세까지 살았고, 그 놀라운 힘을 발휘한 것입니다. 만약 그 노인이 통밀을 생식했다면 어떻게 되었을까요? 162세 노인이 쌀 두 가마니를 거뜬히 들어 올렸다니! 여러분, 물이 가득 찬 물통 두 개를 양손으로 들어 올려 보세요. 아랫배에 굉장한 힘이 들어갈 것입니다. 거기가 바로 단전입니다. 이 단전에서 호흡을 하면 폐가 100퍼센트 가동되고 산소도 100퍼센트 흡입되는데, 그런 운동을 안 하고 편히 앉아 있으면 폐가 3분의 1밖에 가동을 안 합니다. 물통을 양손에 들고 걷는 운동은 기가 막힌 단전호흡 운동입니다. 그 노인은 하루 종일 그런 운동을 해서 162세까지 산 것입니다. 뭐, 가만히 앉아 놀면서 통밀빵과 양파를 먹으며 건강해 보겠다고요? 그따위 생각을 하니까 그 지경으로 된 것입니다.

그런데 말입니다. 162세 노인이 1일 1식을 하고도 그렇게 무서운 힘을 발휘했다니, 나는 처음엔 거짓말이라고 생각해 믿지 않았습니다. 그런데 함석헌 선생도 백미를 1일 1식 하며 88세까지 힘찬 목소리로 강연했습니다. 만일 함석헌 선생께서 현미밥을, 나와 같이 생현미를 잡수셨더라면 틀림없이 150세 이상 살았을 것입니다.

우리나라 사람에게는 통밀보다 현미가 체질에 맞기 때문에 현미빵에다 양파와 배추김치를 넣고 샌드위치를 만들어 먹으면 그야말로 천하제일의 별미 영양식입니다. 생각만 해도 군침이 돕니다.

통밀빵을 위장이 약한 사람이 먹으면 소화가 안 되어서 설사를 합니다. 100번 이상 잘 씹으면서 먹으면 문제가 없는데 그렇게 할 수 있는 위대한 인간은 잘 없습니다.

각설하고, 162세 노인이 즐겨 먹던 양파를 연구했더니 과연 양파에는 장수하게 하는 요소가 있었습니다. 이 책 독자는 참으로 행복합니다. 이런 좋은 소식을 듣게 되었으니 말입니다. 그렇다고 이 안 서방에게 감사할 필요는 없습니다. 안 서방은 하느님이 주신 영감으로 깨달았습니다.

그럼 양파를 과학적으로 규명해 보겠습니다. 혈전이란 무엇입니까? 혈액이 덩어리진 것을 혈전이라고 합니다. 피가 맑아서 잘 흐르면 덩어리가 없는데 나쁜 음식물을 먹으면 피가 탁해져 덩어리가 생깁니다. 혈전이 생기면 혈관을 막아 버려 각종 질병이 생깁니다. 그래서 피를 깨끗이 해서 혈전을 해소해야 하는데, 그 위대한 구실을 바로 양파가 합니다.

인도 타고르 대학의 보르지아 박사는 학생 10명을 대상으로 양파의 혈전방지작용을 시험했습니다. 상오 9시에 4명에게는 빵 4조각에 버터 100그램을 발라서 주었고, 다른 4명에게는 버터를 바른 빵에 양파 50그램을 썰어 넣은 샌드위치를 주었습니다. 나머지 2명에게는 아무것도 주지 않았습니다. 3시간 후 10명 전원의 혈액을 채취해서 혈액검사를 한 결과, 다음 표와 같이 나타났습니다.

구분	콜레스테롤 수치	혈액의 응고 시간	혈액 섬유	혈액 섬유를 녹이는 힘
급식 안함	221 밀리그램	4분 15초	249 밀리그램	83단위
버터	237 밀리그램	3분 41초	320 밀리그램	43단위
버터와 양파	225 밀리그램	4분 36초	272 밀리그램	93단위

아아, 위대하고 위대하도다! 양파는 콜레스테롤을 녹였습니다. 그래서 터키의 그 노인이 162세까지 살면서 무서운 힘을 발휘했던 것입니다.

혈액 응고 시간을 보면, 버터를 먹으면 피가 탁해지기 때문에 불과 3분 41초 만에 피가 굳어졌고, 양파를 먹으니까 4분 36초가 지나서야 피가 굳어졌습니다.

그다음에는 혈액 섬유를 보세요. 탁한 핏속에는 다소의 섬유질이 있는데 이것이 쌓이고 쌓여서 콜레스테롤과 융합하면 혈전, 곧 죽음이 됩니다. 그런데 고맙고 고마운 것은 양파가 이 섬유를 녹여 버렸습니다.

양파가 콜레스테롤을 녹이는 이유는 이렇습니다. 양파 100그램에서 수분 92퍼센트를 제거하면, 그 남은 것에는 페쿠친이 4.4그램, 비타민 C가 10밀리그램, 칼륨이 1.6그램 들어 있습니다. 페쿠친은 콜레스테롤을 분해, 배설하는 힘이 강하고, 비타민 C는 콜레스테롤이 합성하는 것을 억제하고 스트레스를 완화하고, 칼륨은 소금의 독을 해소합니다. 또 양파의 누런 외피에는 모세혈관을 강화하는 루틴이 들어 있습니다.

양파는 물론이고 모든 과실과 곡식 외피에는 내부의 것을 보호하는 중요한 성분이 들어 있습니다. 그 성분 중 중요한 것이 피트산인데, 이것은 농약 같은 독을 해소해 줍니다. 그런데 이 피트산은 외피에만 있고 몸속에는 없습니다. 따라서 겉껍질을 안 먹으면 농약을 먹는 것이 됩니다.

그럼 겉껍질을 안 벗기고 어떻게 먹을까요? 과실을 먹을 때는 물로 씻은 후 양조식초에 약 10분간 담근 다음 먹으면 됩니다. 그러나 현미식을 2개월 이상 한 사람은 물로 깨끗이 씻기만 하면 됩니다. 현미의 속껍질에 피트산이 많이 들어 있기 때문입니다. 특히 포도를 먹을 때가 큰 걱정인데, 현미식을 2개월 이상 계속한 사람은 물로 깨끗이 씻은 후 그냥 겉껍질과 씨를 자근자근 씹어 먹으면 됩니다. 씨에 영양분이 가장 많이 들어 있습니다. 치아가 약한 사람은 씨를 모아 놓았다가 가루로 빻아 먹으면 됩니다.

나는 심한 의심쟁이라서 한 학자의 시험만 가지고는 만족하지 않습니다. 그래서 일본의 유명한 영양학 박사 미야오 고헤이가 건강 잡지 〈장쾌〉에 발표한 논문을 소개하겠습니다.

'혈액 중에 콜레스테롤과 중성지방(몸속에 있는 보통 지방)이 많으면 고지혈증의 주원인이 됩니다. 동맥경화는 우리 몸에서 제일 큰 혈관인 동맥의 벽이 굳어서 연동작용을 못 하는 상태를 말하는

데, 여기에다 혈전이 생겨서 피가 통하지 않으면 온갖 병이 유발합니다. 이 모든 것의 원인은 혈액 중의 콜레스테롤이 너무 많이 축적돼 있기 때문입니다. 양파는 이 여분의 콜레스테롤을 녹여 버리는 위대한 구실을 합니다. 콜레스테롤 수치를 저하하는 점에 있어서는 양파가 전문 의약인 클로피브레이트보다 더 강력한 작용을 한다는 것을 동물시험 결과 분명하게 알게 되었습니다. 3개월간 지방이 많은 식품을 먹여 고지혈증에 걸린 토끼를 A조, B조 나눠서 A조에는 클로피브레이트를, B조에는 양파에서 짜낸 정유를 투여했습니다. 클로피브레이트의 양은 인간에게 사용하는 양을 토끼 체중으로 환산해서 투여했고, 양파는 체중 1킬로그램에 양파 1그램으로 환산한 양을 정유로 짜서 투여했습니다. 체중 50킬로그램 사람에게 큰 양파 반쯤 준 것으로 생각하면 됩니다. 그리고 토끼 시험에는 정유를 썼지만 인간은 양파를 그냥 먹으면 됩니다. 결과는 양파가 약보다 콜레스테롤 수치를 더 저하시키는 것으로 나왔습니다. 토끼에게 3개월간 고지방을 주었더니 토끼의 혈액 중 콜레스테롤 수치는 계속해서 증가했습니다. 관상동맥 세포에 포함된 지질의 양이 전에는 5.9밀리그램이었는데, 그 2배인 13.75밀리그램으로 증가했습니다. 그런 다음 A조 토끼에게 클로피브레이트를 투여했더니 7.70밀리그램으로 저하했고, B조 토끼에게 양파의 정유를 투여했더니 6.3밀리그램으로 저하했습니다.'

참고로 관상동맥은 심장 벽에 분포해 심장에 영양을 공급하는 동맥이고, 동맥은 심장에서 나오는 피를 각 부분으로 나르는 혈관이고, 정맥은 혈액을 심장으로 보내는 혈관을 말합니다.

2) 양파를 먹는 방법

'야, 안 서방, 잔소리 그만 걷어치우고 양파를 먹는 법이나 어서 알려주게.'

물론 이렇게 말하는 성급한 자가 있을 것입니다. 우선 그런 사람의 비위를 맞추어 주고 난 다음에 잔소리를 계속하기로 하겠습니다.

양파를 먹는 데는 역시 된장이 필수 불가결입니다. 우리의 재래식 콩된장은 쓰고 짜서 먹을 수가 없습니다. 일본 된장은 달아서 맛이 있긴 한데, 무슨 화학성분이 들어 있는지도 모릅니다. 그런데 우리의 그 짜고 쓴 된장을 일본 된장 이상으로 맛있고 영양가 있게, 건강에도 최고로 이롭게 하는 방법이 있으니, 그것을 먼저 얘기하겠습니다.

① 콩을 볶아서 가루로 만드세요. 사용 직전에 볶은 것이라야 하고 미리 볶은 것은 쉬 변질됩니다.
② 된장에 볶은 콩가루를 된장의 3배쯤 첨가하세요.
③ 양파를 잘게 썰고 다져서 첨가하세요. 양파 다진 것의 양은 된장의 2배쯤, 그것을 초과해도 무방합니다.
④ 마늘 다진 것을 적당히 첨가하세요. 마늘은 양파의 사촌 형이고 양파는 마늘의 사촌 동생입니다. 마늘이 양파보다 더 좋지만 생으로 먹기 힘들고 냄새도 고약합니다. 신기한 것은 생것 그대로 먹기 힘든 마늘을 된장에 다져 넣으면 입에서 어서 오라고 합니다. 된장이라는 놈이 그렇게 신기합니다. 그래서 나

는 된장광이 된 것입니다. 나에게는 '광'이 많습니다. 현미광, 식초광, 양파광, 된장광 등등 기타도 많습니다.

⑤ 원당이나 물엿을 적당히 타세요. 돈 많은 사람은 진짜 벌꿀을 사용하세요. 참고로 가짜 벌꿀보다 원당이 10배 이상 낫습니다. 가짜 벌꿀에는 백설탕이 들어 있습니다.

⑥ 생강 다진 것과 땅콩 가루를 첨가하면 맛이 더 좋습니다. 잣도 좋지만 비싸니 알아서 하세요.

⑦ 볶은 가루를 될 수 있는 한 많이 첨가하세요.

⑧ 이상에 물 한 방울도 넣지 말고 순수한 양조식초만 넣고 개세요. 생각만 해도 군침이 돌지요? 뭐, 안 돈다고요? 그런 사람은 바보 멍청이입니다. 일본 된장보다 월등하게 맛이 좋고 영양은 10곱 이상이라는 것을 깨달아야 합니다. 양파, 콩가루, 마늘, 깨, 양조식초는 5대 항암제입니다. 암이란 놈들이 얼씬도 못 하게 합니다. 이 된장에다가 욕심을 사납게 내서 생양파를 찍어 먹어 보세요. 게다가 생쑥까지 찍어 먹으면 그야말로 세계 제일의 보약 겸 항암제를 먹는 것입니다.

쑥은 정말 신기한 약초입니다. 일본 히로시마에 원자탄이 떨어진 다음 해에 소생한 풀이 바로 쑥입니다. 쑥은 그렇게도 생명력이 강합니다. 생명력이 강한 것일수록 우리 몸에도 좋습니다. 그래서 옛날부터 쑥으로 뜸질을 해서 만병을 치료한 것입니다. 방 안에 말린 쑥을 태워 그 연기를 마시는 것도 좋습니다. 덤으로 방 안 공기도 정화됩니다. 또 강조합니다. 쑥의 새싹을 된장에 찍어 먹는 것이 공해병을 고치는 최고의 약이라는 것을!

　알도 못 까고 살도 굳은 늙은 닭에게 적당한 방법으로 생쑥을 먹이면 알을 까게 되고 살도 연해집니다. 우리 인간도 늙으면 살이 굳어지면서 온갖 병균이 득실거리는데, 생쑥을 된장에 찍어 먹으면 병균이 도망가 버리고 살도 연해져 건강이 회복됩니다. 또 된장에 질긴 소고기나 닭고기를 하룻밤 재워 두면 살이 연해집니다. 즉 생쑥, 된장 모두 질긴 살을 연하게 하는 작용을 하므로 된장에 쑥의 새싹을 찍어 먹는 것이 최고의 약이라는 말입니다.

　된장을 먹으면 암에 걸린다고 주장하는 학자가 있습니다. 몰라서 그런 것이니 아예 상대하지 마세요. 된장에 발암물질이 있기는 하나 그 독을 해소하는 요소가 있고, 그 양자가 합작해 명약이 되는 것입니다. 따라서 된장을 먹으면 암에 걸리는 것이 아니라 정반대로 암을 고치는 명약이 됩니다. 또 된장은 우리 몸속을 대청소하는 위대한 청소원입니다. 100그램당 좋은 효소가 약 1,000억 마리나 들어 있습니다.

◉ 양파와 암에 관한 실험

　다음은 일본의 아키타 대학 의학부 위생학 교수인 가미야마 시게도시 박사의 시험 결과를 소개하겠습니다. 인간의 체세포에 돌연변이가 생겨서 이상 증식을 하는 것을 암이라고 합니다.

　가미야마 박사는 식품의 발암성 유무를 알기 위해 다음과 같은 시험을 했습니다. 살모넬라균을 배양할 때 발암물질을 첨가하면 돌연변이를 일으켜서 이상 증식을 합니다. 살모넬라균에 발암물질을 첨가하지 않았을 때를 기준치로 하고, 에이에이에프(AAF)라는 강한 발암물질을 첨가하자 살모넬라균의 수는 기준치의 3.68배가 되었습니다.

에이에이에프와 함께 생양파를 첨가하니까 0.98배가 되고, 기름으로 튀긴 양파를 첨가하니까 1.84배가 되었습니다. 즉 생양파가 더 효과가 있다는 뜻입니다. 그러나 튀기는 등 가공을 해도 1.84배가 된 점에 주목하세요. 식도락을 위해서는 튀긴 것을 먹되 동시에 생것을 먹는 것이 좋다는 의미입니다.

천덕꾸러기 양파가 콜레스테롤을 녹여서 동맥경화, 고혈압, 혈전, 심장병, 뇌졸중 등을 예방할 뿐만 아니라 현대인에게 가장 무서운 암까지도 막을 수 있다니! 그럼 다른 병에 관해서는 더 이상 잔소리할 것이 없지 않은가요? 그래서 이 안 서방은 양파광이 된 것입니다. 이제는 내 속을 알겠지요?

3) 양파가 당뇨병을 고친다

양파는 당뇨병에도 탁월한 효과가 있습니다. 양파가 피를 깨끗하게 해서 덩어리지는 것을 방지하기 때문입니다. 일단 당뇨병에 걸리면 만병이 유발됩니다. 이 안 서방의 처도 당뇨병으로 유발된 패혈증으로 40여 년 전에 세상을 떠났습니다. 따라서 당뇨병은 나의 일생을 고독하게 만든, 나를 홀아비로 만든 원수입니다.

나는 이 당뇨병이라는 원수를 죽이려고 오랫동안 연구했고, 그 결과 20여 년 동안 앓던 당뇨병도 100퍼센트 죽일 수 있게 되었습니다. 양파가 당뇨병에 좋다는 것을 모르는 상태에서 100퍼센트라고 했는데, 이제 양파를 더하면 몇백 퍼센트가 될까요?

83세 안 서방은 지금도 홀아비 생활을 하지만 조금도 외롭지 않습니다. 안 서방에게는 외로움을 느낄 여유가 없기 때문입니다. 오죽 바빴으면 텔레비전을 시청할 시간도 없겠습니까? 새벽 2시에 일어나 아침도 안 먹고 12시까지 강행군을 해도 시간이 모자랍니다. 그럼 무슨 재미로 사느냐고요? 그 답은 지극히 간단합니다. 일하는 재미로 삽니다. 일하다가 잠깐잠깐 쉬는 데서, 일하는 보람을 느끼는 데서 인생의 행복을 발견하고 있습니다.

그러면 왜 양파가 당뇨병에 좋을까요? 막연하게 양파가 피와 살을 맑게 하기 때문이라고 말하면 현대인은 곧이듣지 않습니다. 과학적으로, 임상 경험으로 따져도 겨우 납득할까 말까 합니다.

영국의 오오가스테인 박사 연구진은 양파가 인슐린의 분비를 촉진한다고 발표한 적이 있습니다. 그럼 인슐린이란 무엇일까요? 위의 뒤쪽에 있는 췌장에서 분비되는 호르몬입니다. 우리가 먹은 음식물은 간장에서 여러 종류의 영양소로 만들어지는데, 일단 고체로 저장했다가 체세포에 공급할 때 액체인 포도당으로 변환해서 공급합니다. 이때 인슐린이 불쏘시개와 같이 꼭 필요합니다. 만약 췌장이 약해져서 인슐린을 분비하지 못하면 그 포도당은 체세포에 흡수되지 않고 오줌에 섞여 나와 버립니다. 이것을 당뇨병이라고 합니다. 즉, 오줌에 당이 있는 병을 말하는 것입니다.

오오가스테인 박사가 개의 췌장을 꺼내서 인슐린을 분비하지 못하도록 하니까 불쌍하게도 며칠 후에 죽어 버렸습니다. 췌장을 꺼낸 또 다른 개에게는 양파액을 주사하니까 죽지 않고 살았습니다. 주사가 아닌 생양파를 특수한 방법으로 개에게 먹였더니 효과가 더 있었습니다. 또 토끼에게 단것을 많이 먹여 혈당치를 높게 한 다음 생양파를 급식하니까 혈당치가 내려가는 것도 확인했습니다.

다음은 일본의 대표 건강 잡지 〈장쾌〉에 실린 내용으로 양파로 당뇨병을 극복한 체험담입니다. '여러 번 입원해도 못 고친 당뇨병'이라는 제목으로 이케모토 하루미(53세, 주부) 씨가 쓴 글입니다.

저의 남편은 10년 전인 50세부터 당뇨병을 앓아 여러 번 입원해도 못 고쳤습니다. 물론 입원하지 않을 때도 한 달에 한 번은 병원에 가서 검사를 받고 약을 얻어 와 복용했습니다. 병원에 가서 검사할 때마다 혈당치(혈액 중에 포함된 당분의 양을 표시하는 수치로 건강한 사람은 90~110밀리그램이 정상)가 350밀리그램 이상이었습니다.

계단이나 비탈길을 걸어 올라가면 곧 피로가 오고, 발과 다리가 나른해져서 늘 힘이 없다고 한탄했습니다. 또 밤중에 자다가 일어나 목마르다면서 사정없이 물을 먹곤 했습니다.

의사의 지시대로 하루에 섭취하는 칼로리를 1,500킬로칼로리 이하로 억제해도 남편의 고통은 여전했습니다. 당뇨병 때문에 통풍도 와서 고생은 더 심하게 되었고, 또 다른 병이 생길까 봐 전전긍긍했습니다.

병의 증세는 점점 나빠져 어언 8년이라는 세월이 흘렀습니다. 그러던 중 〈장쾌〉에서 양파로 당뇨병을 고친 이야기를 읽고 남편에게 양파 먹기를 권했습니다. 남편은 하루에 양파를 작은 것은 한 개, 큰 것은 반 개 정도 먹었습니다. 나는 양파의 냄새와 매운맛이 없어지도록 잘게 썰어서 냉각시켰고, 다음 날 아침에 냉각된 양파에 가쓰오부시, 레몬즙, 간장을 첨가한 반찬을 만들어 주었습니다.

안현필입니다. 양파를 이렇게 냉각하면 먹기는 쉽지만 약효는 월등하게 감소합니다. 냄새와 매운맛이 병을 고치는 데 매우 중요하니 잔소리하지 말고 잘게 썰어 안식보약된장과 함께 먹으세요.

그리고 가쓰오부시란 쪄서 말린 가다랑어포를 말합니다. 일본 사람은 멸치보다 더 좋은 조미료로 생각해서 고급 요리에 많이 씁니다. 비리지 않고 맛도 좋습니다. 우리나라 건어물상에도 있는데, 된장국에 넣으면 맛있습니다. 밤낮 같은 것을 먹으면 싫증이 나니까 한 번 변화해서 먹기를 바랍니다. 한국 된장은 짜고 써서 맛이 없으니까 볶은 콩가루, 원당, 양조식초, 생강, 참기름, 미림을 넣으면 더 맛있고 영양분도 더 있습니다. 물론 양파를 안식보약된장에 찍어 먹는 것이 최고로 효과가 좋지만 늘 같은 것을 먹으면 싫증이 납니다. 양파, 무를 채 친 것, 생강, 양조식초, 참기름, 원당 약간, 채수맛나간장 등으로 무채를 해서 먹으면 맛이 기가 막힙니다. 다시 이케모토 여사의 이야기를 소개하겠습니다.

또 양파를 많이 넣고 된장국을 끓여 주는 등 양파 먹을 기회를 많이 주었습니다. 양파를 먹기 시작한 지 2~3주 경과하니까 비탈길과 계단을 노곤함 없고 기운차게 오를 수 있게 되었습니다. 또 밤중에 마시는 물의 양도 줄어들었고, 매일 밤 마시던 물도 하루건너, 이틀 건너로 되더니 나중에는 자다가 물을 마시는 일도 없게 되었습니다. 눈에 띄게 양파의 효과를 실감함에 따라 우리 부부는 양파광이 되어 버렸습니다.

1개월이 경과할 무렵 병원에 가서 검사하니까, 과거에 350밀리그램이나 되던 혈당치가 무려 그 반도 안 되는 150밀리그램으로 떨어졌습니다. 남편은 물론 병원 의사도 깜짝 놀랐습니다. 의사 선생님이 무슨 좋은 식품을 먹어서 이와 같이 혈당치가 내려갔느냐고 묻기에 양파를 많이 먹었다고 했더니 놀란 표정을 지었습니다. 남편은 처음에 생양파를 못 먹겠다고 하더니 1개월쯤 후에는 양파광이 되어 버렸습니다. 그 후에도 검사를 여러 번 받았으나 혈당치가 150밀리그램을 넘는 일은 없었습니다. 돈을 그렇게 쓰고도 못 고친 당뇨병을 양파로 완치했다는 사실, 나도 놀라고 말았습니다.

다음은 이소카와 도시코 씨의 글로 역시 〈장쾌〉라는 건강 잡지에 실린 글입니다.

작년 11월이었습니다. 아침에 잠이 깨어 일어나려 하니 하반신이 허리부터 발끝까지 몹시 아파 일어나지 못하게 되었습니다. 중증 좌골신경통이 나를 습격한 것입니다. 며칠 전부터 다소 아프기는 했지만 큰 걱정은 하지 않았는데 이렇게까지 심하게 될 줄은 미처 몰랐습니다. 그 후부터 나는 걸을 수 없었고 일어나 앉는 것도 불가능하게 되었습니다. 그저 이불을 덮고 누워서 슬픈 매일을 보낼 뿐이었습니다. 병원은 물론이고 화장실도 못 가는 불구자가 된 나는 운명을 한탄했습니다.

그 후 약 4개월간 팔미환(八味丸)이라는 한약을 먹으며 참기름을 발라 마사지를 하니까 다소 통증이 가라앉기에 가족의 부축을 받고 병원으로 갔습니다. 뢴트겐 등으로 검사했으나 원인 불명이었고, 병원에서 주는 약은 먹지 않고 팔미환만 먹으며 통증이 가라앉기를 이불 속에서 기다렸습니다. 전

> 부터 〈장쾌〉라는 잡지를 읽어 왔는데, 양파를 동결해 말린 가루로 만든 정제가 신경통에 효과가 있다고 해서 이것을 구해 아침저녁으로 각각 15~30알을 먹었습니다. 15알은 양파 30그램 정도 됩니다. 그 양파 정제를 약 1개월 동안 먹었더니 통증이 싹 없어지고 걸을 수 있게 되었습니다.

생양파를 된장에 찍어 먹는 것이 월등하게 효과가 있습니다. 가공한 것은 값이 비싸고 효과도 덜합니다. 양파의 약리작용을 설명하면 다음과 같습니다. ① 피를 맑게 해서 잘 돌게 한다. ② 신진대사를 촉진한다. ③ 혈액 중의 당분을 분해시킨다. 따라서 양파는 당뇨병, 각종 신경통, 고혈압, 동맥경화, 기타 만병에 효과가 있습니다.

◉ 양파김치 만드는 법

나는 양파를 천성적으로 좋아합니다. 그래서 양파와 감자를 넣고 튀김을 해서 가끔 먹습니다. 또 양파가 쌀 때 많이 사서 양파김치를 담가 놓고 1년 내내 밑반찬으로 먹습니다. 이 양파김치를 양념으로 해서 생선을 지져 먹거나 국을 끓여 먹기도 합니다. 또 배추로 김치를 담그거나 무로 깍두기를 담글 때도 이 양파김치를 첨가하면 맛 좋은 겉절이가 탄생합니다.

나는 전에 조기 새끼 한 무더기를 싸게 사서 짭짤하게 장조림을 했습니다. 양파를 썰어서 단지에 담고 그 장조림 국물을 양파 위에까지 차도록 부었습니다. 양파 자체의 물기로 싱거워지면 안 되니까 생선 조림 국물에 굵은소금과 원당을 첨가했습니다. 그러고는 땅속에 묻고 며칠 지났더니 그 단지에서 벌레가 막 기어 나왔습니다. 아파트 아낙네는 무슨 더러운 것을 묻어 놓았다며 막 야단들이었습니다.

그래서 생선 조림 국물에 양조식초를 타서 양파김치를 담갔더니 벌레도 안 생기고 식초 덕분에 맛도 월등하게 좋아졌습니다. 식초만 부어 놓으면 1년 내내 변질이 안 되고 맛도 좋으니 식초라는 놈, 정말 고마운 놈입니다. 그래서 나는 식초광이 된 것입니다.

조기 새끼 대신 준치, 도미 새끼, 생멸치 등도 좋습니다. 생선을 조릴 때 주의할 점은, 나는 처음에 영양분이 도망가지 말라고 압력밥솥을 이용했습니다. 그런데 묘하게도 국물 맛이 없었습니다. 그다음에 보통 큰 냄비로 조렸더니 국물 맛이 월등하게 좋았습니다. 그래서 그 국물의 3분의 2쯤만 양파김치를 담그는 데 쓰고, 남은 국물과 건더기는 식초를 넣고 양념해서 압력밥솥으로 조렸더니 가시가 모두 연해졌습니다. 이것을 반찬으로도 먹고, 양파김치, 미역, 채소를 넣고 국을 끓여 먹었더니 맛이 그만이었습니다. 남은 것은 냉장고에 넣어야 하고, 식초를 타서 변질을 막아야 합니다.

4) 양파가 변비, 간장병, 백내장까지 예방

양파는 만병의 원인인 변비를 예방하고 치료합니다. 식품 가공이 발달함에 따라 섬유질을 제거한 음식이 많아졌는데, 이것을 많이 먹으면 변비에 걸립니다. 일단 변비에 걸리면 변이 썩어 독을 만들기 때문에 만병을 유발합니다. 이 변비를 예방하는 데는 섬유질을 제거하지 않은 현미, 현맥을 먹는 것이 좋고, 양파도 변비에 기가 막힌 작용을 합니다.

양파를 잘게 썰면 코에 자극이 오고 눈물이 나는데 이것은 양파에 포함된 '이오우'라는 성분 때문입니다. 이 이오우가 대장에서 단백질, 세균 등과 결합해 유화수소를 만들면, 이것이 장관에서 작용해 변통이 잘되도록 합니다. 그리고 양파에 포함되어 있는 섬유도 장벽을 자극하여 배변하는 운동을 도와줍니다.

간장은 자체에서 글루타티온이라는 효소를 만들어 간장의 해독작용, 지방간 예방, 산화 방지. 과산화지질 억제 등을 하면서 간장을 보호합니다. 이 글루타티온이 부족하면 각종 간장병이 유발되는데, 양파에는 글루타티온에 아주 가까운 '시스틴 유도체'가 다량 포함되어 있습니다. 그래서 양파를 먹으면 간장병을 예방, 치료하는 데도 크게 도움이 됩니다.

우리 눈에도 글루타티온이 많이 있어서 이것이 부족하면 백내장 등 눈병이 생깁니다. 위에서 말한 바와 같이 양파에는 글루타티온과 아주 가까운 시스틴 유도체가 다량 포함되어 있으므로 양파를 먹으면 백내장 등 눈병도 예방, 치료할 수 있습니다.

백내장이란 눈동자의 바로 뒤에 있는 수정체, 즉 카메라로 말하면 렌즈에 해당하는 부분이 희고 탁해지는 병입니다. 백내장에는 여러 종류가 있는데 가장 많은 것이 노인성 백내장입니다. 빠른 사람은 40세가 넘으면 나타나고 대체로 40대는 10퍼센트, 50대는 25퍼센트, 60대는 50퍼센트 정도가 백내장에 걸립니다. 공해 식품을 많이 먹는 현대인, 특히 당뇨병 환자에게 많이 발생합니다.

그리고 양파는 감기, 천식에도 효과가 있고, 위장기능을 활발하게 하고, 병후의 체력 회복과 정력 증진에도 효과가 있습니다.

서양에서는 양파의 역사가 오래지만 동양에 들어온 지는 오래되지 않았기 때문에 한방에서는 양파를 취급하지 않습니다. 양파의 성분과 작용이 거의 비슷한 파는 그 흰 부분을 총백(蔥白)이라고 해서 귀중한 약으로 취급합니다. 참고로 총백의 약리작용은 다음과 같습니다.

① 땀을 내게 해서 몸으로부터 냉기를 몰아내 보온작용을 한다.
② 기침, 가래를 진정시킨다.
③ 위장기능을 활발하게 해서 식욕을 증진시키고 소화 흡수력을 강화시킨다.
④ 피를 맑게 해서 잘 순환시킨다.

감기인 경우에는 양파 된장국을 뜨겁게 끓인 다음 불을 끄자마자 잘게 썬 생파를 많이 넣어서 먹고, 평소 생양파를 안식보약된장에 섞어 먹으면 이상의 효과를 거둘 수 있습니다.

또 양파에는 이유화프로필이라는 성분이 있어서 신경을 안정시키는 작용을 합니다. 본디 비타민 B_1은 몸의 피로와 신경피로를 회복하는 구실을 하는데, 이유화프로필이 식품에 포함된 비타민 B_1의 작용을 강화하기 때문입니다. 따라서 양파를 먹으면 피로가 회복되고 신경이 안정되기 때문에 불면증도 치료됩니다.

매끼에 생된장과 생양파를 꼭 먹으세요. 잠자기 전에도 생양파와 생된장과 생수를 먹고, 머리맡에 양파를 썰어 두면 그 냄새가 잠자는 데도 크게 도움을 줍니다.

평소에 자연식과 운동을 알맞게 하면 불면증이라는 병이 생길 수가 없습니다. 나도 과거에 불면증으로 고생한 일이 많았으나 자연식과 운동을 철저히 하고부터는 6시간을 자도 수면이 충분하고, 잠을 깨도 머리가 수정같이 맑습니다.

그런데 놀라운 것은 저녁에 생현미 중심의 생식을 했더니 5시간을 수면해도 충분했습니다. 생식의 효과는 참으로 위대하고 위대했습니다. 공해식을 하면 8~10시간을 자도 골치가 떵해서 정신노동을 할 수 없습니다. 결국 먹는 것이 수면을 좌우합니다.

양파를 의심하면서 먹으면 별로 효과가 없습니다. 양파를 먹으면 꼭 효과가 있다고 확신하면서 먹으면 틀림없이 효과가 있습니다. 확신하는 정신이 효과 있는 약을 만들기 때문입니다. 그리고 확신을 하는 데 가장 도움이 되는 것은 실제 체험담입니다. 체험담도 필자가 꾸민 가짜는 소용이 없습니다. 그래서 나는 체험담의 출처를 분명히 밝힙니다.

다음은 일본의 건강 잡지 〈장쾌〉에서 뽑은 것입니다. 나는 13~30세를 일본에서 보냈기 때문에 일본 말을 우리말 이상으로 구사합니다. 영어 원서는 읽는 데 수년이 필요하지만 일어는 3~6개월만 열심히 공부하면 읽을 수 있으니 우선 일어부터 공부하기 바랍니다.

또 일본 사람은 영어권 서적을 세계에서 가장 빨리 번역하기 때문에 일어를 통해 영어 문화를 흡수할 수도 있었습니다. 나는 영어가 전공이지만 일어를 숙달하고 난 다음에 영어를 공부하라고 충고하고 싶습니다. 그리고 우리는 일본과 일본인을 연구해야 합니다. 아이고, 체험담을 소개한다 해놓고 너무나 탈선해 버렸습니다. 미안, 미안합니다.

다음은 반도 시게다다 씨가 '양파를 많이 먹은 탓에 혈당치, 콜레스테롤 수치, 중성지방 수치가 엄청나게 떨어져서 놀라 자빠졌다'는 제목으로 쓴 글입니다.

나는 젊을 때부터 일벌레처럼 열심히 일해 왔습니다. 먹는 데도 욕심이 많아서 맛 좋은 것은 배가 부르도록 먹었습니다. 특히 단것을 어찌나 좋아했는지 500그램짜리 아이스크림을 혼자서 먹었습니다. 그런 식생활을 오래 한 탓에 키는 163센티미터지만 몸무게는 68.5킬로그램이나 되었습니다. 그 때문인지 7년 전 봄부터 건강진단을 받을 때마다 중성지방 수치가 972밀리그램, 콜레스테롤 수치가 334밀리그램으로 높아지게 되었습니다. 의사는 주의하라고 했습니다.

참고로 중성지방 수치의 정상은 50~150밀리그램이고, 콜레스테롤 수치의 정상은 130~230밀리그램입니다.

병원 의사는 콜레스테롤 수치를 내리게 하는 약을 주었는데, 먹으면 수치가 내리기는 했지만 몸 상태가 나빠졌기 때문에 얼마 동안 먹지 않으면 수치가 또 올라갔습니다. 나는 약을 먹기보다 식생활을 개선해야 건강을 회복할 수 있다는 것을 깨달았습니다. 그래서 재작년 봄에 큰 결심을 하고는 3식 밥의 양을 반으로 줄였고, 반년 만에 8킬로그램을 감량하는 데 성공했습니다.

이것으로 건강이 회복되는 줄 알았는데 건강진단을 받던 중 의사로부터 뜻밖의 말을 들었습니다. 당뇨 혈당치가 165밀리그램이나 되니 주의하라는 것입니다. 콜레스테롤 수치도 여전히 높아 내려가지 않았다고 했습니다. 혈당치란 혈액 중 당분의 양을 표시하는 수치로 정상 범위는 90~110밀리그램이고, 나의 혈당치는 165밀리그램이니 상당히 높은 셈입니다.

당뇨병의 고통은 여러 사람에게 들어서 익히 알고 있었으므로 무슨 방법을 써야 되겠다고 생각할 무렵, 〈장쾌〉에서 양파로 혈당치를 내리게 한 사람의 기사를 읽고 바로 실행하기 시작했습니다. 매일 아침에 큰 양파는 반, 작은 것은 1개를 얇게 썰어서 가쓰오부시와 식초를 쳐서 먹었습니다. 그리고 나는 아무것이나 잘 먹어서 이 외에도 양파를 여러 방법으로 먹었습니다.

이런 식생활을 계속하자 몸 상태도 좋아지고 체중도 60.5

킬로그램을 유지할 수 있게 되었습니다. 3개월이 지나 건강 진단을 받으러 갔더니 놀랍게도 혈당치가 105밀리그램으로 내려가고 있었습니다. 특별히 약을 먹은 일이 없는데 정상 수치로 내려가다니, 나는 정말 놀라 자빠지고 말았습니다. 과거에는 목이 말라서 물을 사정없이 먹었는데 이제는 그럴 필요가 없게 되었습니다. 또 놀란 것은 중성지방 수치가 186밀리그램으로 내려가 있었고, 콜레스테롤 수치도 264밀리그램으로 내려갔습니다.

26. 식생활 혁명

1) 식생활 혁명의 필요성

먼저 하나 물어봅시다. 현미 중심의 자연식을 시작한 사람이 100명 있다면, 이 가운데 몇 명가량이 계속 실행해서 암 같은 무서운 병을 정복했을까요? 나의 경험으로는 10명 미만이 성공합니다. 그럼 왜 90명 이상은 도중하차해 버리는 걸까요?

① 현미밥은 첫입에 맛이 없습니다.

② 100번 이상 씹어야 하고, 밥 한 공기를 먹는 데 1시간 이상이나 걸리니 이 바쁜 세상에 누가 그 짓을 하겠습니까.

③ 가족이 현미밥 먹기를 싫어하고, 특히 마누라가 싫어해서 그냥 백미를 먹어 버립니다.

나는 가끔 손자 놈이 공부하는 방을 들여다봅니다. 어느 날 이놈이 과자를 먹으며 공부하고 있어서 그걸 왜 먹느냐고 물었습니다.

"고소해서 맛이 참 좋습니다. 할아버지도 맛 좀 보세요."

과연 고소해서 맛이 좋았습니다. 그러나 이렇게 충고해 주었습니다.

"기름으로 튀긴 것이나 오래된 것을 먹으면 몸에 해로우니 앞으로는 초콩과 함께 먹거나 된장에 생양파를 찍어 먹어야 한다. 또 공부할 때 간식을 많이 먹으면 두뇌 활동이 둔화되니 1회에 3분의 1 봉지씩, 2시간에 한 번만 먹어라."

아무리 맛있는 음식이라도 몸에 도움이 되지 않는다면 무슨 소용이 있겠습니까. 내가 입이 닳도록 얘기해도, 잔소리꾼이라는 핀잔을 들으면서 얘기해도, 입이 좋아하는 것만 먹는 바보가 아직도 많습니다. 맛있는 음식이 무언지 몰라서 안 먹는 사람은 없습니다. 몸이 싫어하기 때문에 안 먹을 뿐입니다.

지금이라도 늦지 않았으니 이 책을 10번씩 읽고 건강한 육체와 건강한 마음으로 살기를 바랍니다. 모든 공부는 반복입니다. 그렇지 않습니까? 내가 여기서 자꾸 반복하니까 독자 여러분은 그냥 읽기만 해도 자연스럽게 학습이 되고 있습니다. 반복하다 보면 습관이 되고 습관이 되다 보면 자신도 모르게 건강해집니다. 그래야 식생활 혁명이 일어나고, 그래야 세상이 바뀌어 모두 잘 살게 됩니다. 부디 이 늙은이의 진실한 말을 들으세요.

2) 식생활 혁명을 위한 식단

가) 볶은 곡식

볶은 콩과 삶은 콩 가운데 어느 쪽이 더 고소하고 맛있는가요? 어느 쪽이 더 영양분이 있는가요? 어느 쪽이 더 소화가 잘되는가요?

볶은 콩이 더 맛있고 영양분도 많고 소화도 잘됩니다. 그 이유는? 음식물을 볶을 때는 5~7분 정도밖에 가열하지 않기 때문에 영양분이 살아있고, 특히 소화효소가 살아있어서 소화가 잘됩니다. 이에 반해 100도 이상 가열해서 삶으면 영양분과 소화효소가 파괴돼 영양실조를 초래하고 소화도 잘 안 됩니다.

콩뿐만 아니라 현미, 깨, 보리 등도 그렇습니다. 볶은 곡식의 1식 양은 반 공기가 원칙이고, 밥으로 하면 한 공기가 됩니다. 현미, 현맥, 콩, 깨, 율무, 이렇게 5종으로 한다면 각각 같은 비율로 하고, 현맥을 구하지 못하면 현미를 곱으로 넣으면 됩니다. 깨와 율무 대신에 조, 수수, 옥수수 등을 넣어도 무방합니다. 단, 현미와 콩만은 필수 불가결입니다.

치아가 성하지 못한 분은 뻥튀기로 만들어 먹으세요. 뻥튀기를 할 때 현미는 반만 넣으세요. 너무 연해지기 때문입니다. 그리고 볶은 후에는 가급적 빨리 소비하세요. 오래 두면 영양분이 감소합니다.

나) 안식 영양 비빔밥

영양 비빔밥을 개발한 동기는 앞에서 말한 바와 같이 현미 중심의 자연식을 시작한 사람 중 90퍼센트가 도중하차해 백미로 돌아가기 때문입니다. 이 백미 고집쟁이를 구제하기 위해 고안한 것입니다.

우선 첫입에 맛이 좋아야 하고, 씹는 것도 100번이 아니라 30번쯤, 그러니까 백미보다 약간만 더 씹도록 하면 실행하기가 훨씬 쉽습니다. 그럼 방법을 얘기하겠습니다.

① 백미에 볶은 가루를 넣고 사정없이 비비세요. 현미, 깨, 콩의 볶은 가루가 좋고, 3순가락씩 넣으세요.

② 현미 대신 현맥도 좋고, 조, 율무도 좋습니다.

③ 볶는 대신에 뻥튀기한 것도 연하고 좋습니다. 나는 가끔 뻥튀기해서 먹는데, 현미는 반숙 뻥튀기, 깨는 집에서 볶습니다.

④ 밥맛이 너무 좋아서 막 당깁니다. 과식해서 설사할 수도 있으니 될 수 있는 한 적은 양을 잘 씹어서 먹으세요.

참고로 안 서방의 가방을 공개하겠습니다. 다음과 같은 물건으로 초만원입니다. 생수가 든 병, 뻥튀기한 현미, 볶은 콩, 볶은 통보리, 볶은 깨, 식초가 담긴 병, 초콩이 들어 있는데, 가방이 너무 무거워 비서가 들고 다닙니다.

다) 현호두유

안 서방은 목욕이 끝나면 목욕탕 근방에 있는 식당으로 자주 갑니다. 이 집에서 끓여 주는 뚝배기 된장국이 일품이기 때문입니다. 그 식당 주인에게는 두 살배기 아들과 딸이 있는데, 먼 시골에 사는 조부모는 손자의 재롱을 보기 위해 열차를 3시간이나 타고 한 달에 몇 번씩이나 옵니다. 그런데 유감천만인 것은 두 살배기 손자가 병에 걸려 재롱은 고사하고 일어나 앉지도 못한 채 누워 있기만 해서 조부모는 수심에 잠겼습니다.

그래서 이 안 서방이 먹던 영양 비빔밥을 공기에 좀 담아서 아기에게 먹여 보라며 엄마에게 주었습니다. 그다음 번에 갔을 때 엄마에게 물었습니다.

"아기가 비빔밥을 잘 먹던가요?"

"아주 탐스럽게 잘 먹습니다. 그 비빔밥을 어떻게 만듭니까?"

그래서 나는 그 방법을 얘기했습니다. 그 후 1주일 만에 아기는 완전히 건강해져서 막 뛰어다니며 놀았습니다.

그럼 여기서 노약자와 아기를 위해 현호두유(玄胡豆乳) 만드는 법을 공개하겠습니다. 젖을 먹는 어린 아기, 치아가 약해서 딱딱한 것을 씹을 수 없는 노인 또는 환자를 위한 것입니다.

재료는 현미 50퍼센트, 깨 25퍼센트, 콩 25퍼센트가 필요합니다. 현미는 멥쌀 70퍼센트, 찹쌀 30퍼센트 비율로 하세요. 찹쌀만 먹으면 몸에 해롭습니다. 현미에 통보리, 율무, 조 등 도정하지 않은 곡식을 적당히 섞어도 좋습니다.

현미와 콩은 자연수에 5시간 이상 담가 놓았다가 소쿠리로 건져 내고, 그 물에 곱 이상의 자연수를 붓고 펄펄 끓이세요. 물이 펄펄 끓자마자 현미와 콩을 넣고, 5분 후에 콩 맛을 보고 비리지 않으면 불을 꺼 버리세요. 더 가열하면 영양분이 파괴됩니다. 그 5분 동안 깨가 타지 않도록 잘 볶으세요. 그리고 믹서에 생수와 현미, 콩, 깨를 담으세요. 믹서는 3분의 1쯤 비워 둬야 하고, 물 반 건더기 반으로 해서 넣으세요. 믹서를 3분 동안 돌리고는 스위치를 끄고 2분가량 쉬세요. 이렇게 하기를 3회 하세요. 이제 믹서 뚜껑을 열면 걸쭉한 죽이 되어 있습니다.

이것을 위장이 강한 어른은 그냥 먹고, 위장이 약한 사람과 어린 아이는 헝겊으로 한약 짜듯이 짜서 먹으세요. 체로 걸러서는 안 됩니다. 그렇게 짜낸 국물이 바로 현호두유입니다. 아기에게는 진짜 벌꿀 또는 물엿, 과일즙을 적당히 넣어 먹이세요.

현호두유를 어른이 먹을 때는, 미국 사람이 식사할 때 맨 처음에 수프를 먹지요? 그 수프 대신 현호두유를 반 잔가량 먹고, 또 식사 끝에 숭늉 대신 반 잔을 먹으세요. 현호두유를 짜고 남은 찌꺼기는 양파, 조개, 생선 등의 가루를 넣고 빈대떡을 부쳐 먹으면 맛이기가 막히게 좋습니다.

라) 안식보약가루

앞에서 목욕탕 영감에 관해 이야기한 것 기억하는가요? 아니, 생각나지 않는다고요? 그런 머리로 어떻게 대학에 들어갔답니까? 빨리 돌아가 나한테 사기꾼이라고 한 그 영감님 이야기를 읽고 오세요.

그 영감 때문에 나는 3개월간 연구 끝에 앞에서 말한 가루음식의 원리를 발견했습니다. 그 후 더욱 연구한 끝에 현미와 통보리는 볶지 않고 생으로 가루 내 먹는 것이 영양에 더 좋다는 것을 알았습니다. 현미 가루에 볶은 콩가루, 깻가루를 넣으면 더욱 고소하고 맛있다는 것도 깨달았습니다.

그럼 보약가루의 혼합 비율을 공개하겠습니다. 지금 천기를 누설하고 있으니 정신 똑바로 차리고 읽으세요!

현미 가루, 통보리 가루, 볶은 콩가루, 볶은 깻가루를 각각 같은 양으로 준비하세요. 통보리를 구하지 못하면 딴 잡곡으로 준비해도 무방합니다. 미숫가루와 같이 물로 개어 먹어서는 안 됩니다. 왜? 왜? 침이 천하제일의 소화제입니다. 그럼 어떻게? 가루를 물로 개지 말고 그대로 입에 넣고 침으로 잘 개면서 씹어 넘기세요. 그럼 말귀를 잘 알아듣지 못하는 중환자는 어떻게 해야 할까요? 가령 환자가 50세 남자라면 사랑하는 아내가 가루를 입에 담아 침으로 잘 갠 다음 뽀뽀하면서 먹여 주란 말입니다. 아이고, 징그럽다고요? 사랑이 없다는 징조입니다. 그러니까 평소에 서로 지독하게 사랑해야 합니다. 정말 할 수 없다면 생수로 가루를 개서 보온밥통에 담아 두었다가 먹이세요. 100도 이상으로 가열한 모든 죽과 미음은 중환자를 살릴 수 없습니다.

그럼 한 끼에 먹는 가루의 양은? 반 공기 이내가 원칙입니다. 밥으로 하면 한 공기쯤 되고, 또 영양분과 소화효소가 살아있기 때문에 소화도 잘됩니다. 위장이 강한 사람은 금방 허기가 져서 또 먹고 싶어지는데, 생수로 배를 채워서 과식하지 않도록 주의하세요. 운동도 못 하는 중환자가 과식하면 병이 악화됩니다.

아이고, 가엾어라! 안식보약가루 연구가 완성되어 그 영감을 찾아본즉, 이미 세상을 떠나고 없었습니다. 알고 보니 그 영감은 백만장자였습니다.

'천하를 얻고도 건강을 잃으면 무슨 소용이 있겠는가!'

그 영감 한 사람을 살리기 위해 연구 개발한 안식보약가루가 만대의 후손을 살리는 영약이 되기를 빌고 빕니다.

3) 미인이 되는 방법

몇 년 전 부산일보 강당에서 건강 강연을 하였는데, 강연이 끝나자 18세쯤 되는 학생이 찾아와서 물었습니다.

"선생님, 저는 공장에서 일하면서 대입검정고시 준비를 하고 있습니다. 3개월 후에 시험이 있어 독서실에서 공부하고 싶은데 식비로 쓸 돈이 많이 없습니다. 식생활을 하는 방법을 가르쳐 주시면 고맙겠습니다."

그래서 나는 독서실 생활을 하면서 공부한다고 했으니까, 그 여건에서 할 수 있는 최선의 방법을 얘기해 주었습니다. 독서실에서는 자취할 수 없으니 생식 위주의 생활을 하여야 합니다. 사실은 생식이 화식보다 100곱 이상의 가치가 있습니다. 야생동물은 생식하기 때문에 병이 없는데 인간은 화식하기 때문에 병이 있는 것입니다. 이에 대한 기초 지식으로 다음을 염두에 두어야 합니다.

쌀의 영양분은 씨눈에 66퍼센트, 쌀겨에 29퍼센트, 백미에는 단 5퍼센트밖에 없습니다. 현미를 생식하면 영양분을 100퍼센트 섭취할 수 있고 화식을 하면 약 30퍼센트의 영양분밖에 섭취할 수 없습니다. 그럼 쌀 한 되는 몇 홉입니까? 10홉입니다. 그럼 한 홉은 몇 작(勺)입니까? 10작입니다. 그럼 1일 1식 표준량은? 현미 3작, 콩 2

작, 따라서 합계 5작입니다. 이것으로 밥을 지으면 배로 늘어나 한 홉이 됩니다.

현미는 자연수에 담갔다가 먹어야 합니다. 그 학생은 생쌀 그대로 먹는 게 제일 낫고, 물에 30분 이상 담그면 차츰 맛이 없게 됩니다. 다만 치아가 성하지 못한 사람은 쌀을 깨끗이 씻어 물에 담근 다음 쌀만 건져서 씹어 먹고, 그 물마저 마셔 버리는 것입니다. 콩은 볶거나 식초에 10일 이상 담갔다가 먹어야 합니다. 영양분을 100퍼센트 섭취하기 위해서는 생콩 한 알, 솔잎 하나의 비율로 먹는 것이 최고의 생식법인데, 맛이 없어서 보통 사람은 실행하기 어렵습니다.

부산 학생이니까 먼저 식품점에 가서 막된장을 사는 것입니다. 이 막된장에 무, 당근, 양파 등을 찍어 먹으면 최고의 반찬이 됩니다. 마른멸치도 사서 막된장에 찍어 먹고, 그래도 돈이 남으면 깨를 사서 막된장에 비벼 먹고, 그래도 돈이 남으면 참기름을 사서 막된장에 타서 먹으면 됩니다. 될 수 있는 한 한 끼에 마른멸치 10마리, 양파 1개를 먹어야 합니다. 이렇게 하면 돈이 거의 들지 않습니다.

그 학생을 3개월 후에 만난즉, 몸도 건강하고 시험에도 합격했고, 얼굴은 아주 미인이 되어 있었습니다. 바보는 실행해 보지도 않고 의심부터 합니다. 이는 절대로 틀림없는 진리라는 것을 나의 온 명예를 걸고 장담하고 장담합니다. 이상과 같이 실행해서 성공한 사람은 수기를 써서 보내 주기를 바랍니다.

우리의 주식은 쌀입니다. 우리의 살, 피부, 뼈는 쌀로 만들어진 것입니다. 따라서 쌀의 영양분을 골고루 섭취하면 몸 전체가 건강해지기 때문에 살과 피부가 아름다워지고 성 기능도 강하게 됩니다. 그러나 백미를 먹으면 영양실조로 온갖 병이 유발되고 얼굴과 피부도 생기를 잃어 창백해집니다. 영양실조로 몸속이 썩고 있는데 겉에 화장해 봤자 무슨 소용이 있습니까? 프랑스제 고급 화장품만 골라 쓰는 부잣집 마나님의 얼굴을, 화장하기 전의 그 얼굴 꼬락서니를 구경해 보세요. 얼굴은 창백하고 눈썹은 빠지고 입술은 허옇고 손톱은 길고, 그 매니큐어인가 뭐인가를 벌겋게 칠해 놓은 꼬락서니는 정말 도깨비 귀신입니다.

인간의 눈썹은 검어야 하고, 얼굴은 분홍색이어야 하고, 입술은 빨개야 합니다. 그와 정반대로 눈썹은 허옇고, 얼굴도 허옇거나 똥색이고, 입술도 허연 모습을 보세요. 인간이 아니고 도깨비 귀신입니다.

부잣집 마나님은 팔자가 좋아서 1억 원을 써서라도 미인이 되고 싶을 것입니다. 그래서 요즘 성형외과 문전은 성시를 이루고 있습니다. 화장을 하거나 성형외과에서 수술한 미인은 가짜 미인입니다. 이 안 서방이 진짜 미인이 되는 법을 무료로 알려드릴 테니 더도 말고 딱 3개월만 실행해 보세요. 소원 성취한다면 가난한 이를 위해 많이 기부해 주세요.

본디 속이 예뻐야 진짜 미인입니다. 겉만 번지르르하게 칠한 미인은 가짜 미인이라는 것을 명심하세요. 그리고 미인이 되려고 노력하는 것이 바로 병을 예방하는 최선의 방법입니다.

가) 미인 제조법 1

앞에서 말한 '식생활 혁명을 위한 식단' 가운데 어느 한 가지만이라도 철저하게 실행하세요.

나) 미인 제조법 2

위의 음식물을 먹으면 살과 피가 깨끗해집니다. 그 깨끗한 피를 돌리는 운동을 하여야 건강한 미인이 됩니다. 다음 운동 중 한 가지를 무리하지 말고 쉬엄쉬엄, 끈질기게 열심히 하십시오.

① 공기 좋은 곳, 특히 산속에서 줄넘기 운동을 1일에 2,000번을 하세요. 할 수 있는 데까지 하다가 쉬엄쉬엄하세요. 첫날은 500번, 그다음 날은 1,000번, 이런 식으로 끈질기게 하세요.

② 공기 좋은 곳에서 1일 1만 보 속보 운동을 하세요. 첫날은 1,000보, 그다음 날은 2,000보, 그다음 날은 3,000보, 이런 식으로 해서 1만 보가 되도록 끈질기게 노력하세요.

③ 공기 좋은 곳에서 1일 3시간 이상 에어로빅을 하세요.

다) 미인 제조법 3

① 생수를 1시간에 1잔 이상 마시세요. 단, 식사 전 1시간 동안은 마시지 마세요.

② 아침은 반드시 굶고 생수를 마셔 몸속의 독을 몰아내세요.

라) 미인제조법 4

얼굴 세수 후 물기가 마르기 전에 곱게 빻은 현미 가루를 발라 보세요. 기미, 주근깨, 검버섯, 주름살을 막아서 양귀비로 변할 것입니다. 기미, 주근깨는 세포가 죽은 무덤이고 검버섯은 큰 무덤입니다. 여성뿐만 아니라 남성이 하여도 무방합니다. 단군 이래 한국 여성의 화장법 역사가 새로운 장을 맞는 순간입니다.

마) 미인제조법 5

목욕이 끝나고 물기를 닦은 후 마른 수건으로 온몸이 빨갛게 되도록 마사지해 보세요. 피부가 윤택하고 강해져서 만병을 예방합니다. 나는 영하 10도가 넘는 겨울철에도 냉수를 온몸에 끼얹고 전신이 빨갛게 되도록 문지릅니다. 뭐, 날보고 초인이라고요? 천만의 말씀, 여름에 시작해서 겨울까지 계속하면 그만입니다. 그런 걸 가지고 초인이라고 한다면, 시끄러우니까 그냥 초인이라고 해버립시다.

27. 쑥

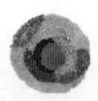

1) 쑥은 약의 으뜸이다

① 쑥은 약임과 동시에 식품입니다. 나는 약만 전문으로 쓰는 모든 물질을 증오합니다. 부작용과 습관성이 무섭기 때문입니다. 먹어서 살과 피가 됨과 동시에 약도 되는 것이 진짜 약입니다.

② 우리 몸에 이로운 물질은 대개 독특한 냄새를 풍깁니다. 마늘 냄새, 깨 냄새, 생강 냄새, 인삼 냄새 등을 맡아 보세요. 마늘 냄새는 조금 고약하지만, 다른 것은 냄새만 맡아도 식욕이 일어납니다. 나는 쑥 냄새와 맛을 천성적으로 좋아합니다. 그래서 깨고물 든 쑥현미송편과 쑥된장국을 얼마나 좋아하는지 생각만 해도 군침이 돕니다. 또 오랫동안 앓아 왔던 만성 위장

병도 쑥을 달여 먹음과 동시에 복부지압으로 완치시킨 경험이 있습니다. 그래서 개인적으로도 쑥과는 인연이 깊습니다.

③ 쑥 냄새는 사람의 병을 고치는 고마운 일을 하지만 모기 같은 해충도 쫓아 버립니다. 또 쑥을 먹으면 몸속의 나쁜 벌레와 병균도 멀리 도망가 버립니다.

④ 우리 민족은 단군 이래 수천 년 동안 쑥으로 뜸을 뜨면서 만병을 치료해 왔습니다. 다른 약초도 많은데 왜 하필 쑥으로 뜸을 떠 왔을까요? 다음에 말하는 놀라운 약리작용이 있기 때문입니다.

⑤ 쑥은 연기, 증기, 즙, 냄새 모두 약효가 있습니다. 연기를 몸속에 흡입하는 뜸과 피부에 바르는 즙만으로도 만병을 치료하는데, 먹거나 목욕을 하면 얼마나 더 효과가 있겠습니까. 한꺼번에 뜸, 바르기, 먹기, 목욕을 하면 더 위대한 효과가 나타납니다.

⑥ 쑥은 무공해 식품 겸 약입니다. 화학비료와 농약이 필요 없는 산야에서 자생하기 때문입니다.

⑦ 현대인은 산성식품을 즐겨 먹고 산성체질이 되어 병을 앓고 있습니다. 쑥은 강력한 알칼리성식품이므로 이것을 먹으면 현대인의 체질이 개선됩니다. 또 산성식품에 쑥을 첨가하면 산성 독이 중화됩니다. 가령 돼지고기, 쑥, 된장, 생강, 마늘 등으로 된장국을 끓이면 돼지고기의 산성 독이 쑥, 된장, 생강, 마늘에 의해 중화돼 맛이 좋아집니다.

2) 쑥의 성분과 사용법

뜸을 뜨는 약으로만 쑥을 생각한다면 큰 오판입니다. 비타민, 미네랄, 기타 각종 영양분이 풍부하게 들어 있는 식품이기 때문입니다. 요즘 거의 모든 식품, 특히 한약까지도 공해독으로 오염되어 있는데 쑥은 화학비료와 농약 없이 야산에서 자생하는 완전 무공해 식품입니다.

쑥의 새싹 또는 어린 생잎은 주로 봄철에 채집할 수 있으나 지역에 따라 여름, 가을에도 채집할 수 있습니다. 쑥을 화분에 심어 두면 사시사철 새싹을 얻을 수 있으니 취미와 관상으로 재배하기도 좋습니다. 그러나 야생 쑥이 가장 좋습니다.

쑥을 생으로 먹으면 비타민 C가 파괴되지 않아 가장 좋고, 사과, 배, 당근 등을 넣고 샐러드를 해서 먹어도 좋습니다. 생즙을 먹을 때는 쓴맛을 중화하는 사과, 배, 당근, 감초 등을 넣고, 비율은 쑥 3, 기타 7로 하면 적당한 맛이 납니다. 공복 시에는 보통 잔으로 반 잔 이내만 복용하고 추울 때는 달여서 뜨끈뜨끈한 것을 마시세요.

나는 된장국에 쑥의 새싹이나 어린잎을 넣어 먹는 것을 지극히 좋아합니다. 만드는 방법은 이렇습니다. 된장, 마늘, 생강, 고추장, 참기름, 원당, 양파, 시금치, 멸치 가루, 다시마 가루를 넣고 국을 끓인 다음 최후에 쑥 새싹이나 어린잎을 넣고 약 2분간 더 가열합니다.

부산에 가면 '재첩국 사이소!'라고 외치며 다니는 아주머니를 볼 수 있는데, 고놈의 재첩국이 몸에 얼마나 좋은지 아십니까? 그 재첩에다 경상도 막된장과 위에서 말한 각종 재료와 쑥을 넣고 끓이면 이것도 천하제일의 진미가 됩니다. 생각만 해도 군침이 돕니다. 지금이 상오 11시 15분인데 아직 아침을 안 먹고 있어서 그렇습니다. 나는 또 부산 복국을 지극히 좋아하는데 이 복국에다 쑥의 새싹이나 연한 잎을 넣은 것도 진미입니다. 인절미, 송편을 만들 때는 새싹과 연한 잎을 찧어서 떡가루와 함께 반죽하면 됩니다.

쑥의 새싹과 어린잎에 영양분과 약효가 제일 많으니 봄철에 채집해서 위와 같이 사용하고, 또 아래와 같이 만들어 두었다가 사용해도 좋습니다.

① 생쑥 농즙

압력밥솥에 쑥의 새싹이나 어린잎 반, 생수 반을 담고 약한 불로 3시간 이상 달이면 걸쭉한 농즙이 됩니다. 이것을 병에 담아 마개를 잘 닫고 냉장고의 맨 아래 칸 또는 서늘한 곳에 저장해 두세요. 새싹 또는 어린잎을 구하지 못할 경우에는 큰 잎을 사용해도 됩니다. 농즙을 먹을 때는 사과, 배, 당근 등의 생즙을 내 '농즙 3, 생즙 7'의 비율로 혼합해 마시세요. 환자가 추울 때는 이 모든 것에 적당량의 감초, 생강을 넣고 뜨끈뜨끈하게 달여서 마시도록 하세요. 공복 시에는 보통 잔의 반 잔 정도만 마시세요. 된장국을 끓일 때, 떡 반죽을 할 때도 적당량의 농즙을 사용하면 좋습니다.

② 쑥 가루

쑥을 그늘에 말렸다가 가루 내면 1년 내내 사용할 수 있습니다.

될 수 있는 한 새싹 또는 어린잎을 사용하세요. 큰 잎으로 만든 것은 약용으로 쓰는 것이 원칙이지만 식용으로 쓸 때는 소량을 쓰되 다른 식품으로 쓴맛을 중화해야 합니다. 가루로 만들 때는 잎, 줄기, 뿌리 전체를 사용하세요. 이 쑥 가루는 요리할 때 등 수시로 사용할 수 있습니다. 가령 된장국을 끓일 때 적당량을 첨가해도 되고, 떡을 만들 때도 적당량을 넣고 떡가루를 반죽하면 됩니다.

다음은 우리나라 농촌진흥청과 일본 과학기술처가 만든 자료로 생쑥 100그램당 들어 있는 성분입니다.

수분은 81.4그램, 단백질은 7.7그램, 당질은 4.0그램, 섬유는 3.3그램, 회분은 2.0그램, 지질은 0.8그램, 칼슘은 140밀리그램, 인은 70밀리그램, 비타민 B_1은 0.12밀리그램, 비타민 B_2는 0.23밀리그램, 비타민 C는 22밀리그램, 철은 10.9밀리그램, 니아신은 1.5밀리그램, 비타민 A는 7,940아이유가 들어 있습니다.

위에서 보는 바와 같이 쑥은 비타민 A가 무려 7,940아이유나 들어 있어 비타민 A의 왕입니다. 비타민 A는 시력을 강화합니다. 눈을 밝게 하고, 피부를 강하게 하고, 병에 대한 저항력을 강하게 합니다. 성인이 1일 소비하는 비타민 A의 양은 2,000아이유입니다. 또 각종 비타민과 미네랄이 풍부하기 때문에 위장병에도 좋습니다.

3) 쑥의 작용

① 위장을 강화합니다. 좋은 약의 특징은 첫째로 인체의 뿌리인

위장을 다스려 병을 고칩니다. 그러나 현대 의학에서 사용하는 거의 모든 약에는 위장을 해치는 부작용이 있습니다. 이와 같은 약을 쓰는 것은 마치 나뭇가지의 병을 고치기 위해 나무의 뿌리를 잘라 없애는 것과 같아서 병을 고치는 약이 아니라 사람을 죽이는 약이 됩니다. 또 쑥은 만병을 원천적으로 치료하는 약리작용을 합니다. 즉 인체의 자연생리기능을 강화하고 체질을 개선하면서 만병을 치료합니다.

② 쑥은 강한 정혈작용을 합니다. 병은 피가 탁하기 때문에 생기는 것입니다. 쑥은 피를 깨끗하게 하기 때문에 과거 수천 년 동안 뜸을 뜨는 데 사용해 왔습니다. 피가 깨끗해지기 때문에 순환이 잘되어서 만병이 치료되는 것입니다.

③ 쑥은 백혈구를 증강하고 병균을 살균합니다. 병균을 잡아먹는 백혈구의 수를 증가시키고 식균력을 강화시키기 때문입니다.

④ 강력한 해독작용을 합니다. 우리 몸속은 담배, 술, 약, 공해 식품 등의 독이 충만해 병균의 소굴이 되어 있습니다. 쑥은 이 독을 분해해서 몸 밖으로 몰아내 버리니 쑥이야말로 현대인의 위대한 구세주입니다.

⑤ 쑥은 진통, 소염, 지혈, 이뇨, 해열, 구충 작용을 합니다.

⑥ 쑥은 식욕을 촉진합니다. 식사 전에 쑥된장국을 약간 먹으면 식욕이 일어납니다.

⑦ 악취를 제거하고 공기를 정화합니다. 방 안에 냄새가 나면 창문을 닫고 쑥을 태워 연기로 정화해 보세요. 방 안에 있던 모

기, 파리 등은·도망치고 맙니다. 쑥은 사람에게 약이 되나 해충에게는 독이 되기 때문에 구충제로도 사용합니다. 현대인은 공해 식품, 술, 담배, 약 등으로 속이 썩어서 입과 몸에서 냄새가 납니다. 쑥을 먹고 그 악취를 몰아내 버리세요. 쑥 냄새를 싫어하지 마세요. 참으로 신기한 것이 쑥은 연기뿐만 아니라 증기, 심지어는 냄새까지도 공기를 정화합니다.

⑧ 현대 의학에서 사용하는 거의 모든 약은 부작용 또는 습관성이 있어서 인체의 자연생리기능을 망쳐 버립니다. 농약이 농토를 망치는 것과 같습니다. 그러나 쑥은 그와 정반대로 인체의 자연생리기능을 왕성하게 합니다. 즙을 짜낸 쑥 찌꺼기를 화초에 주면 화초가 싱싱하게 자라는데, 이것이 모든 사실을 증명하고 있습니다.

한국산 쑥과 한국의 재래식 된장은 공해독을 녹이는 세계 제일의 명약입니다. 그 증거로 질긴 소고기를 '쑥과 된장'에 하룻밤 재워 놓아 보세요. 소고기가 연해진 것을 확인할 수 있습니다. 인간의 살도 여러 독으로 인해 질긴 소고기처럼 되어 있는데 쑥과 된장을 자주 먹으면 살이 연해져서 병마가 도망가 버립니다.

쑥은 화학비료와 농약이 없는 야산에서 자생하는 완전 무공해 식품 겸 약입니다. 그리고 가장 가난한 사람도 노력만 하면 얼마든지 공짜로 구해 먹을 수 있습니다. 이와 같이 인간이 생각하기에 가장 천하거나 가장 값싸거나 공짜로 구해 먹을 수 있는 것에 건강의 보배가 숨어 있는 것입니다.

가난한 사람도 세계 제일의 건강법을 행해야 하고, 부자만 행할 수 있는 건강법은 전부 가짜 건강법입니다. 그런데 인간이 묘한 것은 산삼과 같이 희귀하고 값비싼 것에만 약효가 있다고 믿는 것입니다. 나 자신도 과거에 부자였기 때문에 산삼, 녹용과 같은 고귀한 약들을 구해 먹었습니다. 그러나 다 헛되고 헛된 일이라는 것을 인생 83년을 살아온 경험으로 장담하고 장담합니다. 병약한 사람의 주변에는 '약 브로커'가 매우 많으니 속아 넘어가지 말기를 충고합니다.

다시 강조하고 보충합니다. 한국산 쑥과 재래식 된장이 공해독을 녹이는 세계 제일의 명약이라는 것을! 한국산 현미, 통보리, 콩, 깨, 된장, 쑥을 먹으며 1일 1만 보 이상 걷기를 하는 것이 천하제일의 건강법입니다.

이상으로 몸의 내부를 다스리는 쑥의 약재와 식재에 대해 말했습니다. 병을 철저히 치료하기 위해서는 몸의 안쪽뿐만 아니라 바깥쪽도 다스려야 합니다. 병으로 아프거나 덩어리진 곳을 내외 양면으로 공격해야 한다는 뜻입니다. 안으로는 쑥을 마시거나 먹어서 다스리고, 밖으로는 쑥을 빻은 것, 쑥을 짜낸 즙, 쑥을 삶아서 우려낸 즙, 쑥을 태운 연기, 쑥을 찐 증기 등을 환부를 통해 내부로 침투시키는 것입니다.

이처럼 쑥은 태워서 생기는 연기뿐만 아니라 남은 재도 약효가 있습니다. 그래서 나는 쑥에 미친 것입니다. 종기 또는 상처에서 진물이 날 때는 쑥의 재를 뿌려 주고, 진물이 안 날 때는 재를 참기름에 개서 바르면 효과가 있습니다. 물론 진물이 날 때는 재가 아니라 쑥 가루를 뿌리는 것이 더 효과가 있으나, 재를 바를 때보다 자극이 심합니다. 또 진물이 안 날 때도 재보다는 쑥 가루와 참기름, 쑥의 생즙을 바르는 것이 더 효과적입니다. 그리고 뜨거운 쑥물로 목욕해도 좋습니다.

몸이 만성적으로 아프거나 덩어리진 곳이 있으면 환부에 가제를 덮어 놓고, 그 위에 쑥과 생강을 빻아 짓이긴 것, 또는 생강을 빻아 짓이기고 쑥 가루를 넣고 비빈 것을 올려놓고, 또 가제를 덮습니다. 그러고는 붕대로 고정시키고 그 위에 뜨끈뜨끈한 주머니를 얹습니다. 주머니가 식으면 다른 뜨거운 주머니로 대체합니다. 이 주머니 대신 전기 드라이어를 사용해도 됩니다.

만성이 아니라 급성으로 부어 열이 있는 곳에는 찬 것을 그대로 씁니다. 쑥을 태워서 그 연기를 환부에 흡입하는 방법도 효과가 있습니다.

뜸은 경혈을 잘 알아야 하고, 탄 자국이 생기지 않도록 기술적으로 떠야 하는데, 이 방법만 알리는 데도 수백 쪽의 글이 필요합니다. 앞으로 더 깊이 연구한 후에 발표하겠습니다.

그러나 쑥을 열심히 먹어도 병이 낫지 않는 경우가 있습니다. 만일 쑥만 먹고 만병이 치료된다면 병원, 약국 다 필요 없게 될 것입니다.

우리의 몸을 만드는 것은 무엇인가요? 음식물입니다. 나쁜 음식물을 먹으면 피가 흐려져서 돌지 않기 때문에 병이 생기는 것입니다. 쑥을 먹고 뜸을 뜨면, 또 침을 놓거나 약을 먹으면 병이 일시적으로 낫지만 얼마 있으면 또 도져 버립니다. 웬일일까요? 나쁜 음식을 여전히 먹기 때문에 피가 흐려져서 돌지 않기 때문입니다. 따라서 나쁜 음식물을 먹는 한 병은 영원히 근치되지 않습니다.

따라서 무엇이 나쁜 음식물인지, 무엇이 좋은 음식물인지를 분간하는 일이 제일 중요합니다. 이 극심한 공해 시대에 무슨 음식을 먹어야 좋은지 잘 연구해서 슬기롭게 살아가기를 바랍니다.

◎ 쑥에 관한 보충 설명

한약에 관해 제일 유명하고 권위 있는 책이 중국에서는 이시진 선생이 쓴 『본초강목』이며 우리나라에서는 허준 선생이 쓴 『동의보감』입니다.

『본초강목』에서 쑥은 속을 덥게 하여 냉을 쫓으며 습을 덜어 준다고 했습니다. 아닌 게 아니라 오늘 아침에 마른 쑥잎 달인 즙을 한 잔 마셨더니 배 속이 따뜻하고 아주 편합니다. 여기다 쑥탕까지 하면 기가 막힐 것입니다. 그 책에는 이렇게 씌어 있습니다. '쑥잎, 쌀가루를 찧은 것을 자연수로 반죽하여 떡을 만들어 먹으면 맛도 좋고 약효도 있다.'

그렇지 않아도 나는 생리적으로 현미, 쑥송편, 깨고물을 지극히 좋아하는데 앞으로 더 많이 먹어서 기어이 150세 이상을 살고 말겠습니다. 단것을 좋아하는 사람은 꿀, 조청, 원당을 첨가하세요. 현미밥을 싫어하는 사람들, 현미 쑥송편도 싫은가요? 이런 걸 싫어하는 사람은 꼴도 보기 싫으니 저리 비키세요.

　우리나라의 『동의보감』에는 대략 다음과 같이 씌어 있습니다. '쑥은 독이 없고 모든 만성병을 다스린다. 특히 부인병에 좋고 자식을 낳게 한다.' 부인들은 대개 배의 아랫부분이 차갑고 병도 많습니다. 이런 분은 앞에서 말한 대로 뜨거운 쑥즙을 마시고 쑥탕을 하기를 권합니다. 집에 목욕탕이 없으면 물통 2개를 준비해서 A 통에는 냉수, B 통에는 다음에 설명하는 물을 담으세요. 큰솥에 쑥 주머니 몇 개를 넣고 물을 펄펄 끓인 다음 냉수로 온도 조절을 하면서 B 통의 온수를 만듭니다. 그런 다음 B 통에서 A 통으로, A 통에서 B 통으로, 이렇게 10회 정도 하반신을 온수에 담갔다가 냉수로 식히는 일을 반복하면 혈액순환이 좋아져 병마가 도망가 버립니다. 남성도 아랫배가 시원치 않다면 부인과 같이 번갈아 가면서 오락가락하세요. 뭐, 부끄럽다고요? 내외간인데 무엇이 부끄러워요? 너는 온탕, 나는 냉탕, 이런 식으로 번갈아 가면서 하고 때로는 뽀뽀도 하세요. 이것이 인생의 행복입니다.

　아랫배는 인간의 부뚜막입니다. 이 부뚜막이 차가운 사람은 손과 발도 차갑습니다. 위험 신호이니 큰일 나기 전에 미리미리 건강 단련을 하세요. 물이 식으면 따뜻한 물로 바로 대치할 수 있도록 아예 큰솥에 물을 계속 끓이세요. 쑥 주머니도 많이 만들어서 B 통에 계속 넣으세요.

　수돗물은 절대로 사용하지 마세요. 물을 소독하는 염소가 몸속에 침투하면 암을 위시한 온갖 공해병이 유발됩니다. 될 수 있는 한 산에서 길어 온 물을 사용하세요. 부득이한 경우에는 지하수를 쓸망정 수돗물만은 절대로 쓰지 마세요.

　쑥은 음력 3월 3일~5월 5일께 채집해 그늘에서 잘 말린 것이 좋은데, 아무 때라도 좋고 한약방에서 구해도 됩니다. 해안이나 섬에서 나는 쑥이 약효가 좋으므로 강화도나 인천 자월도 쑥이 유명합니다.

그러나 어느 곳의 것도 좋으니 걱정하지 마세요. 그리고 종래에 약으로만 사용하던 쑥을 식용으로 사용해도 무방하나 앞에서 말한 비율과 양만은 엄수해야 합니다. 약용으로만 사용하고 식용으로 사용하지 못하는 모든 물질은 우리 몸에 해로우니 접근하지 마세요. 즉 식용으로 쓸 수 없는 것은 약용으로도 사용하지 말아야 합니다. 먹어서 피와 살이 되고 동시에 약이 되는 것을 섭취해야 한다는 뜻입니다.

쑥 냄새를 싫어하지 마세요. 냄새를 많이 맡으면 건강에 좋습니다. 쑥의 맛도 독이 아니고 약입니다. 쓴맛을 없애는 것은 먹기 좋게 하기 위한 방편입니다. 주의할 것은 쓴맛은 약이지만 과하면 독이 된다는 점입니다. 몸이 차가울 때는 생즙 말고 뜨거운 즙을 마시세요. 아픈 곳이 부어서 열이 있을 때는 생쑥과 생강을 빻아 으깬 것, 또는 그 짜낸 즙을 사용하세요. 쑥을 달일 때 감초와 생강을 적당히 넣으면 쓴맛이 아주 부드러워지고 약효도 좋아집니다.

28. 자연식으로 모든 병을 고쳤다

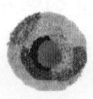

　류머티즘은 난치병이 아니라 불치병입니다. 세계적인 권위 병원 미국의 월터리드 육군병원의 의학박사 5명도 김남도 씨를 33년간 괴롭히던 류머티즘을 못 고쳤습니다. 그런데 놀라지 마세요. 그는 약과 주사를 안 쓰는 자연요법으로 류머티즘을 100퍼센트 완치했습니다.

　불치병인 류머티즘과 기타 15가지 병마를 물리친 그의 투병 정신과 투병 방법을 배운다면 여하한 병마도 물리칠 수 있으니, 결코 절망하지 말고 다시 일어서고야 만다는 굳은 의지로 과감하게 병마를 물리쳐 희망과 행복이 가득한 밝은 미래를 맞이하기 기원합니다. 다음은 김남도 씨의 투병 수기입니다.

◇ 사선을 넘어서

　우선 나와 내 가정에 건강을 선물하신 하느님께 감사드리며, 병고에서 고통받는 사람과 국민 건강을 위해 헌신하는 안현필 소장님께 심심한 격려와 사의를 보냅니다. 저는 공장장으로부터 안 선생님의 저서를 소개받은 것이 인연이 되어 백미 가공식에서 현미 자연식으로 식생활을 바꾸었습니다.
　식생활이 바뀐 지 불과 3개월 남짓 지나자 정신적, 육체적으로 엄청난 변화가 일어났으며, 현재도 이와 같은 변화가 계속되고 있습니다. 이런 사실을 직접 체험하고 있는 나도 수차례 의심하지 않을 수 없을 정도로, 정말 기적 같은 일이 일어났기 때문에 어떤 감정의 표현이나 현존 문자로 다른 사람에게 전한다는 것이 불가능이라 안타까울 뿐입니다.
　현대 과학 문명의 생활습관에 익숙한 지성인에게는 무의미할 것이나 대자연의 법칙에 순응하면서 무병장수와 행복을 추구하려는 대다수 사람에게 다소나마 도움을 주고자 현미 자연식 후의 변화된 모습을 소개하고자 하니, 놀라지 마시고 몸소 실행하여 자연식의 위력을 체험해 보시기 바랍니다. 그러면 기간 중 변화된 모습을 제목별로 나누어 소개하고 다시 제목에 따라 상세한 설명을 덧붙이겠습니다.

◇ 현미 자연식 후의 변화상

① 상쾌한 아침을 맞고 있다.
② 머리가 수정같이 맑아졌다.
③ 건전한 사고를 하게 되었다.
④ 식욕이 왕성해졌다.
⑤ 영양실조 현상이 없어졌다.
⑥ 정력이 왕성해졌다.
⑦ 잇몸이 튼튼해졌다.
⑧ 발의 무좀이 완치되었다.
⑨ 발 냄새가 사라졌다.
⑩ 발바닥 고열 현상이 중단되었다.
⑪ 기관지천식이 완치되었다.
⑫ 콧물감기가 중단되었다.
⑬ 구역질이 중단되었다.
⑭ 장 기능이 강화되었다.
⑮ 고혈압이 정상으로 회복되었다.
⑯ 청력이 정상으로 회복되었다.
⑰ 시력이 정상으로 회복되었다
⑱ 류머티즘이 100퍼센트 완치되었다.

독자 여러분! 이 변화상을 읽고 나면 정말 믿기 어려울 것입니다. 하기야 본인도 현실로 나타난 사실을 꿈으로 착각할 때가 한두 번이 아니었고, 지금도 의심하고 있으니까요. 그러나 결코 거짓이 아니기에 거짓 같은 사실에 대해 상세한 설명을 하겠습니다.

① 상쾌한 아침을 맞고 있다.
식생활이 바뀐 뒤 첫 번째 변화가 상쾌한 아침을 맞게 된 점입니다. 그게 무슨 변화냐고 묻고 싶겠지만, 저에게는 대단한 변화일 수밖에 없습니다. 여러분도 공감하시리라 봅니다. 저는 식생활을 바꾸기 이전에, 백미 가공식을 할 때는 아침에 스스로 일어나는 일은 엄두도 못 냈고 깨워야 겨우 일어날 수 있었는데, 일어나도 너무 피곤해서 몸을 지탱할 수가 없었습니다. 잠이 부족해 그런가 하고 10시간 넘게 자 보기도 했지만 결과는 마찬가지였습니다. 사람에 따라 정도의 차이는 있었으나 동료들도 나와 같은 고통을 겪고 있다고 해서 으레 겪어야 하는 불가항력인 줄로만 알았습니다.

이와 같은 고정관념은 상쾌한 아침을 맞고 나서부터 여지없이 무너지고 말았습니다. 처음에는 계절과 건강 주기 때문에 그런 줄 알았는데 3개월이 넘도록 한결같이 아침이 상쾌해지자 현미 자연식의 위력 아니고는 설명할 길이 없었습니다.

② 머리가 수정같이 맑아졌다.

백미 가공식을 주식으로 할 때는 정신적으로나 육체적으로 피로에 쌓인 채, 머리가 복잡하고 혼탁한 상태로 업무를 처리했으니 얼마나 비능률적이었겠습니까? 그러자니 매사에 신경질적이고 짜증스러울 뿐이었습니다. 그러던 것이 현미 자연식을 한 후에는 머리가 하루 종일 수정같이 맑아서 매사에 능률적인 일 처리가 가능했고, 명랑하고 활기찬 생활도 하게 되었습니다.

③ 건전한 사고를 하게 되었다.

여러분, 심신이 지칠 대로 지치고 병든 상태에서 건전한 사고를 한다는 것이 가능하겠습니까? 나는 불평, 불만, 시기, 멸시, 배척, 절망, 체념, 파괴, 능멸 등 부정적인 사고로만 꽉 차 있었습니다. 그러나 지금은 아주 사정이 달라졌습니다. 하는 일마다 즐겁고 의욕이 왕성해져 사물마다 아름답게 보이고, 감사와 사랑, 용서, 희생, 긍정 등 건전한 사고를 하게 되었습니다. 이것이 현미 자연식 후 제게 일어난 사고의 변화입니다.

④ 식욕이 왕성해졌다.

저는 자신을 돌이켜보건대 이처럼 허약하고 병약한 체질이 된 첫째 이유는 식욕이 없었던 것이었습니다. 남들은 하루 세끼 식사 때만 되면, 요리 냄새만 맡아도 입에서 군침이 돈다고들 하나 저는 식사 시간이 두렵고 짜증스러웠습니다. 그저 살자니 할 수 없이 끼니를 때우는 식이었습니다. 그런데 정말로 신기하지 않을 수 없습니다. 변해도 정반대로 변할 수 있다니.

⑤ 영양실조 현상이 없어졌다.

위와 같이 식욕이 왕성해졌기 때문에 영양실조라는 말은 성립되지 않았습니다. 하루 세끼 가공식을 할 때는 영양 문제 때문에 고통을 많이 당했습니다. 아침에 겨우 일어나 눈을 감다시피 하고 밥을 먹자니 쌀알이 모두 모래알처럼 느껴졌습니다. 그래도 연명을 하려면 먹어야 하니까 국이나 물에 말아 억지로 아침 식사를 때우고 직장에 가면 바로 허기가 지곤 했습니다. 이럴 때면 진땀이 나면서 뼈마디가 확 풀려 몸은 파김치가 되었습니다. 그때마다 우유와 빵으로 간신히 허기를 면하곤 했습니다. 그러나 지금은 왕성한 식욕으로 필요한 영양분을 골고루 섭취하고 있으니 영양실조라는 말은 옛이야기가 되었습니다.

⑥ 정력이 왕성해졌다.

사람들이 가장 소중하게 여기고 애착을 갖는 것이 건강과 장수하는 일일 것입니다. 그러나 저의 경우는 사정이 약간 다릅니다. 나이 쉰을 넘기면 생을 마칠 것으로 예측했으니 매사에 자신감이 없었던 것이 사실이었습니다. 그러나 지금은 머리가 수정같이 맑아서 날마다 상쾌한 아침을 맞을 수 있으며, 식욕과 정력이 왕성해져 예상 사망 나이를 80세까지 연장했습니다. 지금까지 설명한 변화는 주로 정신적인 것이었으나 다음부터는 질병이 완치 혹은 중단되었거나 회복하고 있다는 것을 말씀드리고자 합니다.

⑦ 잇몸이 튼튼해졌다.

육체적인 첫 번째 변화는 잇몸이 튼튼해진 것입니다. 어떤 병명인지는 몰라도 항상 이가 들떠 있으며 흔들렸고, 잇몸이 아프니까 혀가 자꾸 잇몸으로 갔습니다. 그러나 이 습관이 없어졌다는 것을 느끼고 확인해 보았더니, 이가 흔들리지 않고 잇몸도 튼튼해졌음을 알게 되었습니다.

⑧ 발의 무좀이 완치되었다.

무좀이란 아주 고약한 병이며 특히 여름철에 성행하고,

심하면 사계절 고통을 주는 질병입니다. 또 전염된다고 해서 질시와 혐오감까지 주는 기분 나쁜 병입니다. 그러던 것이 어느 날 평상시 느끼지 못하던 증상이 나타났습니다. 다름 아닌 발바닥과 발가락이 시원해지며 긁고 싶은 이상야릇한 기분이 들었습니다. 하도 이상하여 조심스럽게 긁으면서 발을 보았더니, 그렇게 보기 흉했던 흠과 진물이 감쪽같이 사라졌고 발바닥과 발가락은 마치 어린애 발처럼 반들반들 빛나고 있었습니다.

⑨ 발 냄새가 사라졌다.

사람은 누구나 신사 숙녀라는 말을 은근히 듣고 싶어 하는 속성을 가지고 있습니다. 신사란 '사람됨과 몸가짐이 점잖고 교양 있는, 예의 바른 사람'으로 정의되고 있습니다. 그렇다면 내적 됨됨이는 차치하고 최소한 외부로 풍기는 냄새쯤은 향기롭거나 적어도 맡기 역겨운 악취는 나지 말아야 한다는 생각입니다. 그러므로 사람 몸에서 냄새가 나는 것, 특히 발 냄새는 정말 견디기 힘들 정도로 역겹습니다. 나도 발 냄새가 심했는데, 얼마나 고약했는지 가족은 물론 아내까지도 피할 정도였습니다. 발 냄새는 누구나 맡기 싫어하는 것이 사실입니다. 저는 이 악취를 없애 보려고 발을 물에 담그고 30분이나 1시간을 씻어도, 아니 하루 종일 씻어도 악취의 범위만 약간 줄었을 뿐 근본적인 악취는 제거되지 않았습니다. 이처럼 신사의 체면을 손상케 했던 발 냄새가 지금은 말끔히 사라졌습니다.

⑩ 발바닥 고열 현상이 중단되었다.

발만 해도 여러 가지 질병이 있습니다. 내가 표현은 발바닥 고열 현상이라고 했으나 느낌이 그렇지 실제로 만져 보면 열은 거의 없는데도 열이 많이 나는 것같이 화끈거리며 쓰라린 통증이 있었습니다. 이 증세는 활동하는 주간에도 계속되지만 침실에 들기만 하면 더욱 심하여 겨울에도 발을 이불 밖으로 내놓고 자야 하는 실정이었습니다. 그렇다고 해서 통증이 아주 없어지는 것은 아니지만 이불 속보다는 덜 느꼈기 때문입니다. 어느 한의사가 영양 부족에서 오는 현상이라며 보약으로 다스려 보라기에 그렇게 해보았으나 진전이 없었습니다. 그러나 지금은 고열 증세와 통증이 완전히 사라졌습니다.

⑪ 기관지천식이 완치되었다.

사계절 기침, 이것은 정말이지 견디기 힘든 것입니다. 본인은 자기 병이니까 당하는 고통이지만 직장 동료나 가족에게도 폐를 끼치게 되니 더욱 고통스럽습니다. 이 병명은 기관지천식입니다. 병원에 다니고 약을 복용할 때는 약간 진정되다가 약을 중단하면 다시 재발해서 아예 방치하고 말았습니다. 그런데 어느 날 아내가 아주 조심스럽게 '당신, 기침이 떨어졌는가 보죠?' 하는 말을 들었는데, 본인도 모르는 사이에 그렇게 지겨웠던 기관지천식이 소멸했습니다.

⑫ 콧물감기가 중단되었다.

사람은 일반적으로 혈연이나 인척 관계가 아니고서는 투병하는 환자에게 접근하기를 꺼립니다. 전염성 감기 환자는 더욱 그렇습니다. 저는 육체적으로 병약자이고 정신적으로도 나약하기 때문에 전천후 콧물감기를 앓아 왔습니다. 365일 고통을 주었던 지긋지긋한 콧물감기가 씻은 듯이 사라졌습니다.

⑬ 구역질이 중단되었다.

아마 여러분 중에도 양치질할 때 구역질한 경험이 있을 것입니다. 일반적으로 중년이면 으레 구역질하는 것으로 알고 있지만 간장이 나쁘면 그렇다니 방치할 일은 아닙니다. 특히 술과 담배를 즐기는 남자는 대부분 구역질을 한다는 것이며, 심지어 여자 중에도 구역질하는 사람이 있다는 말을 들었습니다. 지금은 현미식으로 간장이 좋아져서 구역질이 완전히 없어졌습니다.

⑭ 장 기능이 강화되었다.

서두에서도 밝혔지만 백미 가공식을 할 때는 매사에 자신감이 없었고 무력하기까지 했습니다. 심신이 지칠 대로 지쳐서 피로를 풀면 호전되겠지 하고 요양도 해보았으나 여전하였습니다. 직장 동료나 이웃은 계절 따라 가족과 함께 주말을 야외에서 즐긴다고 하나 나는 야외에서 1시간 졸도한 경험으로 인해 꿈도 꿀 수 없었습니다. 이렇게 무미건조하고 절망적인 생활을 현미식으로 깨끗이 청산했고, 즐거움과 희망과 보람으로 찬란한 미래를 설계하며 행복한 나날을 보내게 되었으니, 심신의 변화치고는 너무 파격적임이 틀림없습니다. 지금은 늦잠을 자고 싶어도 잘 수 없게 되었습니다. 늦어도 새벽 4시만 되면 틀림없이 잠을 깨고, 일어나면 머리가 맑고 정신이 또렷하며, 활동하고픈 욕망 때문에 등산이나 조깅을 해야만 합니다. 정말 감격스럽고 행복하고 즐거운 나날의 연속입니다. 이 엄청난 변화의 원인은, 전문의의 의학적 판단이 아니기 때문에 다소 틀릴 수도 있겠으나, 여건과 정황으로 미루어 보면, 모든 내장기능이 강화된 덕분입니다.

⑮ 고혈압이 정상으로 회복되었다.

저는 30세 이전까지는 매우 활동적이고, 특히 모든 운동에 취미가 있어서 건강만은 늘 자신을 가지고 있었습니다. 그러다가 공무원 신체검사 결과 고혈압과 결핵으로 판정받고 말았습니다. 도저히 검사 결과를 믿을 수가 없어서 다른 종합병원으로 가 재진을 해보았으나 결과는 마찬가지였습니다. 당시는 무엇보다 두렵고 급한 것이 결핵이어서 6개월 동안 치료하여 활동 균을 저지하기에 이르렀습니다. 의사는 환부가 석회침착(활동 중단)되었으니 영양에 주의하라고 하였습니다. 그러나 12년 뒤 신체검사 때는 고혈압과 결핵에 혹을 하나 더 붙여 늑막염까지 겹쳤다는 것이었습니다. 그때도 역시 혈압은 뒤로한 채 결핵과 늑막염을 치료하는 데 전념하여 2년 가까이 주사와 투약을 해 회복했습니다. 이렇게 두 차례에 걸쳐 나타난 결핵과 늑막염은 현미 자연식 이전의 일이기 때문에 소개할 의미가 없겠으나, 2년마다 무료로 실시하는 공무원 신체검사 때마다 고혈압(180~130)이 나타났습니다. 혈압 치료를 위해 병원 치료와 한방 치료, 그리고 식이요법도 해보았으나 현대 의학으로는 완치 불가능이라기에 결국 포기하기에 이르렀습니다. 그러나 식생활 개선 후 하도 많은 변화가 있었기에 혹시 혈압도 정상으로 되지 않았을까 하는 마음으로 검사해 보았더니, 이것이 웬일입니까? 110~70으로 정상이라는 것입니다. 그래서 저는 의사에게 수십 년이나 줄곧 고혈압이었으니 다시 검사해 보라고 하였습니다. 그러나 틀림없다는 것이었습니다. 마음속으로 이것이 진실이라고 굳게 믿으면서, 확증을 얻기 위해 병원 1군데, 약국 2군데, 한약방 2군데, 이렇게 5회에 걸쳐 확인해 보았더니 3회는 110~70, 2회는 120~80으로 약간의 차이는 있었으나 모두 정상 범위임이 확인되었습니다. 지금도 주 1회 정도 검사해 보면 같은 결과입니다.

⑯ 청력이 정상으로 회복되었다.

라디오와 텔레비전을 시청할 때 잘 들리지 않아 소리를 높일 수밖에 없었습니다. 가족이 시끄럽다고 야단들이어서 할 수 없이 소리를 낮추면 내용의 상당 부분을 누군가 전달해야 했으며, 남들과 대화할 때는 같은 말을 몇 번이고 되물어야 의사가 통할 정도였습니다. 그러나 지금은 텔레비전 시청이나 대화에 별 불편을 못 느낄 정도로 회복되었습니다. 완전히 정상으로 회복되었습니다.

⑰ 시력이 정상으로 회복되었다

나이가 들면 인체의 모든 기능에 장애가 온다지만 이제

쉰을 약간 넘긴 나이인데 시력까지 떨어지다니, 불행이 아닐 수 없습니다. 선친께서도 환갑 몇 년 전부터 앞을 보지 못하다가 돌아가셨기 때문에 혹시 유전이 아닌가 하고 은근히 걱정도 하였습니다. 그러나 다행히 근시이기 때문에 가까운 곳은 분별할 수 있었고 신문도 볼 수 있었습니다. 그러던 것이 근래에는 먼 곳 사물이 뚜렷하게 보이고 독서할 때도 문자가 또렷하게 보였습니다. 병원에서 시력을 측정해 보았더니 좌우가 각각 0.4, 0.6에서 모두 1.0으로 정상 수준까지 회복되었습니다. 전문의와 동료들은 이구동성으로 그 나이에 1.0이면 지극히 정상이라고 하지만, 나는 욕심을 내서 1.5, 혹은 2.0까지 회복되기를 바랐고, 결국 1.2가 되었습니다.

⑱ 류머티즘이 100퍼센트 완치되었다.

제가 현미 자연식으로 체질을 개선하기로 결심한 것은 33년간이나 고통을 겪었던 류머티즘을 고쳐 보려는 최후의 수단이었을 뿐 사실은 위의 17개 같은 자질구레한 변화는 예상도 하지 않았습니다. 그러나 체질개선을 위해 현미 자연식을 하다 보니 덤으로 받은 것이 더 소중하고 더 값지게 되었습니다.

저는 가끔 신문에서 암 환자가 현미 자연식으로 완치되었다는, 강인한 투병 의지로 암을 정복하였다는 기사를 종종 읽었으나 류머티즘이 완치되었다는 말은 들어본 적이 없습니다. 제가 류머티즘을 불치병으로 생각하고 포기하기 전까지는 사실 병명도 모르는 상태에서 무작정 치료했습니다. 병명을 알고 난 후에는 병원 치료와 한방 치료를 했고, 내 손으로 쑥뜸을 해보기도 했고, 침을 맞아 보기도 했고, 고양이탕을 먹어 보기도 했고, 솔잎즙을 먹어 보는 등 별별 방법을 다 해보았습니다.

그러나 해가 갈수록 발병 빈도가 잦아지고 통증 부위도 전신으로 확대되더니, 급기야 약을 1년 내내 복용해야 했습니다. 현대 의학에서 불치병이라는데 치료할 특효약이 있겠습니까? 그저 해열제나 진통제로 통증만을 겨우 달래기에 급급했습니다. 약을 하루에 최소한 2알, 심하면 8알까지, 그것도 20년이나 복용해 왔으니 아무리 강철 같은 위장인들 온전할 리 있겠습니까? 이제 와서 생각해 보니 다른 병도 약에 의한 장기 기능 저하에서 비롯된 것이 아닌가 하고 짐작합니다.

이렇게 스스로 포기할 정도로 고질병이었지만, 그래도 길은 반드시 있을 것이라는 신념으로 동분서주하던 때, 미국으로 가는 기회를 얻게 되어 정말 마음이 부풀고 꿈이 컸습니다. 세계에서 최고 수준을 자랑하는 미국의 의료진에게는 불치병이란 없을 거라고 굳게 믿었기 때문입니다. 그리하여 까다로운 여건에도 불구하고 월터리드 육군병원에 입원해 5명의 의사로 구성된 팀에 의해 1주일간 정밀 검사를 받은 결과, 류머티즘으로 판명되었습니다. 담당 의사의 말에 의하면 류머티즘은 장기간 약물치료를 해야 한다는 것이며, 설령 그렇게 해도 불치에 가까운 고질병이라 완치 여부는 두고 보아야 한다는 석연치 않은 대답이었습니다.

류머티즘을 퇴치코자 했던 유일한 희망은 여지없이 무너지고 말았습니다. 단순히 '불치'라는 간단한 두 문자로 치료를 방관한다는 것은 인생 전체를 포기하는 것과 다를 바 없었습니다. 이렇게 허무하게 내 인생을 포기하기엔 너무 억울했습니다.

그러나 뜻이 있는 곳에 길은 있고, 하늘이 무너져도 솟아날 길이 있는 모양입니다. 안현필 선생님이 지은 책을 읽는 순간 내 인생은 새로운 전기를 맞게 되었습니다. 책을 1회 정독할 때부터 구구절절 나를 공감시켰기 때문에 이 길만이 살길이라고 믿었습니다. 죽기를 각오하고 현미 자연식을 철저히 실행했더니 꿈에나 그렸던 소망이 현실로 나타나게 되었습니다. 이제는 정말 류머티즘의 고통이라는 말조차 꺼내고 싶지 않습니다. 오죽하면 통증 부분을 부엌칼로 도려내고 싶은 생각이 수천 번도 더 들었겠습니까? 그렇게 심신의 고통을 주었던, 그렇게 절망의 나날을 보내게 했던, 그렇게 악질적인 류머티즘이 현미 자연식 앞에서 무력하게 소멸하고 말았습니다.

류머티즘의 소멸과정을 간략하게 적어 보면 이렇습니다. 자연식 2주까지는 칼로 도려내고 싶은 통증 때문에 활동에 제약을 받았으나 약은 일절 복용하지 않았습니다. 약 없이는 단 하루도 활동할 수 없을 정도로 통증이 심했던 것이 2주 후부터 회복의 기미를 보이기 시작해 1개월 후부터는 활동 범위가 더욱 확대되고 통증도 가시기 시작했는데, 3개월 후부터는 모든 활동에 제약을 받지 않을 정도로 호전되었습니다. 지금은 육체적 활동이 심할 경우 무릎에 약간의 통증을 느끼기는 하나 이렇게 미미한 증세는 누워서 떡 먹기 정도로 대수롭지 않은 일입니다. 아직도 호전되지 않은 부분은 후하게 쳐서 5퍼센트 정도이고, 완치는 시간문제라고 확신합니다.

독자 여러분! 한 사람이 이렇게 많은 병을 가질 수 있으며, 그것이 모조리 퇴치 혹은 소멸 중에 있다는 것을 믿을 수 있겠습니까? 틀림없이 많은 사람이 저의 글을 읽고 무시하거나 거부감을 갖게 되리라고 봅니다. 이러한 사실을 직접 보여줄 수 없는 것이 안타까울 뿐입니다. 사실은 그 외에 비듬도 없어졌고, 상처도 쉽게 치유되고, 풀벌레의 독도 하루 만에 해독되고, 눈의 피로 현상도 없어지고, 탈모 현상도 중단되고, 코 고는 버릇도 없어지고, 마음도 항상 기쁘고 즐거우며, 글로는 표현하기 힘든 이상야릇한 감정의 변화도 있다는 것을 밝혀 둡니다.

인간은 제아무리 영웅호걸, 성인군자, 석사, 박사의 심성과 두뇌를 가졌다 하더라도 흔해 빠진 잡초 한 포기, 미생물 한 마리도 못 만드는 주제입니다. 그런데 감히 창조주의 위업에 가공을 하겠다며 날뛰고 있으니, 이 얼마나 어리석고 우매합니까.

'나는 알파와 오메가라 이제도 있고 전에도 있었고 장차 올 자요.'

사죄하는 마음, 감사하는 마음, 존경하는 마음, 믿고 의지하는 마음으로 태초에 정해 주신 자연의 기본 이치와 계율을 엄격히 준수하며 살아야 무병, 건강, 장수할 수 있습니다.

◇ 독자를 위하여

이 글을 읽는 독자 중에 체질을 개선하여 더 강인한 체력을 유지하고 싶은 분이나, 반신반의하면서도 기회만 있으면 실행해 보겠다고 마음 한구석에 작정해 놓은 분이나, 모처럼 실행하다 의지 부족으로 도중하차한 것을 후회하는 분이나, 현대 의학에서 버림받고 시한부 인생이 되어 죽을 날만 기다리는 분이나, 나와 같이 질병에서 탈출하기를 갈망하는 분을 위해 안현필 선생님의 저서와 연수를 근거로 체질을 개선한 나의 구체적 사례를 말씀드리겠습니다. 안 선생님 저서의 핵심을 한마디로 요약하면, '3대 기본 원칙, 즉 삼위일체를 철저히 실행하라'는 것입니다.

삼위일체란 ① 제독으로 몸속에 누적된 독을 없애고, ② 자연식으로 살과 피를 맑게 하며, ③ 운동으로 혈액순환을 좋게 한다는 것입니다.

몸속에 누적된 독, 즉 병독, 과잉 지방, 콜레스테롤, 숙변 등을 제독하는 방법으로는 7~10일간의 단식이 최적일 것으로 판단했으나 꽉 짜인 직장 업무 때문에 제독 기간이 길어지는 1일 2식의 방법을 택할 수밖에 없었습니다. 결단을 내리고 처음 1주일간은 정신적, 심리적으로 단호하게 결심하는 기간으로, 육체적으로는 변화의 예고를 준비하는 기간으로 정하고, 1일 3식 현미 자연식으로 영양을 온몸에 축적했습니다.

1단계로 들어가 아침을 굶는 1일 2식을 3개월간 실시했더니 각종 질병이 중단, 퇴치 혹은 소멸하기에 이르렀습니다. '먹어서 병났지. 굶어서 병났나?'라는 속담이 나의 마음을 충동질해서 2단계로 1일 1식을 3주간 실시했더니 고질병의 깊은 뿌리가 거의 소멸하였습니다. 그래서 다시 1일 2식으로 돌아갔고, 앞으로도 계속 1일 2식을 할 작정입니다.

여기에서 1일 2식, 1일 1식이라 함은 현미식 이외에는 생수만 먹는 것을 말합니다. 독을 빼는 데 물을 빼놓을 수 없고, 또 책에서도 많이 마실수록 좋다고 해서 집에서 1.5리터, 직장에서도 1.5리터, 도합 1일 3리터의 생수를 마셨습니다. 수돗물은 일절 금하고 있습니다.

산성체질을 알칼리성으로 개선하기 위해서는 현미 자연식을 해야 합니다. 자연식이란 주식으로 현미를, 부식으로 생채소를 먹는 것을 말합니다. 나는 주식으로 현미와 같이 일절 도정하지 않은 곡식을 먹었고, 부식으로는 안식보약된장과 생채소, 해조류, 과일 등을 먹었고, 공복을 채우기 위해 미역국과 청국장을 먹었으며, 식도락을 잊을 수 없어서 배추김치, 총각김치, 깍두기, 파김치 종류도 함께 먹었습니다, 가공한 음식은 일절 금했으며, 특히 오백식품은 철저히 배격했으며, 술과 담배도 단호하게 끊어 버렸습니다.

요즘은 건강이 더욱 좋아져서 새벽 2시부터 일과가 시작되고 있습니다. 잠을 깨면 지난날을 반성하고 오늘과 미래를 설계하며, 가족의 건강, 가정의 행복, 이웃에 평화가 늘 함께하기를 기도합니다. 그리고 누워서 복식호흡 10분, 앉아서 발목 돌리기 10분, 연수 때 배운 핫버드 준비운동 5분을 합니다. 이것이 끝나면 등산을 40~50분 동안 하고, 실내에서 핫버드를 10분간 합니다. 출퇴근 때는 5,000보 걷기를 하며, 수시로 가정과 직장에서 핫버드를 합니다.

자연식 방법 요약

구분		세부내용	비고
주식		현미 50퍼센트, 찹쌀현미 20퍼센트, 율무와 콩 같은 잡곡 30퍼센트(1식에 밥 한 공기)	압력밥솥 이용
부식	생채소와 안식보약된장	상추, 시금치, 양배추, 부추, 당근, 마늘, 오이, 생쑥, 미나리, 양파, 깻잎, 그리고 안식보약된장	매일 생으로 먹을 것
	해조류	미역, 다시마, 김 가운데 선택	매일 먹을 것
	기타	청국장, 각종 김치, 콩, 식초, 표고버섯, 생감자, 고구마	버섯류는 상식, 그 외도 가급적 매일 먹을 것
후식		생참깨 1숟가락, 과일 1개, 볶은 콩 한 줌, 감잎차 1잔	부식으로 식사량 조절

운동 방법 요약

구분	세부내용	시간(분)	수칙
실내	명상, 기도, 복식호흡, 발목 돌리기, 숙변 제거 지압, 핫버드	30분	기준치 운동 준수
야외	등산 1.5킬로미터	40~50분	
기타	출퇴근 시 경보, 직장과 가정에서 수시로 운동	20~30분	

이 투고의 저의가 경제적 이권이나 명예에 관계된다면 속일 수도 있겠으나 저는 전혀 그렇지 않기 때문에 당당하게 썼습니다. 또 자연식으로 식생활을 개선한다면 경제적으로나 건강상으로 득이 되면 되었지 피해는 없기 때문에 추천하는 것입니다. 저도 여러분과 같이 약장사들이 거리에서 외쳐 대는 '만병통치'라는 말에 대단히 거부반응을 일으켰으며, 남의 말이라면 사실에 근거한 것조차도 직접 체험하지 않고는 불신했습니다. 그러나 현대 의학마저 속수무책인 병을 현미 자연식으로 완치한 지금, 총결론 겸 소감을 한마디로 요약한다면, 현미 자연식은 만병통치 영약이라는 말로 대신할 수밖에 없습니다. 그리고 이 수기가 질병으로 고통받는 분과 국민 건강에 조금이나마 도움이 되었으면 하는 마음 간절합니다.

김남도 선생님의 병을 고친 분은 내가 아니고 우리를 창조하신 하느님이십니다. 나는 김 선생님에게 약을 한 알도, 주사 한 대도 놓아드린 일이 없습니다. 다만 영감으로 터득한 하느님의 요법을 알려드렸을 뿐이고, 김 선생님 자신의 노력으로 병을 고치신 것입니다. 하느님의 요법을 실천하는 데는 약과 주사가 필요 없고 식비도 반 이상 절감할 수 있습니다. 따라서 가장 가난한 사람도 이 세상 최고의 치료법을 실천할 수 있습니다.

류머티즘은 현대 의학에서 불치병이기 때문에 미국뿐만 아니라 세계의 어떤 병원에서도 못 고칩니다. 오직 하느님의 요법만이 근치시킬 수 있습니다. 김남도 선생님이 이 글을 쓴 당시에는 95퍼센트 이상 치료되었다고 했는데, 그 후 3개월 후에 100퍼센트 완치되었다는 연락이 왔습니다.

김남도 선생님은 뒤늦게나마 깨달았습니다. 약과 주사로 폐결핵과 늑막염은 고쳤으나 그때 쓴 약과 주사, 그리고 류머티즘에 쓴 약과 주사가 합작을 해서 내장의 모든 기능을 약화시켰고, 그래서 자신이 그렇게 많은 병에 걸렸다는 것을 깨달은 것입니다.

이처럼 생리기능이 마비, 약화되었음에도 불구하고 현미 중심의 자연식으로 기관지천식, 고혈압 등의 난치병을 완치했고, 세계적인 불치병인 류머티즘을 완치했으니, 하느님의 약인 현미의 위력에 감탄하지 않을 수 없습니다.

류머티즘은 세계적으로 권위 있는 미국의 월터리드 육군병원에서도 못 고친 최고의 난치병인데, 하느님의 요법으로 완치시킬 수 있었으니 환자들은 결코, 결코 절망하지 말고 끝까지 굳센 의지로 투병, 건강, 행복하기를 바랍니다.

29. 미역

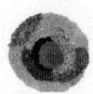

1) 미역은 피를 맑게 한다.

　미역을 왜 산모가 먹을까요? 병은 피가 돌지 않기 때문에 생깁니다. 공해 식품을 많이 먹는 현대인의 피는 극도로 탁해져서 각종 문명병으로 죽을 고생을 하고 있습니다. 그런데 왜 산모만 미역을 먹고 일반인은 딴짓을 하고 있을까요? 인간에게 가장 소중한 것은 인간이 생각하기에 가장 천하고 값싼 것에 있다는 것을 부디 명심하기 바랍니다.

● 예비지식 1
　콜레스테롤이란 무엇이며 무슨 일을 할까요? 콜레스테롤은 동물의 내장, 혈액, 신경 조직 등에 들어 있는 지방과 비슷한 물질입니다. 우리 몸에는 약 100~150그램의 콜레스테롤이 들어 있는데, 세포막, 성호르몬, 부신피질 호르몬, 담즙산, 비타민 D 등을 합성하는 중요한 역할을 합니다.

그러나 이것이 지나치게 많으면 혈액을 탁하게 하고 혈관 벽에 달라붙어서 혈관이 좁아지고, 그 좁은 혈관 속으로 탁한 피가 흐르기 때문에 혈액순환이 안 되어서 만병을 부르게 됩니다. 콜레스테롤은 우리가 먹는 식품의 당질과 지질을 재료로 간장에서 합성됩니다. 식물성 식품을 먹는 한 콜레스테롤이 과잉될 우려가 전혀 없으나 동물성 식품을 먹으면 과잉되기 쉬우니 특별히 주의해야 합니다.

음식물이 우리의 육체를 만듭니다. 나쁜 음식물을 먹으면 육체에 병이 생기는 것은 지극히 당연한 이치입니다. 우리의 과거를 회고해 보세요. 제2차 세계대전이 일어나기 전에 우리는 콜레스테롤이 많은 소고기, 우유, 계란과 빵, 케이크, 아이스크림 등 가공식품을 거의 안 먹었습니다. 그래서 암을 위시한 각종 문명병이 거의 없었고, 병원 수도 현재의 100분의 1도 못 되었습니다. 그런데 제2차 세계대전이 끝난 후부터 우리도 미국인과 같이 콜레스테롤이 많은 소고기, 우유, 계란 등 가공식품을 먹게 되었습니다. 그 때문에 암을 위시한 각종 문명병 환자가 날이 갈수록 급증하여 병원과 약국 수는 100배 이상 증가하였고, 그래도 병을 퇴치하지 못하고 있습니다.

이처럼 병의 원인은 나쁜 음식물에 있다는 게 지극히 분명한데도 원인은 제거하지 않고 결과만 치료하려 드니 문제가 해결되지 않는 것입니다.

● 예비지식 2

새 독자를 위해서, 또는 묵은 독자의 복습을 위해서 지난번에 얘기한 것을 한 번 더 강조하겠습니다. 미국 뉴욕에 있는 슬론 케터링 암센터 소장 로버트 굿 박사가 연구한 바에 의하면, 저칼로리인 곡·채식으로 식단을 짜면 저항력이 강해지고, 암, 심장병, 고혈압 등 문명병을 예방해 장수할 수 있다고 했습니다. 로버트 박사는 10년간에 걸친 동물시험의 결과 어린 동물에게 젖을 뗄 때부터 저칼로리 식품을 먹이면 수명이 2배, 때로는 6배로 늘어나 보통 5~7개월밖에 못 살던 동물이 3년 넘게 장수하고, 이 동물에게 칼로리가 높은 육식 등 콜레스테롤이 많은 식품을 급식하면 암, 심장병, 고혈압 등에 걸려 빨리 죽는다는 것을 확인했습니다.

로버트 박사는 10년간 몇 번이고, 몇 번이고 거듭해서 시험을 한 결과 이 사실을 확인하게 되었고, 사람에게 적용한 결과 동물과 똑같다는 것을 알게 되었습니다. 그래서 인간도 젖을 뗄 때부터 저칼로리 식단으로 육아해야 한다고 주장했습니다.

이 시험은 누구든지 할 수 있으니 쥐나 가축을 이용해 직접 시험해 보기 바랍니다. 나는 손녀를 우유 한 방울도 먹이지 않고 칼로리가 낮은 곡·채식으로만 3년간 키웠고, 그다음에 출생한 손자는 칼로리가 많은 우유, 계란, 소고기 등의 식품을 먹이면서 2년간 키운 결과, 로버트 박사의 학설이 틀림없다는 것을 알았습니다.

이것은 국가 차원의 중대한 문제이기 때문에 남의 학설을 함부로 신봉하지 말고 몸소 시험한 후에 발표해야 합니다. 나의 집에서 연수를 받던 연수생이 직접 손녀와 손자를 만져 보았는데, 곡·채식을 먹고 자란 손녀의 살은 단단하고 무겁고, 우유 등 칼로리가 많은 식품을 먹고 자란 손자의 살은 몰랑몰랑, 물렁물렁한 것을 알고 놀라워했습니다. 또 곡·채식을 한 손녀는 감기 한 번 안 걸리고 무병한데, 우유를 먹고 자란 손자는 감기와 설사를 자주 했습니다.

그래서 요즘은 현미 중심의 자연식으로 체질을 개선하느라 야단입니다. 그래도 의심이 가면 직접 와서 만져 보고 안아 봐도 됩니다. 이처럼 나는 건강에 관한 일에 거짓말을 하면 만인을 죽이는 중죄인이 된다는 것을 항상 염두에 두고 있기 때문에 남의 말을 함부로 믿지 않고 직접 시험해 본 연후에 발표합니다. 나도 지금의 현미 운동을 하기 전에는 화학비료와 농약으로 재배한 일반 현미를 7년간 먹은 적이 있습니다. 이러한 나의 심경을 살펴서 나를 믿고 도와주세요. 세상일은 참으로 묘합니다. 거짓말을 하면 돈벌이가 잘되고 진실을 펴는 일은 낙타가 바늘구멍을 통과하는 것 이상으로 힘듭니다.

● 예비지식 3

섬유는 우리 몸에서 무슨 일을 합니까? 솔직히 섬유가 무엇인지 잘 모르는 사람도 있을 것입니다. 나무의 섬유로 옷감을 짜고 종이를 만든다는 말은 많이 들었을 겁니다. 섬유란 식물을 조직하는 가느다란 실 모양의 물질을 말합니다. 동물과 광물에도 가끔 있습니다. 배추김치의 질긴 부분과 삶은 고구마에 들어 있는 실 모양의 가느다란 것이 섬유질인데, 쌀, 밀, 옥수수, 기타 곡식의 겉껍질과 속껍질에도 실 모양은 아니지만 섬유가 덩어리째 들어 있습니다.

현대인이 먹는 음식물 하나하나가, 살고 있는 환경 하나하나가 문명병의 요인을 안고 있습니다. 배 속이 이상해서 위장병인 줄 알고 약을 사 먹었으나 낫지 않아 병원으로 갔습니다. 의사가 이상하니 뚜껑을 열어보자고 해서 열었습니다. 그런데 벌써 암 말기, 울고불고하면서 살려 달라고 애원합니다.

농사를 짓고는 살 수 없어서 서울로 올라와 오염된 환경에서 오염된 식품을 먹으면서 열심히 돈을 벌었으나 그만 암에 걸려 피눈물로 번 돈을 병원에 고스란히 바치고 말았습니다. 왜 우리는 이렇게 무식하게 살까요? 이런 사정을 알면서도 모른 체하는 인간은 악마입니다. 하루빨리 이런 무지에서 깨어나 건강하게 살아야 합니다.

이야기가 또 옆길로 샜는데, 다시 돌아가 섬유가 체내에서 하는 작용을 알아보겠습니다.

① 섬유는 소화가 안 됩니다. 용무가 끝나면 대변이 되어 몸 밖으로 나와 버립니다.

② 다른 물질을 자기 몸에 흡착합니다.

먼저 섬유의 특성을 살펴보겠습니다. 현미 같은 식품은 속껍질이 섬유 덩어리이기 때문에 자연히 이빨로 씹게 됩니다. 백미는 거의 씹을 필요가 없습니다. 이렇게 씹은 것이 위로 들어가면 섬유 이외의 것은 소화되어 소장으로 들어가 연한 영양 죽이 됩니다. 소화가 안 된 채로 들어온 섬유는 그 영양 죽을 자기 몸에 흡착해 소장 벽을 통해 서서히 간장으로 넘기기 때문에 간장에 하등의 무리가 가지 않습니다. 그래서 간장이나 기타 장기의 기능이 순조롭게 가동해 병이 생길 수가 없습니다.

입안에서 분비되는 침은 먹은 것을 50퍼센트 이상, 곡식인 경우는 70퍼센트 이상을 소화합니다. 침은 배고플 때와 음식을 씹을 때 잘 나옵니다. 그러나 우리가 섬유 없는 백미를 씹지 않고 넘기면 침이 안 섞인 채로 위장으로 직행하고, 위장은 침이 할 일까지 해야 합니다. 그래서 위장이 과로해 위장병이 생깁니다.

요즘 사람은 씹을 필요가 없는 몰랑몰랑한 것만 먹기 때문에 거의 다 위장병 환자입니다. 위장에 병이 생기면 인간 활동에 필요한 에너지가 공급되지 않기 때문에 만병이 일어납니다. 위장병을 예방하고 치료하기 위해서는 씹을 필요가 있는 음식, 섬유질이 많고 영양이 풍부한 현미와 같은 것을 먹어야 합니다.

백미와 같이 섬유가 없는 식품을 먹으면 영양분이 소장 벽에서 빨리빨리 흡수되어 간장, 췌장으로 한꺼번에 쇄도하고, 간장과 췌장은 이것을 처리하느라 지쳐서 간장병, 췌장병, 당뇨병 등을 유발합니다. 이러한 병에 걸리면 다른 온갖 문명병도 유발합니다.

간장에 집결된 영양분은 포도당이 되어 각 세포로 흡수됩니다. 이 흡수작용을 할 때 췌장에서 분비되는 인슐린이 필요합니다. 그러나 포도당이 한꺼번에 들이닥치면 인슐린을 분비하는 췌장이 지쳐 빠져서 인슐린을 분비하지 못하게 됩니다. 인슐린이 없으면 포도당은 세포로 흡수되지 않고 오줌에 가득 차게 됩니다. 이것이 바로 당뇨병입니다. 일단 당뇨병에 걸리면 영양실조가 되어 만병이 유발하는데, 끝내는 무덤으로 들어가게 됩니다. 이 모든 것은 섬유질 식사를 싫어하고 몰랑몰랑한 것만 좋아하는 사람한테 나타납니다. 게다가 그 몰랑몰랑한 것을 더 맛있게 먹기 위해, 부패를 방지하기 위해 화학성분을 첨가하면 암 같은 온갖 문명병이 탄생합니다.

위에서 말한 바와 같이 섬유가 많은 음식을 먹으면 섬유가 영양죽을 흡착해 소장 벽에서 서서히 올려 보내기 때문에 간장에 무리가 가지 않습니다. 간장병이 생길 이유가 없습니다. 간장이 튼실해서 정상적인 기능을 발휘하면 필요 이상의 영양분을 받아들이지 않습니다. 간장이 소장에 있는 섬유보고 영양분이 필요 없으니 그만 올려 보내라고 명령합니다.

또 섬유는 참으로 고맙게도 우리 몸에 불필요한 콜레스테롤과 염분, 병의 원인이 되는 물질을 자기 몸에 흡착해 대장으로 넘깁니다. 대장은 몸의 각 부분에서 흘러나온 노폐물의 집결 장소로 대장으로 넘어온 섬유가 이 노폐물을 흡착해 몸 밖으로 나가 버립니다.

만일 백미 같은 것만 먹으면 대변이 나가지 않고 쌓여 독이 됩니다. 이 독이 가만히 있으면 좋겠는데 유감천만인 것은 몸의 각 부분을 돌고 돌아서 병을 만들고 사람을 죽입니다. 이제 몰랑몰랑한 것을 지극히 좋아하는 현대인에게 변비가 많은 이유를 알겠습니까?

이처럼 병을 예방, 치료하려면 피를 맑게 하는 것이 최선의 방법입니다. 예로부터 산모에게는 피를 맑게 한다며 미역을 먹여 왔습니다. 지금은 극심한 공해 시대라서 먹을 것 하나하나가, 사는 환경 하나하나가 피를 더럽히는 요인을 안고 있습니다. 따라서 누구나 매일 매끼에 미역을 먹고 피를 맑게 해야 합니다. 미역을 과학적으로 관찰해 본즉, 피를 맑게 하는 데는 산삼의 만 곱 이상의 효과가 있으니 값싼 천더기 식품이라고 깔보지 말고 매일 매끼에 꼭 먹기를 바랍니다.

2) 미역을 먹어야 하는 과학적 근거

미역을 얼마 동안 물에 담가 두면 표면은 온통 진득진득하게 됩니다. 이 진득진득한 것은 일종의 특수한 섬유로서, ① 보통 섬유는 물에 녹지 않는데 미역의 섬유는 물에 녹습니다. 녹아도 아주 녹아 없어지는 것이 아니라 미세한 작은 알갱이로 분해되어 보통 섬유와 같이 소화가 안 됩니다. ② 보통 섬유와는 달리 진득진득한 성질이 있기 때문에 다른 물질에 달라붙거나 다른 물질을 빨아 붙이는 힘이 강합니다.

엿장수가 파는 엿가락 한 개가 있다고 합시다. 엿은 진득진득하기 때문에 깨 같은 것이 잘 달라붙습니다. 엿가락 한 개를 여러 조각으로 자를 때와 자르지 않을 때 달라붙는 깨의 양을 생각해 보세요. 미세하게 자를수록 달라붙는 깨의 양이 많아집니다.

이와 같이 미역 섬유의 작은 알갱이는 핏속의 불순물을 철저히 붙이거나 포위해서 몸 밖으로 시원하게 몰아내 버립니다. 참으로 신기하고 신기한 것은 미역에는 피를 덩어리지지 않게 하거나 맑게 하는 성분이 들어 있습니다. 이제까지 알려진 것만 해도 후코이단, 라미닌, 푸코스테롤, 클로로필(엽록소의 일종), 에이고사 판타엔산 등이 있습니다. 이처럼 미역에는 피를 맑게 하는 성분이 한 종류가 아니라 여러 종류가 있어서 피를 철저히 맑게 하고 잘 순환시켜 만병을 예방하고 치료합니다.

참고로 마른미역 100그램에 들어 있는 성분을 보겠습니다. 수분 13그램, 철 7밀리그램, 단백질 15그램, 나트륨 6,100밀리그램, 지질 3.2그램, 칼륨 5,500밀리그램, 당질 3.53그램, 비타민 A 1,800아이유, 섬유 2.7그램, 비타민 B_1 0.30밀리그램, 비타민 B_2 1.15밀리그램, 회분 30.8그램, 칼슘 960밀리그램, 비타민 C 15밀리그램, 인 400밀리그램, 니아신 8.0밀리그램입니다.

다음은 일본 해조 연구의 일인자 니시자와 카즈토시 박사의 저서 『미역이 고혈압과 성인병을 격퇴한다』에서 뽑은 것입니다. 니시자와 박사는 교육대학 명예교수로서 동경대학교 문리과대학 식물학과를 졸업한 후 60년간 해조류의 생화학적 연구를 계속한 세계적인 권위 학자로 현재는 국제해조류심포지엄 자문위원과 독일의 국제적인 학술잡지 〈보타니카 마리나〉의 편집위원으로 있습니다. 그의 책 23쪽을 우리말로 번역하면 이렇습니다.

'콜레스테롤이 핏속에서 증가하면 어떤 상태가 되는지 시험해 보면 알 수 있는데, 우리는 혈액 중 콜레스테롤 상태를 알아내기 위해 쥐에게 연유(condense milk)를 급식하는 시험을 했습니다. 이것을 계속 먹은 쥐의 혈액은 흰색으로 탁하게 되었습니다. 혈액 중에서 증가한 콜레스테롤이 아주 작은 알갱이가 되어 피를 탁하게 했기 때문입니다. 이 작은 알갱이가 모여 진흙처럼 되고, 혈관 벽에 달라붙으면 혈액순환을 둔화시키고, 혈관이 굳고 탄력을 잃으면 터져서 만병이 유발합니다. 그런데 놀라운 것은 이때 미역의 성분 후코이단 10그램을 투여했더니 마치 요술쟁이처럼 탁한 피가 분해되어 깨끗해졌습니다.'

또 하나의 놀라운 연구는 일본 국립영양연구소의 쓰지 게이카이 박사의 시험 결과입니다. 실험용 쥐 중에는 보통 먹이로 사육해도 혈압이 자연히 높아지는 것이 있는데, 이 쥐의 혈압이 180까지 올라갔을 때 A조에는 사료와 1퍼센트의 정제염을, B조에는 사료와 미역의 섬유 알긴산과 1퍼센트의 정제염을 주사했더니, 놀랍게도 A조의 쥐는 혈압이 180에서 14나 더 올라갔는데, 미역의 섬유를 먹은 B조의 쥐는 반대로 180에서 20이 더 낮아졌습니다. 결국 미역의 섬유가 혈압을 낮게 하는 것이 틀림없습니다.

가) 미역은 **뼈**를 강하게 한다

미역이 뼈를 강하게 하는 근본 이유는 칼슘이 100그램당 960밀리그램이나 들어 있기 때문입니다. 우리가 필요로 하는 1일 칼슘의 양은 600밀리그램입니다. 그럼 칼슘은 왜 필요할까요? 집에서 기둥, 들보, 대들보 등이 약하면 와르르 무너지고 맙니다. 우리 몸의 척추를 위시한 각종 뼈도 집의 대들보, 기둥, 들보에 해당합니다. 따라서 뼈가 약하면 건강은 고사하고 인간이 존재할 수 없습니다. 이와 같이 뼈를 만드는 것이 바로 칼슘입니다. 치아를 만드는 것도 칼슘입니다.

현대인은 칼슘의 큰 도둑인 흰 설탕과 흰 정제염으로 만든 식품을 지극히 좋아합니다. 그리고 칼슘이 거의 없는 인스턴트식품도 어찌나 좋아하는지! 그들은 몸에 나쁜 것만 골라서 좋아하고, 몸에 이로운 것은 골라서 싫어합니다.

게다가 몸에 해로운 식품은 비싸게 사고, 몸에 이로운 식품에는 싼값을 지급합니다. 그래서 현미, 콩, 미역, 멸치 등을 먹으라고 권장하면 누구 집의 개가 짖느냐는 표정입니다. 건물이 무너지기 전에 예방하는 사람은 극히 드물고 무너지고 난 다음에 살려 달라고 찾아오니, 이 안 서방도 지쳐서 나자빠지고 있습니다. 살도 빠져서 볼품없게 되었습니다. 이 83세 늙은이 혼자 무거운 수레를 끌고 가기에는 너무너무 힘겨우니, 부디 내 뒤에서 힘껏 밀어주세요.

말이 또 빗나갔는데, 요점은, 현대인은 산성식품을 지극히 좋아해서 살과 피가 극도로 산성화하여 암을 위시한 각종 문명병에 걸려 죽을 고생을 하고 있고, 그 산성을 알칼리성으로 조절하는 것이 바로 칼슘이라는 말입니다. 그래서 칼슘을 많이 포함하고 있는 미역을 먹으라고 이 야단을 치고 있는 것입니다.

현대인에게는 신경질 환자가 너무나 많습니다. 범죄도 날이 갈수록 흉포해 가고 있습니다. 이것도 현대인이 즐겨 먹는 식품에 칼슘이 거의 없기 때문입니다. 칼슘과 비타민 B_1은 신경안정제이며 영양제입니다. 아이들의 싸움, 남편의 신경질을 막고 싶다면 미역을 맛있게 요리해서 끼니마다 먹이세요.

멸치의 대가리, 창자, 꼬리를 몽땅 가루로 내서 미역국을 끓여 보세요. 칼슘을 가장 싸게, 가장 많이 섭취하는 최고의 방법입니다. 멸치는 칼슘의 왕초임과 동시에 단백질의 덩어리입니다. 100그램당 칼슘은 자그마치 2,200밀리그램, 단백질은 무려 64.9그램이나 들어 있습니다. 그리고 나는 미역자반을 좋아하는데, 미역에다 무, 깨, 양조식초, 파, 양파, 원당, 마늘, 생강, 고추장 등을 넣고 만들어 보세요. 생각만 해도 군침이 돕니다. 이런 걸 싫어하는 사람은 저리 비키세요. 꼴도 보기 싫습니다. 그리고 미역의 섬유는 물에 녹으니 그 녹은 물을 버리지 말고 꼭 국물로 사용하세요.

뼈는 약 200일이면 새로운 뼈가 생성되니 매끼에 미역을 부지런히 먹어야 합니다. 노인은 날이 갈수록 뼈에서 칼슘이 빠져나가 나중에는 허리가 구부러지니 더욱 많이 먹어야 합니다. 허리를 구부린 채 지팡이에 의지해 걷는다면 인생 일장춘몽의 막이 내린 것입니다. 나는 허리가 앞으로 구부러지는 것이 아니라 뒤로 구부러지고 있습니다. 된장, 멸치, 미역 등을 많이 먹고 뛰었기 때문입니다. 젊은이도 운동을 안 하고 편히 앉아 있으면 몸속에서 칼슘이 도망가 버리니 부지런히 몸을 움직이세요. 가슴을 활짝 펴고, 자세를 똑바로 펴고, 양손을 불끈 쥐고 인생을 힘차게 달려가세요.

나) 미역은 암을 예방한다

백날 떠들어도 내 말은 곧이듣지 않습니다. 그래서 나는 항상 학자들이 연구한 것을 인용해 이야기하는 버릇이 생겼습니다. 그래야 내 말을 믿으니까요. 미역이 암을 예방한다는 것도 내가 먼저 알고 떠들었으나 메아리가 없었고, 할 수 없이 또 학자들의 논문을 끌어들이게 되었습니다. 먼저 일본의 유명한 암 학자 야마모토 이치로 박사의 시험입니다.

● 제1회 시험

실험용 쥐에게 '디메틸히드라진'이라는 발암물질을 1주 1회씩 피하주사를 하면서, A조의 쥐에게는 보통의 먹이를, B조의 쥐에게는 보통의 먹이에 미역, 다시마 등을 약 2퍼센트 섞어서 8주간 사육한 후에 해부해 봤습니다. 보통의 먹이를 먹은 쥐는 70~80퍼센트가 암에 걸렸고, 미역과 다시마를 먹은 쥐는 30~50퍼센트가 암에 걸린 것으로 나타났습니다. 미역과 다시마가 항암작용을 하는 것을 확인했습니다.

● 제2회 시험

선천적으로 유방암이 발생하는 C3H라는 쥐가 있습니다. 빠른 것은 생후 20주에, 늦어도 40주쯤에 유방암에 걸립니다. 생후 10주가 됐을 때 A조의 쥐에게는 보통의 먹이를, B조의 쥐에게는 보통의 먹이와 미역, 다시마 가루를 먹이면서 53주간 사육해서 해부해 봤습니다. 보통의 먹이를 먹은 A조의 쥐는 유방암 발생률이 50퍼센트였는데, 미역과 다시마 가루를 먹은 쥐는 20퍼센트밖에 발생하지 않았습니다. 생존율도 보통의 먹이를 먹은 쥐는 70퍼센트였는데, 미역과 다시마 가루를 먹은 쥐는 90퍼센트였습니다.

스위스에서 발행하는 〈옹고로지〉라는 잡지가 있습니다. 주로 암 연구에 관한 것을 발표하는 세계적인 잡지로, 하와이 대학 의학부 교수 후루사와 에이이치 박사의 논문이 발표되자 세계 암 학계는 일대 흥분이 일어났습니다. 박사는 루이스 폐암을 이식한 쥐에게 '미역귀'의 분말을 투입하는 시험을 했는데, 루이스 폐암은 진행을 억제하기가 지극히 힘든 실험용 암입니다. 박사는 이 루이스 폐암을 쥐에게 이식한 후 미역귀의 분말과 뜨거운 물에 녹은 미역귀의 섬유 국물을 쥐에게 7일간 복부에 주사한 다음 보통 먹이로만 사육한 쥐와 비교, 관찰했습니다. 미역귀를 투여한 쥐는 평균 22.2일간 생존했고, 보통 먹이를 먹은 쥐는 11.4일밖에 생존하지 못했습니다. 즉 미역귀가 2배 이상 생존시킨다는 사실을 알게 되었습니다.

영국의 바킷 박사 연구진도 흥미로운 연구 결과를 발표했습니다. 섬유식을 많이 하는 아프리카인, 인도인은 음식물이 들어가 대변으로 나오는 데 약 30시간이 걸리고, 이에 반해 영국인, 미국인 등 섬유식을 하지 않고 가공 정제한 식품만 먹는 사람은 평균 72시간 걸리고, 대변의 양도 적다는 것입니다.

대변은 체내의 노폐물로 몸에 해로운 것이 많이 들어 있습니다. 특히 암을 유발하는 물질도 들어 있어 장 안에 오래 머물러 있으면 암을 유발합니다. 가공식품을 즐겨 먹어 변비 환자가 많은 미국 같은 나라에는 대장암 환자가 많습니다. 우리나라도 차츰 대장암 환자가 늘고 있는데, 미국인처럼 음식물을 먹기 때문입니다.

식물의 섬유는 콜레스테롤뿐만 아니라 발암물질, 기타 독을 흡착해서 몸 밖으로 몰아내 버립니다. 물에 녹는 미역의 섬유는 다른 섬유보다 더욱 철저히 이 독을 포위, 흡착해서 몸 밖으로 몰아내 버립니다.

다) 미역은 담배의 해를 막는다

일본의 동경농업대학 영양학 교수 와타나베 요시오 박사 연구진이 연구해 발표한 것을 소개하겠습니다. A조의 15마리 쥐에게는 보통의 먹이를, B조의 15마리 쥐에게는 보통의 먹이와 니코틴 1밀리그램을, C조의 15마리 쥐에게는 보통의 먹이와 니코틴 1밀리그램과 미역 분말 3밀리그램을 급식하면서 4개월간 사육했습니다. 그 결과 니코틴이 지방과 단백질을 분해, 소화, 흡수하는 작용을 방해해 몸이 여위어지는 것을 확인하게 되었습니다. 즉 담배를 피우면 몸이 병적으로 여윈다는 말입니다. 보통의 먹이를 먹을 때 효소작용을 100이라고 하면 니코틴을 먹은 쥐는 68까지 저하되고, 같은 양의 니코틴을 미역 분말과 함께 주면 81.1에서 멈추는 것을 발견했습니다.

니코틴은 폐암을 위시해서 심장병, 뇌졸중 등을 유발하는 원흉이지만 위와 같이 미역으로 그 해독을 막을 수 있습니다. 그렇다고 담배를 피우지 않는다고 방심해서는 안 됩니다. 담배를 안 피우는 사람도 담배 연기를 마시면 몸에 해로우니 평소에 미역 된장국을 상식해서 그 해독을 막기 바랍니다. 된장도 미역 이상으로 몸속의 독을 몰아내 버리는 역할을 합니다. 우리 체내의 자연생리기능을 망쳐서 각종 병을 유발하는 최대 원흉은 첫째가 담배이고, 둘째는 약,

셋째는 공해 식품입니다. 그중 담배가 제1급 원흉이니 이 글을 읽는 것을 기념으로 꼭 금연하기 바랍니다.

참고로 미역은 위궤양, 십이지장궤양성 질환을 예방, 치료하기도 합니다. 미역의 끈끈하고 진득진득한 섬유가 위장과 십이지장의 벽을 보호해 주기 때문입니다. 그리고 미역의 섬유는 기타 성분과 합작해서 위 점막 세포 등에 활력을 줘서 강하게 하는 약리작용도 합니다. 의학계에서도 이 효능을 인정하여 일본에서는 아를로이드 G라는 약을 개발하여 좋은 성과를 올렸습니다. 그러나 나는 약의 부작용이 무섭기 때문에 미역 먹기를 권장합니다. 미역은 녹색 성분의 클로로필과 비타민 A가 풍부해서 피부와 점막의 세포를 강화하는 역할을 합니다.

라) 미역은 중금속의 해를 막는다

화학공업이 발달함에 따라 생명의 근원인 물이 오염되어서 제일 걱정입니다. 그다음으로 걱정되는 것은 식물을 배양하는 농토가 오염되어서 농산물도 오염되고 있다는 사실입니다. 그다음 걱정되는 것은 우리가 3분만 안 마셔도 죽는 공기와 생명 유지에 지대한 영향을 주는 태양 광선의 오염입니다. 이 오염 물질 중에서 제일 심하게 생명을 위협하는 것은 수은, 비소, 카드뮴, 납, 스트론튬 같은 중금속입니다. 이웃 나라 일본에서는 카드뮴 중독인 '이타이이타이병'이 한때 유행해 큰 소동이 일어난 적도 있습니다. 카드뮴 중독이 급성이면 30분 이내에 심한 설사, 구토, 호흡곤란, 기침, 가슴

앓이 등의 증상을 보이고, 만성이 되면 폐기종, 신장병 등을 일으킵니다. 더욱 심화되면 뼈가 극도로 약해져서 조금만 다치거나 넘어져도 뼈가 부러집니다.

중금속 외의 모든 공해 물질도 쌓이고 쌓이면 각종 문명병을 유발하니 우리는 한시도 방심하며 살 수 없습니다. 지금 우리가 먹고 마시는 것 하나하나에, 숨을 쉬고 사는 환경 하나하나에 공해 독이 충만해 있습니다. 아무리 잠을 자도 골치가 띵하고 별로 심한 일을 하지 않았는데도 몸이 피곤합니다. 이 모든 것이 암 같은 문명병으로 진전되어 가는 과정입니다. 그래서 이것저것 다 귀찮으니 빨리 죽고 싶을 것입니다. 그런데 아무리 빨리 죽으려고 해도 빨리 죽지 않고, 매일 고통의 연속이어서 오늘 하루라도 고통 없이 살고 싶을 것입니다.

천만다행인 것은 이런 고통에서 벗어나는 방법이 있습니다. 앞에서 미역에는 섬유가 들어 있다고 했습니다. 뭐, 벌써 까먹었다고요? 무리가 아닙니다. 현대인 대부분이 건망증 환자이기 때문입니다. 5분 전에 외운 영어 단어도 까먹는 판이니 머리가 나쁜 탓이 아니라 공해 식품을 먹은 탓입니다. 앞으로는 내 말을 잘 듣고 내가 먹으라는 것만 먹으면 만사가 해결됩니다. 나는 팔자가 고약해서 그런지 건망증 환자를 가르치느라 수십 년을 고생했습니다. 그래서 나는 먼저 말한 것을 되풀이하고 또 되풀이하는 것이 습성이 되어 버렸습니다. 그러나 현대인이 가장 싫어하는 것이 되풀이하기, 걷기, 씹기입니다. 그렇게 싫어하는 바보들을 붙들어 놓고 그렇게 싫어하는 것을 실행시키자니 정말 낙타가 바늘구멍을 통과하는 것 이상의 고행입니다. 그래도 나는 강행했습니다. 타고난 팔자이기 때문입니다. 내가 뭘 말하려다가 또 이렇게 탈선해 버렸지요? 그래요, 미역의 섬유를 말하려다가 그만 빗나가 버렸습니다.

미역의 섬유는 보통 섬유와 달라서 물에 녹으면 작은 알갱이로 분해됩니다. 밀가루로 쑨 풀을 물에 타는 것과 같습니다. 이 작은 알갱이는 진득진득한 성질을 가지고 있어서 중금속 같은 독에 잘 달라붙고, 중금속과 함께 몸 밖으로 나와 버립니다.

이처럼 미역은 천하 1급의 보약이니 매끼에 꼭 먹어야 합니다. 미역자반과 미역국을 매일 먹으면 질리게 되니 미역의 사촌 동생인 다시마도 같이 드세요. 그리고 아무리 좋은 음식도 과식하면 독이 되니 조금씩 잘 씹어서 먹어야 합니다.

소고기, 닭고기, 돼지고기 등은 몸에 해로우니 먹지 말라고 해도 가끔 사정이 생겨서 먹게 되는데 그 경우에도 반드시 미역을 같이 먹으세요. 동물성 지방에 있는 중금속이나 사료에 들어 있는 중금속을 몰아내기 때문입니다. 다시마, 김 같은 해초류도 미역과 같은 영양가가 있으니 많이 먹기를 바랍니다.

마) 미역을 먹으면 늙지 않는다

미역에는 각종 미네랄, 특히 요오드가 많아 피를 맑게 합니다. 요오드는 인체에 약 25밀리그램이 있는데 갑상샘 호르몬의 재료로 쓰입니다. 갑상샘 호르몬은 성장을 촉진하고 신진대사를 왕성하게 합니다. 그래서 요오드가 부족하면 성장과 신진대사가 둔화되기 때문에 쉽게 늙고 병에 걸려 죽습니다. 미역에는 요오드가 100그램당 25밀리그램이 들어 있고, 1일 필요량은 0.15밀리그램입니다. 현대인이 즐겨 먹는 가공식품에는 요오드가 거의 없습니다. 이 글을 쓰고 있는 순간에 어떤 총각 교사가 찾아와서 물었습니다.

"병원에 가서 진찰을 받았더니 갑상샘에 혹이 생겼답니다. 어떻게 하면 좋겠습니까?"

"현미와 콩 중심의 자연식을 하되, 매끼에 미역과 멸치를 꼭 먹으세요. 그리고 기준치에 맞는 운동을 열심히 하십시오."

요즘은 사람들에게 별의별 병이 다 생기고 있습니다. 사람들은 배가 부르도록 맛있게 먹어야 영양이 있다고 생각하는 모양인데, 크나큰 오판입니다.

그럼 본론으로 들어가서, 나의 사랑하는 만천하의 여인들이여! 가장 기쁜 소식을 전해드리겠습니다. 미역을 먹으면 예뻐진다는 사실입니다.

미역에는 물에 녹는 특수 섬유가 있기 때문에 피부를 더럽히는 독소를 몸 밖으로 말끔히 몰아내 버립니다. 변비가 독을 만들어서 피부를 망쳐 버립니다. 여드름, 기미, 주근깨 등도 변비의 독입니다. 섬유가 풍부한 미역, 콩, 현미, 깨 등을 많이 먹으면 절대로 변비에 걸리지 않습니다. 우유, 계란, 치즈, 버터, 소고기, 백미 같은 음식물을 먹으면 살과 피가 탁하게 되고 변비도 기가 막히게 잘 걸립니다. 만천하의 여인들이여, 사내놈들이 치근거려서 귀찮아 죽겠다면 이런 음식을 매일 매끼에 실컷 먹으세요. 그럼 소원 성취할 것입니다.

피부를 아름답게 하기 위해서는 비타민 A, B_1, B_2, C, E 등이 필요한데, 뜻밖에도 미역에는 이것이 많습니다. 미역에는 중요한 영양소인 단백질, 지질, 당질 등이 풍부하고, 섬유, 미네랄, 비타민 등도 많이 들어 있습니다. 그리고 미역에는 칼로리가 거의 없어서 많이 먹어도 살찔 걱정이 없습니다. 살을 안 찌게 하면서도 이상의 영양분을 공급해 주니 미역에 매일 절하면서 부지런히 먹으세요.

3) 현미와 미역

다음은 창원에서 한종석 씨가 보낸 글로 미역과 현미에 관해 많은 참고가 되리라 믿습니다. 실감이 나도록 하기 위해 본인이 쓴 것을 그대로 실었습니다.

> 허약한 나는 항상 위장이 불편하고 음식 먹기가 두렵고 조금만 신경 써도 체한 것 같으며 피로에 지쳐 삶의 의욕을 잃어 가고 있었습니다.
>
> 이런 나에게 엄청난 은총의 선물이 내렸습니다. 일생 건강하게 살아갈 방법, 그 원리를 상세하게 기록한 책을 읽을 수 있었기 때문입니다. 안현필 선생님의 책이 있다는 것을 알고 도서관을 통해 읽고자 했을 때, 이웃에 계신 분은 선친이 남겨 주신 책이라면서 손때가 묻은 책을 빌려주었습니다.
>
> 아내와 책을 나누어 읽었습니다. 복음이었습니다. 현미를

가까운 쌀가게에 부탁해서 구할 수 있었습니다. 아이들을 위해 처음에는 현미 50퍼센트와 백미 50퍼센트로 밥을 압력솥에 했습니다. 차츰 백미의 양을 줄이고 콩과 차조를 섞어서 밥을 하니 아이들도 싫증 없이 잘 먹었습니다.

하루는 직장에서 퇴근하니 온 집안이 고소했습니다. 현미로 뻥튀기를 해서 고소한 맛을 풍기고 있었습니다. 옆집에서 백미 뻥튀기를 하니까 아이들의 등쌀에 현미 뻥튀기를 했고, 맛을 비교해 본 아이들은 백미를 안 먹으려고 했습니다. 이웃 아주머니 중에 현미 먹기를 힘들어하는 이들도 있는데, 이들도 맛을 보고는 현미의 맛을 느끼게 되었습니다.

현미 중심의 자연식을 한다니까 현미밥이 어떻게 생겼는지 구경하러 오기도 하고 이상한 눈으로 보기도 했습니다. 자연식이라고 하니까 양념을 쓰지 않고 느끼하게 그냥 먹는 것으로 생각하는 이들이 많았습니다. 현미 중심의 자연식을 시작하던 날 조미료는 쓰레기통으로 직행했고, 화학성분이 들어있는 가공식품은 일절 먹지 않기로 했습니다. 양념은 핵산이 높은 멸치 가루, 볶은 콩가루, 안식보약된장, 마늘, 생강, 깨소금 등을 사용해서 반찬을 만들었습니다. 맛이 대단했습니다.

직장 생활을 하는 저는 안 선생님의 저서를 열심히 읽어가며 그대로 실행했습니다. 처음부터 2식을 하기란 쉬운 일이 아니었습니다. 저의 경우 회사에서 주는 백미가 먹기 싫어서 아침에 현미밥을 먹고 점심시간에는 볶은 콩을 한 줌 가져가 꼭꼭 씹어 먹었습니다. 이렇게 한 달 정도 하다가 더 효과를 얻기 위해 아침을 굶고 점심에는 현미 도시락을 가져가 먹었습니다. 자연수를 마시려고 아침에 약수터로 갔습니다. 출근 시에는 물통과 도시락을 들고 출근했습니다.

나는 학교 시절 체력장 1,000미터를 뛰지 못했습니다. 그런데 현미 중심의 자연식을 한 뒤 2킬로미터 약수터를 한 번도 쉬지 않고 달릴 수 있었고, 그 후 매일 아침 6킬로미터 이상의 마라톤을 해도 숨이 차지 않았으며 계속 달리고 싶었습니다. 직장에서 체육대회가 여러 번 있었지만 마라톤은 꿈도 꾸지 못했습니다. 그러나 이번 춘계체육대회 마라톤에 출전해 30대에서 1등을 했습니다. 요즘은 10킬로미터 이상의 마라톤을 할 수 있을 만큼 현미의 위대함을 알리고 있습니다. 두 아기의 엄마인 아내도 처녀 시절의 몸매를 찾아볼 수 없었지만 현미 중심의 자연식을 한 후 병독과 살이 빠져서 허리 치수가 32에서 26으로 처녀 시절 몸매로 돌아갔습니다. 또 막내를 등에 업고 2킬로미터 약수터에서 10리터의 물을 길어 올 수 있을 만큼 건강도 향상되었습니다.

결혼 생활 5년 동안 우리 가족의 병원 출입이 얼마나 되었는지 가계부에서 횟수를 뽑아 보고는 놀라고 말았습니다. 네 식구가 약국을 제외하고 1년에 평균 33회였습니다. 경비도 엄청났습니다. 그러나 현미 중심의 자연식을 한 후 병원과 약국 출입은 단 한 번도 없었습니다. 장남도 튼튼해지더니 친구들에게 현미 밥맛을 자랑했습니다. 밤에 잘 자고 튼튼한 모습은 가족들을 기쁘게 합니다.

모두 현미가 좋다고는 하나 그것을 어떻게 먹느냐고 묻습니다. 안 선생님의 책을 보면 현미를 안 먹고는 안 될 것입니다. 생명에 관한 것이니까요. 현미는 밥뿐만 아니라 떡을 해도 참 맛이 있습니다. 현미, 차조, 쑥으로 떡을 만들어 바로 냉동실에 넣었다가 먹을 양만큼 꺼내 쪄서 먹으면 매일 맛있게 먹을 수 있습니다. 현미 가루로 카스텔라, 전 등을 만들어 먹어도 맛이 대단합니다.

백미, 흰 밀가루, 흰 설탕, 정제 소금, 조미료, 방부제, 착색료가 들어 있는 식품을 먹지 말라고 하면 먹을 것이 어디 있느냐고 합니다. 생각해 보세요. 먹을 수 있는 식품이 얼마나 많은지 헤아릴 수 없을 만큼 많습니다.

체내에 있는 염분을 제거하는 방법으로는 다음과 같이 했습니다. 미역을 씻어서 물에 하루 동안 담가 두었다가 다시 씻어 물에 담가 두기를 3일간 한 후, 햇볕에 이틀간 말린 다음 가루로 만들었습니다. 이것을 저녁 식사 후에 찻숟가락으로 두 번 정도 먹으니 변의 양이 평상시보다 아주 많아졌습니다. 숙변이 빠지는 것, 섬유질의 위대함이 다시 입증되었습니다. 이러한 체험을 통해 자연식에서 가장 중요한 섬유의 중요성을 알게 되었습니다.

안 선생님은 책에서 10년 고생을 1년으로 단축할 방법을 말씀하십니다. 일시에 건강했다가 끝나는 것이 아니라 일생 건강할 방법, 세계 최고의 건강법이 기록되어 있는 것입니다. 저는 오늘도 체험을 바탕으로 동료에게, 이웃에게 세계 최고의 건강법을 자신 있게 소개하며, 일생 건강하고 행복하게 살아가자며 현미 중심의 자연식을 권유합니다. 저는 공기, 물, 일광이 좋은 곳으로 이사할 생각도 하고 있습니다. 그리고 이런 생활을 통해 하느님께 감사드리는 방법도 배우고 있습니다.

선생님, 현미 중심의 자연식에 대한 수기를 보내드립니다. 부족함이 가득합니다. 필요한 부분에 수정을 하셔도 무방하겠습니다. 부족한 글을 쓰게 됨과 온 가족이 건강하게 된 은혜에 진심으로 감사드립니다.

선생님! 저는 지금 살고 있는 창원에서 모든 생활을 정리하고 공기, 물, 일광이 좋은 진주로 이사하게 되었습니다. 선

> 생님! 저는 요즘 통밀빵을 만들어서 채소와 함께 먹고 있
> 습니다. 집에서 만든 잼은 어떠한지요. 또한 식물성 마가
> 린의 해는 어떠한지 알려 주시면 감사하겠습니다. 선생
> 님, 감사합니다.

이 글을 쓴 분은 하나를 가르치면 열을 깨닫는 우수한 두뇌의 소유자입니다. 나는 50년 전에 천재, 수재가 많이 모이는 경기고에서 이런 학생을 가르친 적이 있습니다.

한종석 씨에게 부탁합니다. 그 후 개발한 좋은 아이디어가 있으면 알려 주세요. 그리고 나와 많은 독자에게 도움을 주는 글을 써 보내서 감사드립니다.

한종석 씨 글에서 살폈듯이 미역이 좋기는 하지만 부식일 뿐 주식은 꼭 현미를 드셔야 합니다. 미역보다 몇 곱이나 중요한 것이 우리의 주식인 쌀입니다. 올바른 쌀인 현미를 먹는 것이 건강의 총기초입니다. 현미를 안 먹고 하는 건강법은 모래 위에 집을 짓는 격이니, 부디 명심하세요.

혹자는 현미가 먹기 싫어서 백미, 콩, 보리 등을 먹는데, 그중에 백미와 흰 보리는 무효입니다. 흰 보리도 백미와 같이 희게 깎여 있기 때문입니다. 만일 보리를 먹고 싶으면 깎지 않은 현맥을 먹어야 합니다. 또 현미가 먹기 싫어서 다른 음식으로 대치하려고 하는 사람도 있는데, 위대한 바보 멍청이가 하는 짓입니다. 내 책에 씌어 있는 대로 아

침은 굵고 현미를 먹으면 몸속의 독이 빠지는 신기한 기적이 일어납니다. 그래서 건강하게 되고 병이 고쳐지는 것입니다.

저 깊은 산 속에 묻혀 있는 산삼은 희귀해서 값이 비싸지만, 현미와 같은 기적을 행할 수는 없습니다. 따라서 현미는 산삼의 100배 이상의 값어치가 있습니다. 나는 인생 83년을 살아오는 동안 좋다는 보약은 다 먹어 봤습니다. 부자로 살았기 때문에 돈이 없어서 못 사 먹은 일은 없었습니다. 그러나 다 헛되고 헛된 일이었습니다. 인생 70에 굶으며 자연수를 마시는 것이 최고의 보약이며, 그다음 보약이 바로 현미라는 것을 철저하게 깨달았습니다.

'저놈의 안 서방이 영어로 떼돈을 벌더니 이제는 현미로 목돈을 벌 속셈으로 현미 먹어라, 현미 먹어라, 하며 허튼소리를 하고 있구나!'

이렇게 생각하는 악마도 있을 것입니다. 그런데 유감천만인 것은 나는 지금까지 현미를 단 한 알도 팔아본 역사가 없고, 현미 장수로부터 단 1전의 사례금을 받아본 적이 없습니다. 이 국민운동이 돈과 결부되면 망한다는 것을 너무나 잘 알고 있기 때문입니다. 그리고 나는 현미를 팔아서 돈을 벌 필요가 전혀 없습니다. 영어책을 쓰고 가르치면 그까짓 현미 장사하는 것보다 몇 곱이나 더 벌 수 있습니다.

그럼 이제 결론을 내리겠습니다. 건강 미인이 되고 싶은 생각이 간절하다면, 병을 고치고 싶은 생각이 간절하다면, 첫째 현미와 콩을 먹고, 그다음으로 미역, 깨, 비타민 C가 많이 든 과일과 생채소를 먹으세요. 속을 먼저 깨끗이 하고 난 다음에 겉을 깨끗이 해야 합니다. 속이 썩었는데 겉에서 칠해 봤자 무슨 소용이 있습니까?

애독자 여러분께

나는 13세 때 이역만리 일본 동경으로 건너갔으나 일본인의 극심한 민족 차별 때문에 생명의 위협을 느끼면서 살아야 했습니다. 게다가 가난과 병고마저 덮쳐서 정말 어렵게 학습을 했는데, 지난 역경의 세월을 생각하면 한없이 눈물만 나옵니다.

이 모든 것은 구한말 때 고위 고관이 정권을 잡기 위해 서로 싸움만을 했기 때문이며, 결국 일본의 침략을 막지 못했습니다. 우리 역사에는 수많은 정치인이 등장하며, 그들이 벌인 싸움의 흔적은 수없이 많습니다. 임진왜란을 겪은 지 400년이 넘었건만 지금도 정치인이 싸움하는 것을 보면 안타깝기가 그지없습니다.

일본인은 내부적으로 단결을 잘합니다. 자국의 이익을 위해서라면 집요하게 집착하는 나라입니다. 대체의학도 초등학생 때부터 철저하게 씹는 운동을 가르치는 등 우리보다 앞서가고 있습니다.

우리 민족은 세계에서 가장 우수한 민족이지만, 너무 똑똑해서 대통령이 될 사람이 너무 많아 걱정입니다. 세계기능올림픽에서 무려 8연패를 하고, 88년 서울올림픽에서는 일약 세계 4위로 도약한 민족입니다. 우리는 단결만 하면 됩니다. 단결해서 병고와 가난에 허덕이는 국민을 구제하여 함께 즐기면서 살아야 합니다.

내가 신문이나 잡지에 글을 쓰는 주목적은 이와 같습니다. 그리고 같은 소리를 반복한다며 짜증을 내지 마시고 자신의 건강과 국민운동을 위해 꼭 숙독하고 실천하기를 바랍니다. 가짜 건강법에 속아 돈 없애고 사람 망하는 바보짓은 이제 금물입니다.

가난한 사람도 세계 제일의 건강법을 실천할 수 있습니다. 나는 80여 년의 연구와 체험으로 부자만 행할 수 있고 가난한 사람은 행할 수 없는 것은 전부 가짜 건강법이라고 단언하나이다.

진정한 건강을 얻는 데는 합리적이고 끈질긴 노력이 필요하고, 약은 제일로 나쁩니다. 약은 인체의 자연생리기능을 마비, 약화시키고 끝내는 사람을 죽이고 맙니다. 약이라는 타력에 의지하지 말고 자신의 생리기능으로 살아가십시오. 다시 말합니다. 약은 자연식의 양분과 사람의 생명 모두를 죽여 버린다는 사실을! 그리고 약과 자연식에 양다리를 걸치는 사람은 양다리가 망해 버리고, 사람까지도 죽어 버린다는 것을 부디 명심하소서.

나의 야망은 이 국민운동을 활기차게 진행하는 것입니다. 끝내는 우리 조국 대한민국이 질병과 가난을 추방하여 모든 국민이 건강하고 행복하게 되고, 나아가서는 세계를 주도하는 일류 선진국으로 도약하는 것이니, 애독자 여러분의 열렬한 성원을 바라 마지 않습니다.